癌と臨床栄養

2版

編著 **丸山道生**
医療法人財団緑秀会 田無病院 院長

日本医事新報社

第2版　序

　『癌と臨床栄養』の初版は，がん患者の栄養管理を専門に扱った教科書がほとんどなかった2010年に出版され，好評を得ました．その後，がんの細胞や組織の代謝栄養に関しての新しい知見も数多く発見され，また，がん患者への外科治療，化学療法なども変化してきました．

　多くのがん患者にとって，日々の生活での関心事は食事や栄養状態です．欧米において，がん患者への栄養指導の効果は以前から実証され，ガイドラインでも，最も高いランクの推奨度が与えられています．それにも関わらず，本邦ではがん患者への栄養指導は長く保険収載されていませんでした．しかし，最近，その重要性が本邦でも認識されるに至り，がん患者の栄養指導に新たに保険点数が付与されました．

　このようながんやがん患者を取り巻く環境の変化を反映すべく，『癌と臨床栄養　第2版』が発刊されるに至りました．

　第2版では，宿主であるがん患者の代謝栄養や栄養療法だけでなく，がん細胞，がん組織自体の代謝栄養にも，さらにスポットを当てました．がん自体の代謝栄養を理解することは，高脂肪低糖質食やアミノ酸インバランスといった，今後発展が期待されるがんへの代謝栄養治療の礎となります．

　また，一方，がん患者に対しては，担癌生体の代謝変化を理解し，がん患者への栄養サポートやがん悪液質への対処に関する臨床的知識を深められるように，幅広い内容を編集しております．また，今回は，臨床的に重要な項目には，簡単な「症例提示」を追加して，さらにがん患者への栄養管理の理解が深まるよう工夫しております．

　本書は，がん細胞から担がん患者，がん発生から終末期まで，そして，がんの基礎から臨床の代謝栄養という幅広いテーマを系統的，網羅的にまとめた教科書です．それぞれの分野でご活躍の第一人者の先生方に執筆して頂き，素晴らしいテキストが完成したと自負しております．

　日常の業務でがん患者と接する医療従事者の皆様方やNSTのメンバーの方々に，ぜひ，熟読して頂きたいと思います．

　最後に，執筆・編集にご協力頂いた先生方，関係者の皆様に厚く感謝を致します．

2016年晩夏 吉日

編者　丸山道生

編 著

丸山道生　緑秀会 田無病院 院長

執筆者（執筆順）

野口芳一　逗子銀座通りクリニック 院長
田上修司　国立病院機構 神戸医療センター外科・消化器外科
広田喜一　関西医科大学医学部麻酔科学講座 准教授
右田敏郎　緑祐会 吉祥寺駅前クリニック 院長
大村健二　愛友会 上尾中央総合病院外科専門研修センター センター長
東口髙志　藤田保健衛生大学外科・緩和医療学講座 教授
大東　肇　京都大学名誉教授／福井県立大学名誉教授
津金昌一郎　国立がん研究センター社会と健康研究センター センター長
桑原節子　淑徳大学看護栄養学部栄養学科 教授
福島亮治　帝京大学医学部外科学講座 教授
稲野利美　静岡県立静岡がんセンター栄養室 栄養室長
長濱雄志　国家公務員共済組合連合会 九段坂病院外科 部長
片山寛次　福井大学医学部附属病院がん診療推進センター センター長・教授
川口美喜子　大妻女子大学家政学部 教授
中野　徹　東北大学大学院医学研究科先進外科学分野 講師
土屋　誉　仙台市医療センター仙台オープン病院 院長
五関謹秀　秀和総合病院 院長
梅垣敬三　医薬基盤・健康・栄養研究所 国立健康・栄養研究所情報センター 情報センター長
今津嘉宏　芝大門いまづクリニック 院長
鍋谷圭宏　千葉県がんセンター消化器外科食道・胃腸外科 部長
三木誓雄　伊賀市立上野総合市民病院 院長
鷲澤尚宏　東邦大学医学部臨床支援室 教授／東邦大学医療センター大森病院栄養治療センター 部長
畑尾史彦　東京都立多摩総合医療センター外科 医長
溝口公士　トヨタ記念病院消化器外科 医長
竹山廣光　名古屋市立大学大学院医学研究科消化器外科学 教授
小山　諭　新潟大学大学院保健学研究科看護学分野 教授
若井俊文　新潟大学大学院医歯学総合研究科消化器・一般外科学分野 教授
本告正明　大阪府立急性期・総合医療センター消化器外科 副部長
安田卓史　東京医科大学医学部口腔外科学分野 兼任助教
荒金英樹　愛生会 山科病院消化器外科 部長
飯島正平　大阪府立成人病センター栄養腫瘍科，消化器外科，緩和ケアセンター 主任部長
中濱孝志　がん研究会有明病院栄養管理部 副部長
伊沢由紀子　がん研究会有明病院栄養管理部

花本　仁	近畿大学医学部奈良病院血液内科 講師／科長
鈴木壱知	秀和総合病院消化器病センター センター長
森谷順子	日本歯科大学附属病院栄養管理室
田中秀弥	日本歯科大学附属病院薬剤室 室長
古川陽菜	大阪大学大学院医学系研究科外科学講座消化器外科学
比企直樹	がん研有明病院消化器センター消化器外科・胃外科 部長
大石英人	東京女子医科大学八千代医療センター外科診療部消化器外科 講師
豊田暢彦	益田赤十字病院外科 部長
櫻井洋一	和洋女子大学大学院総合生活研究科 教授／千葉県済生会習志野病院外科
長谷川由美	和洋女子大学大学院総合生活研究科／松戸市立病院健康管理室
森　直治	藤田保健衛生大学外科・緩和医療学講座 准教授
伊藤彰博	藤田保健衛生大学七栗サナトリウム外科・緩和医療学講座 准教授
廣井順子	東京都立墨東病院薬剤科 科長

癌と栄養管理AtoZ

第❶章 癌と担癌生体の栄養と代謝　　*2*
    1. 癌細胞の糖質代謝と栄養 …………………………………………… *2*
    2. 癌細胞のアミノ酸・蛋白質代謝と栄養 …………………………… *12*
    3. 癌細胞の脂質代謝と栄養 …………………………………………… *17*
    4. 担癌生体の代謝と栄養 ……………………………………………… *20*
    5. 癌悪液質の病態と管理 ……………………………………………… *23*

第❷章 癌の発生と栄養　　*31*
    1. 食による癌予防 ……………………………………………………… *31*
    2. 癌の化学予防 ………………………………………………………… *39*

第❸章 癌患者の栄養管理　　*48*
    1. 癌患者の栄養アセスメント ………………………………………… *48*
    2. 癌患者の経腸栄養 …………………………………………………… *53*
    3. 癌患者の静脈栄養 …………………………………………………… *62*
    4. 化学療法と栄養管理 ………………………………………………… *70*
    5. 化学療法時の食事 …………………………………………………… *76*
    6. 癌治療時のダイエットカウンセリング …………………………… *81*
    7. 終末期の輸液管理 …………………………………………………… *85*
    8. 終末期の栄養管理 …………………………………………………… *88*
    9. 終末期の食事 ………………………………………………………… *102*
    10. 癌患者の周術期栄養管理 ………………………………………… *106*
    11. 癌患者の在宅経腸栄養 …………………………………………… *111*

12. 癌患者の在宅静脈栄養 ... *121*
13. アミノ酸インバランス療法 ... *129*
14. 癌の予防や治療に関するサプリメント ... *134*
15. 癌の補完代替医療（漢方薬）と栄養療法 ... *141*

実践臨床Q&A

第❶章 アセスメント *152*

- Q1. 癌治療における栄養指標とは？ ... *152*
- Q2. グラスゴー予後スコアとは？ ... *155*
- Q3. 癌患者におけるNSTの役割とは？ ... *158*

第❷章 癌患者と手術 *162*

- Q4. 胃癌術後の栄養代謝障害とは？ ... *162*
- Q5. 胃癌術後患者の食事は？ ... *167*
- Q6. 術後の窒素バランスとは？ ... *169*

第❸章 癌患者と経口摂取 *172*

- Q7. 癌患者における経口補充栄養（ONS）の有効性は？ ... *172*
- Q8. 癌患者のサプリメント相談への対応は？ ... *175*
- Q9. 癌患者とEPAとは？ ... *180*
- Q10. 癌患者と抗酸化物質とは？ ... *185*
- Q11. 癌患者とプロバイオティクスとは？ ... *188*

第❹章　化学療法・放射線療法と栄養　　191

- Q12. 化学療法，放射線療法時の口腔粘膜炎への対処は？ — 191
- Q13. 食欲不振，悪心・嘔吐への対応と食事は？ — 198
- Q14. 下痢への対処法と管理は？ — 201
- Q15. 味覚障害への対処は？ — 205
- Q16. 外来化学療法での栄養管理とは？ — 211

第❺章　各種の癌治療と栄養　　216

- Q17. 造血幹細胞移植の栄養管理とは？ — 216
- Q18. 肝癌治療時の栄養管理とは？ — 226
- Q19. 口腔外科領域の癌の栄養療法は？ — 231
- Q20. PEGで管理する癌患者とは？ — 237
- Q21. PTEGで管理する癌患者とは？ — 240

第❻章　終末期・悪液質　　245

- Q22. 終末期癌患者へのNSTの役割とは？ — 245
- Q23. 癌悪液質への薬物療法は？ — 250
- Q24. サルコペニア肥満とは？ — 254
- Q25. 疼痛管理している患者の栄養管理の注意点は？ — 258

INDEX — 265

癌と栄養管理 A to Z

1. 癌細胞の糖質代謝と栄養

【Point】

▶癌細胞では正常細胞にはみられない種々の特異な代謝変動が生じている。
▶癌細胞は酸素がある状態でも非効率な嫌気性解糖を亢進させる。
▶癌細胞では，嫌気性解糖の亢進に代表される「糖代謝異常」に加え，「脂質新生の亢進」や，「グルタミン代謝の亢進」などが互いに効率的に組み合わされ，癌の微小環境への適応と，継続的な増殖を可能にしている。
▶細胞の癌化および増殖進展に重要な役割を担う癌遺伝子／癌抑制遺伝子が，直接的・間接的に代謝回路を調節している。
▶代謝系を標的とした治療薬の開発も進められており，癌の代謝の分野は新たな発展を見せつつある。

1 癌細胞の代謝の研究の進歩

担癌患者に種々の代謝変動が生じていることは，紀元前より認められていた。悪液質"ca-chexia"（kakos + hexia：bad condition）の語源もギリシャ時代に遡るとされている。しかし，その発症メカニズムや意義は，20世紀初めまで明らかではなかった。担癌時に認められる代謝異常の多くは，食欲低下に伴う低栄養状態に誘導される変化と区別しにくいため，癌悪液質に至る病態は，「癌に特異な変化ではないのでは」との批判が常にあった。これまで癌の代謝栄養の分野があまり注目されなかったのは，基礎的研究成果が具体的な治療につながらなかったことや，抗癌剤など癌に直接効果のある研究に比しあまりに地味であることも一因であった。

「癌は代謝の産物である」[1]ことは皆が理解している。しかし，なぜ代謝の観点から癌をみることが難しいのであろうか？ 癌は血液から栄養物を取り込み，増殖に最適な生化学的経路を介して代謝し，その産物を排泄する。そのすべてが亢進することで正常以上の増殖が可能となる。

近年，細胞の癌化，癌細胞の増殖・浸潤・転移などの病態が，遺伝子レベルで解明されるようになってきたのに伴い，これまで現象論としてとらえられてきた癌細胞および担癌宿主の代謝変動が，癌遺伝子や癌抑制遺伝子の変化と密接に関連することが解明され，癌の代謝の分野が改めて注目されるようになった。「癌

代謝のルネッサンス」と呼ばれるのはそのためである。

担癌患者の栄養管理上，①癌細胞の代謝：癌細胞自体の代謝は正常細胞とどのように異なるのか，②担癌宿主の代謝：癌細胞の異常増殖により，担癌生体にどのような代謝異常が引き起こされるのかの両面から，その病態を理解する必要がある。

本項では担癌患者の栄養管理を専門とする人々を対象に，「癌細胞の栄養と代謝」に焦点を絞り，最近の知見をまとめる。

2 ワーブルグ効果（Warburg effects）[2]とは

癌細胞の代謝の解明に大きく貢献したのは1931年にノーベル医学生理学賞を受賞したDr. Otto Warburgと言われている。ワーブルグ博士は，マウスの癌性腹水細胞を用いた実験で，「癌細胞は十分な酸素存在下でも糖利用（解糖系）を亢進し，乳酸産生を増加している」ことを発見し（ワーブルグ効果），「酸素存在下では嫌気性解糖は抑制される」とするパスツール効果[3]を否定した。

ワーブルグ効果

一般に，正常細胞においては，酸素がある状態ではグルコースはピルビン酸に分解（解糖）され，さらにTCA回路，電子伝達系を介し多くのATPを産生する。この際，乳酸産生は抑制される（パスツール効果）。一方，酸素がない状態ではピルビン酸はTCA回路に入ることができず，乳酸に変換され，これが最終産物となる。後者はエネルギー産生の面からは非常に効率が悪い。

ワーブルグ効果では，癌細胞は正常細胞よりも高速でグルコースを取り込むにもかかわらず，解糖から酸化的リン酸化に移行するグルコースの量は少なく，解糖系の最終産物として乳酸が多量に産生されることより，ミトコンドリアでの電子伝達系，酸素消費経路に非可逆的な変化が起こっているのではないかと考えられていた[2]。

癌細胞での糖取り込みの増加を"glucose eater"と呼ぶことがあるが，フッ化デオキシグルコース（FDG）をトレーサーとし，癌の機能的診断方法として導入されたPET-CTは，癌細胞での糖取り込みの増加を利用して開発されたものである。

glucose eater

ワーブルグの発見以来，癌は発育増殖の主要エネルギー源としてグルコースを嫌気的解糖により利用していることが定説とされてきた。

しかし，なぜ酸素がある状態でも非効率な嫌気性解糖を亢進させるのか，ミトコンドリアでの代謝にどのように制御がかかっているかなどについては最近まで明らかでなかった。

3 糖代謝の基礎

癌細胞内での糖代謝とエネルギー産生を理解するため，解糖系，電子伝達系と酸化的リン酸化について簡単におさらいする（**図1**）。

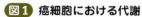

図1 癌細胞における代謝
ワーブルグ効果（嫌気性解糖の亢進と酸化的リン酸化の抑制），脂質新生の亢進，グルタミン代謝の亢進などが特徴である．

1 解糖系：糖をピルビン酸にまで代謝する系

哺乳類の細胞は，細胞質内で糖（グルコース，またはグリコーゲン）を代謝しピルビン酸を生成する（解糖：glycolysis）。ここまでの反応は酸素がある状態でもない状態でも起こる。

ついで，産生されたピルビン酸は，酸素のある状態ではミトコンドリア内に取り込まれ代謝されるが，酸素がない状態では乳酸に代謝され，これが最終産物となる。

2 呼吸鎖：電子伝達系と酸化的リン酸化

ミトコンドリア内に運ばれたピルビン酸は，TCA回路に入り$NADH_2^+$やコハク酸を産生，アセチルCoAとなる。ミトコンドリア内膜には5種類の複合体が存在する。Ⅰ～Ⅳの複合体を介して電子（e^-）は内膜に，水素イオン（H^+：プロトン）は膜間スペースに輸送され，結果として水素イオン（プロトン）濃度勾配が作り出される。

5番目の複合体（ATP合成酵素）は，ミトコンドリアの内膜とマトリックスに生じた水素イオンの濃度勾配を使って膜間スペースからマトリックス側に3個のプロトン（H^+）を流す。その際，1個のATPが合成される。電子伝達系に共役して起こるリン酸化によるATPの生合成を「酸化的リン酸化」と呼んでいる。解糖系は酸素がなくても反応は進むが，TCA回路は電子伝達系の最後にO_2が必要となるため，酸素なしでは進まない。

3 嫌気的解糖と好気的解糖のエネルギー産生効率の違い

1）嫌気的解糖

グルコース1分子からは乳酸2分子とATP 4分子が合成される。合成のためにATP 2分子が消費されるため，得られるATPは2分子である。グリコーゲンからの合成では，使用されるATPは1分子のため3分子のATPが合成される。

2）好気的解糖

グルコース6リン酸からピルビン酸を生じる同じ過程で，嫌気的解糖に比べ好気的解糖ではNADHが電子伝達系を介して間接的に4個のATPを産生するため（4－2＋4），計6分子のATPを合成することができる（嫌気的解糖ではNADHはピルビン酸還元のために使用されてしまう）。さらに，ピルビン酸またはアセチルCoA 1分子がTCA回路で代謝されると15分子のATPが産生されるため，グルコース1分子当たりのATP産生量は，（6＋15×2）で36分子となる。

4 癌細胞が，エネルギー効率の悪い嫌気的解糖系に依存する理由

1 低酸素状態：癌の微小環境では低酸素状態が起こっている

固形癌の微小環境が低酸素状態となる理由をいくつか挙げてみよう。

第1に，癌細胞が増殖するには，血管を介して酸素および栄養源の供給を受けなければならない。しかし，癌組織が正常細胞以上の速度で増殖すれば，中心の細胞は酸素栄養を運搬する血管から遠くなる。一般に酸素の組織拡散距離は血管から70μm程度と報告されているので[4]，血管から離れた組織では酸素の組織拡散能を超えてしまい，低酸素状態が生じる。

第2に，腫瘍により作られる不規則な腫瘍血管は正常の血管のようには機能しないことも示唆されている[5]。ゆえに，生体にとっては酸素が十分にある状態でも，癌が増殖している微小環境では低酸素状態が持続し，増殖し続けていくにはこの環境に適応していく必要がある[6,7]。

2 低酸素誘導因子（hypoxia-inducible factor：HIF）

組織酸素分圧が5％以下の低酸素に曝されると，癌組織には種々の遺伝子変化が誘導されるが[8]，中でもHIFは中心的役割を担っている。HIF-1はHIF-1αおよびHIF-1βサブユニットからなる転写因子で，何百もの遺伝子の転写を細胞特異的に調節するとともに，組織適応への種々の遺伝子変化を起こさせることが解明されている[9,10]。

KEYWORD 低酸素誘導因子（HIF）

癌細胞では，HIF-1αが正常細胞に比べ過剰発現しており[11]，低酸素状態への適応において重視されている[12]。

1）HIF-1α誘導への種々の癌遺伝子／癌抑制遺伝子の関与

HIF-1αの誘導には低酸素状態が関与するのみならず，癌遺伝子の活性化（H-ras[13,14]，v-src[15]）や，癌抑制遺伝子の変異（VHL[16]，PTEN[17]，p53[18]），増殖因子（EGF）[19]なども関与している。

2）HIF-1αの癌細胞内代謝に及ぼす影響

解糖系では，ホスホフルクトキナーゼ（PFK），ヘキソキナーゼ，ピルビン酸キナーゼ（PK）の3箇所が律速段階となる。

HIF-1αは，解糖系の遺伝子であるアルドラーゼA，エノラーゼ1，ホスホフルクトキナーゼL，ホスホグリセリン酸，乳酸脱水素酵素A（LDHA：ピルビン酸を乳酸に変換する酵素）を活性化することによって糖の嫌気性解糖を亢進させる[20,21]。最後に位置するPKには，いくつかのアイソザイムが存在するが，最近の研究ですべての腫瘍はPKM2アイソフォームを発現していることが明らかとなった。

肺癌細胞株ではPKM2発現により乳酸産生が増加，腫瘍環境により近い低酸素状態（0.5％）下または酸化的リン酸化が阻害された状態（オリゴマイシンによる）ではPKM2発現細胞の増殖が速くなることも知られている[22]。

ただし，すべての腫瘍で同様に解糖系酵素が活性化されるわけではなく，PET-CTにおけるFDGの取り込みが癌の種類によって異なるように，解糖系酵素の発現程度も腫瘍により異なることも報告されている[23]。

なお，HIF-1は糖代謝の亢進のほか，アポトーシスの抑制や血管新生においても重要な役割を担っている[24]。

3 癌遺伝子／癌抑制遺伝子により引き起こされる癌細胞の代謝変動

癌細胞にみられる解糖系の亢進は必ずしも低酸素状態やHIFの活性化によるものではなく，癌遺伝子／癌抑制遺伝子の変化自体が直接的に関与していることもある。

たとえば，セリン／トレオニンキナーゼである*Akt*遺伝子はミトコンドリアの呼吸に影響することなく糖分解を誘導し乳酸産生を増加させる[25]。癌遺伝子*ras*も解糖系の代謝を亢進させることが知られている[26]。*c-myc*はLDHを直接誘導することでピルビン酸から乳酸への過程を亢進する[27]。*p53*は30年以上も前に発見された癌抑制遺伝子であるが，*p53*に変異が起こると解糖系が亢進し，変異のない野生型では解糖系の亢進はみられない[23,28]。

4 ミトコンドリアでの酸化的リン酸化抑制の意義

グルコースの分解で得られたピルビン酸が，ミトコンドリア内での酸化的リン酸化に移行することが少ないのは，どのような制御によるのであろうか。最近，2つの知見が明らかとなってきた。

第1に，*p53*遺伝子である。*p53*はチトクロムc酸化酵素2（SCO_2）の合成に関与している。SCO_2は酸化的リン酸化に必要な複合蛋白であるため，*p53*に変異が起こるとSCO_2合成ができず，酸化的リン酸化が起こりにくくなる[29,30]。

第2に，HIF-1の標的遺伝子の1つ，ピルビン酸脱水素酵素キナーゼ（PDK1）がある。PDK1がHIF-1によりリン酸化されるとミトコンドリア内でピルビン酸をアセチルCoAへ変換させ，TCA回路に送る役割を担うピルビン酸脱水素酵素（PDH）を不活性化する。アセチルCoAが生成されないため，TCA回路およびミトコンドリアの呼吸鎖が受動的に抑制されることも明らかとなってきた[31,32]。

ただし，すべてのピルビン酸が乳酸に変換されるわけではなく，一部はTCA回路を介しATP産生に寄与している[33]。また，解糖が異常に亢進するとPDHのV_{max}を超えてしまうため乳酸産生が増加するとの考えもある[34]。

5 癌細胞への糖取り込み増加における糖輸送蛋白（GLUTS）の重要性

癌細胞はいかに糖を利用しているのであろうか。正常組織が細胞内に糖を取り込むには，「エネルギーを消費するNa^+-ATP依存性糖輸送」と，「濃度依存性に取り込む促進性糖輸送」の2系が存在し，その分布には明確な組織特異性があることが正常組織ではわかっているが，癌組織での解明は最近のことである。

筆者らも胃癌[35]，肺癌[36]，大腸癌[37]で正常粘膜と癌組織とを比較し，癌では全例で正常粘膜には認められないGLUT1 mRNAが発現していることを見出し，多くの例でその蛋白発現も確認された。さらに，免疫組織学的に認められるGLUT1蛋白の胃癌組織における発現の有無は術後の生存率と有意に関連し[35]，肺癌では，組織における低酸素状態と関連することも明らかとなった[36]。GLUT1遺伝子は，癌遺伝子のひとつであるH-rasに誘導され，その効果は低酸素状態，HIF-1により増加することも解明されてきた[14]。

GLUT1 mRNA

このように，癌細胞への糖取り込み増加にも癌遺伝子変化による癌化の過程と，微小環境（HIF）が密接に関与している。

6 糖代謝異常を治療標的とする試み（antiglycolytic anticancer agents）

癌細胞が低酸素状態でなくても，酸化的リン酸化より乳酸産生に依存している嫌気性解糖（aerobic glycolysis）は，低酸素状態でもエネルギーを産生し続けられることで，癌の急速な増殖進展には非常に有利となる。

治療面から正常細胞と癌細胞の糖代謝の違いに着目すると，「癌細胞で亢進のみられるaerobic glycolysisを抑制する」，あるいは「抑制されている酸化的リン酸化を亢進させる」2つの系が治療標的となりうる。この新たな分野で，癌治療薬の実現をめざして多くの研究が進行しており，既にいくつかの薬剤が臨床治験の段階に入っている[38]。

aerobic glycolysis抑制 抑制されている酸化的リン酸化の亢進

1 解糖系酵素（glycolytic enzyme）の抑制

解糖系に関わる酵素のうち，ヘキソキナーゼ，ピルビン酸キナーゼ，グルコース-6-リン酸，6-ホスホフルクト-1-キナーゼ，グリセルアルデヒド-3-リン酸脱水素酵素，エノラーゼなどを標的とする薬剤の研究が進んでおり，前二者で臨床治験が行われている。

lonidamine（ヘキソキナーゼ阻害薬）[39]は，非小細胞癌の患者において他の抗癌剤を併用することで，奏効率（RR）と全生存期間（OS）の延長を認めている[40]。

lonidamine（ヘキソキナーゼ阻害薬）

TNL-232（ピルビン酸塩キナーゼ阻害薬）は転移性メラノーマや腎細胞癌で抗腫瘍効果が報告されている。その他，TEPP-46，DASA-58，ML-265が前臨床段階の薬剤として肺癌細胞を対象に開発が進められている[41]。

2 酸化的リン酸化の促進

乳酸脱水素酵素，ピルビン酸脱水素酵素キナーゼ[42]などが治療標的とされ，後者で臨床治験が始まっている。

3 HIF-1を標的とした治療法[43]

HIF-1αの翻訳を抑制することが知られているトポテカンは，小細胞癌および卵巣癌，子宮頸癌，小児悪性固形腫瘍で臨床適応となっている。また，強心剤として知られるジゴキシンがHIF-1α蛋白合成を抑制することが解明され，癌治療薬として臨床治験が始められている。

4 糖輸送蛋白（GLUTS）

2014年，腎臓でのNa共役能動輸送性糖輸送担体（SGLT2）を特異的に抑制する薬が糖尿病治療薬として認可された。

多くの癌で種々のGLUTアイソフォームが発現し，発現様式により転移，予後とも関連することが報告されてきた。これまでに14種類のアイソフォームが同定され，中でも中心的役割を担うGLUT1は構造が完全に解明され，治療標的となる可能性が現実味を帯びてきている。これまで肺癌，乳癌，前立腺癌，白血病などの細胞株で，癌細胞への糖取り込みの抑制，増殖抑制が認められている。

ワーブルグのaerobic glycolysisの発見以来，癌細胞では正常細胞と異なる糖代謝変動が生じていることは，エビデンスとして広く認められるようになった。癌にのみ発現する癌遺伝子と異なり，正常細胞にも存在する代謝系酵素の変化の違いを，選択的に制御できるようになったのは，代謝変動が細胞，分子レベルで解明されたことが大きな一因である。代謝系においても基礎的理解が臨床応用に直接結びつく，代謝酵素を標的とした新たな薬剤の研究開発に期待したい。

■ 文献

1) DeBerardinis RJ, et al：Q's next：The diverse functions of glutamine in metabolism, cell biology and cancer. Oncogene 29：313-324，2010.
2) Warburg O：On the origin of cancer cells. Science 123：309-314，1956.
3) Pasteur L：Experiences et vues nouvelles sur la nature des fermentations. Comp Rend Acad Sci 52：1260-1264，1861.

4) Höckel M, et al : Tumor hypoxia : definitions and current clinical, biologic, and molecular aspects. J Natl Cancer Inst 93 : 266-276, 2001.
5) Baish JW, et al : Factals and cancer. Cancer Res 60 : 3683-3688, 2000.
6) Folkman J : What is the evidence that tumors are angiogenesis dependent? J Natl Cancer Inst 82 : 4-6, 1990.
7) Helmlinger G, et al : Interstitial pH and pO_2 gradients in solid tumors *in vivo* : high-resolution measurements reveal a lack of correlation. Nat Med 3 : 177-182, 1997.
8) Kunz M, et al : Molecular response to hypoxia in tumor cells. Mol Cancer 2 : 23, 2003 Apr17.
9) Dayan F, et al : A dialogue between the hypoxia-inducible factor and the tumor microenvironment. Cancer Microenviron 1 : 53-68, 2008.
10) Lum JJ, et al : The transcription factor HIF-1α plays a critical role in the growth factor-dependent regulation of both aerobic and anaerobic glycolysis. Genes Dev 21 : 1037-1049, 2007.
11) Talks KL, et al : The expression and distribution of the hypoxia-inducible factor HIF-1α and HIF-2α in normal human tissues, cancers, and tumor-associated macrophages. Am J Pathol 157 : 411-421, 2000.
12) Iyer NV, et al : Cellular and developmental control of O_2 homeostasis by hypoxia-inducible factor 1alpha. Genes Dev 12 : 149-162, 1998.
13) Mazurek S, et al : Metabolic cooperation between different oncogenes during cell transformation : interaction between activated ras and HPV-16E7. Oncogene 20 : 6891-6898, 2001.
14) Chen C, et al : Regulation of glut 1 mRNA by hypoxia-inducible factor-1. Interaction between H-ras and hypoxia. J Biol Chem 276 : 9519-9525, 2001.
15) Jiang BH, et al : V-SRC induces expression of hypoxia-inducible factor 1 (HIF-1) and transcription of genes encoding vascular endothelial growth factor and enolase 1 : involvement of HIF-1 in tumor progression. Cancer Res 57 : 5328-5335, 1997.
16) Zhang H, et al : HIF-1 inhibits mitochondrial biogenesis and cellular respiration in VHL-deficient renal cell carcinoma by repression of C-MYC activity. Cancer Cell 11 : 407-420, 2007.
17) Zhong H, et al : Modulation of hypoxia-inducible factor 1 alpha expression by the epidermal growth factor/phosphatidylinositol 3-kinase/PTEN/AKTFRAP pathway in human prostate cancer cells. Implications for tumor angiogenesis and therapeutics. Cancer Res 60 : 1541-1545, 2000.
18) Kaper F, et al : Mutations in the P13K/PTEN/TSC2 pathway contribute to mammalian target of rapamycin activity and increased translation under hypoxic conditions. Cancer Res 66 : 1561-1569, 2006.
19) Laughhner E, et al : HER2 (neu) signaling increases the rate of hypoxia-inducible factor 1alpha (HIF-1α) synthesis : novel mechanisms of HIF-1-mediated vascular endothelial growth factor expression. Mol Cell Biol 21 : 3995-4004, 2001.
20) Hu CJ, et al : Differential roles of hypoxia-inducible factor 1α (HIF-1α) and HIF-2α in hypoxic gene regulation. Mol Cell Biol 23 : 9361-9374, 2003.
21) Bacon AL, et al : Hypoxia-inducible factors and hypoxic cell death in tumour physiology. Ann Med 36 : 530-539, 2004.
22) Gough NR : Pyruvate kinase for cancerous metabolism. Sci Signal 1 (11) : ec97, 2008.

23) Favaro E, et al：Hypoxia inducible factor-1α inactivation unveils a link between tumor cell metabolism and hypoxia-induced cell death. Am J Pathol 173：1186-1201, 2008.
24) Semenza GL：Targeting HIF-1 for cancer therapy. Nat Rev Cancer 3：721-732, 2003.
25) Elstrom RL, et al：Akt stimulates aerobic glycolysis in cancer cells. Cancer Res 64：3892-3899, 2004.
26) Gough DJ, et al：Mitochondrial stat3 supports ras-dependent oncogenic transformation. Science 324：1713-1716, 2009.
27) Shim H, et al：c-*Myc* transactivation of LDH-A：Implications for tumor metabolism and growth. Proc Natl Acad Sci USA 94：6658-6663, 1997.
28) Matoba S, et al：*p53* regulates mitochondrial respiration. Science 312：1650-1653, 2006.
29) Assaily W, et al：Differential utilization of two ATP-generating pathways is regulated by *p53*. Cancer Cell 10：4-6, 2006.
30) Ma W, et al：A pivotal role for *p53*：balancing aerobic respiration and glycolysis. J Bioenerg Biomembr 39：243-246, 2007.
31) Kim JW, et al：HIF-1-mediated expression of pyruvate dehydrogenase kinase：a metabolic switch required for cellular adaptation to hypoxia. Cell Metab 3：177-185, 2006.
32) Semenza GL：Oxygen-dependent regulation of mitochondrial respiration by hypoxia-inducible factor 1. Biochem J 405：1-9, 2007.
33) Farbes NS, et al：Estradiol stimulates the biosynthetic pathways of breast cancer cells：detection by metabolic flux analysis. Metab Eng 8：639-652, 2006.
34) Curi R, et al：Metabolism of pyruvate by isolated rat mesenteric lymphocytes, lymphocyte mitochondria and isolated mouse macrophages. Biochem J 250：383-388, 1988.
35) Noguchi Y, et al：Expression of facilitative glucose transporters in gastric tumors. Hepatogastroenterol 46：2683-2689, 1999.
36) Ito T, et al：Glucose transporter expression in developing fetal lungs and lung neoplasms. Histol Histopathol 14：895-904, 1999.
37) Noguchi Y, et al：Expression of facilitative glucose transporter 1 mRNA in colon cancer was not regulated by k-*ras*. Cancer Lett 154：137-142, 2000.
38) Madhok BM, et al：Targeting glucose metabolism：an emerging concept for anticancer therapy. Am J Clin Oncol 34(6)：628-635, 2011.
39) Pelicano H, et al：Glycolysis inhibition for anticancer treatment. Oncogene 25(34)：4633-4646, 2006.
40) Gatsemeier U, et al：Phase III trial with and without lonidamine in non-small cell lung cancer. Semin Ocol 18(2 Suppl 4)：42-48, 1991.
41) Elf SE, et al：Targeting glucose metabolism in patients with cancer. Cancer 120(6)：774-780, 2014.
42) Vander Heiden MG, et al：Identification of small molecule inhibitors of pyruvate kinase M2. Biochem Pharmacol 79(8)：1118-1124, 2010.
43) Xia Y, et al：Recent advances in hypoxia-inducible factor (HIF)-1 inhibitors. Eur J Med Chem 49：24-40, 2012.

野口芳一，田上修司

2. 癌細胞のアミノ酸・蛋白質代謝と栄養

Point

▶ グルタミンは、エネルギー産生のための炭素源、細胞の生合成に必要な炭素源、脂質源、窒素源、また細胞内のレドックス環境の調整因子として重要である。

▶ 癌の診断・治療標的としてグルタミン代謝は応用されており、今後が期待される。

20世紀初頭、生化学的な研究成果からOtto Warburg博士によって提唱された、癌細胞における特徴的な糖代謝は「ワーブルグ効果」として知られている[1]（2頁「癌細胞の糖質代謝と栄養」を参照）。その後、癌研究は生化学的なアプローチから癌遺伝子、癌抑制遺伝子研究に代表される分子生物学的な手法を援用した学問へと変遷・発展してきた。

癌研究における代謝制御研究は糖代謝からアミノ酸代謝、脂質代謝まで射程が広がり、再び分子生物学的な文脈で脚光を浴びるようになった[2]。

本項では、アミノ酸代謝のうちグルタミン（glutamine）の代謝に焦点を絞り、癌細胞の性質の維持に果たす役割に加えて、診断・治療法への応用の現状を解説する。

1 グルタミン代謝・グルタミノリシス（glutaminolysis）（図1）

1970年代には既に、グルタミンがある種の癌細胞ではミトコンドリアにおける酸化的リン酸化の維持に必須の役割を果たす分子であると報告されていた[3]。グルタミンは、グルタミン酸とアンモニアからグルタミンシンターゼにより合成されるため、非必須アミノ酸に分類されている。しかし実際には、多くの細胞でこの酵素活性は十分高くないので、需要が大きい細胞ではグルタミンは「必須」アミノ酸として機能しており、「グルタミン中毒（glutamine addiction）」状態となっている細胞群が存在する[4,5]。

グルタミノリシスとは、グルタミンがグルタミン酸、アスパラギン酸、二酸化炭素、アラニン、ピルビン酸、クエン酸、乳酸へと分解される一連の化学反応を指す[4,5]。この過程でグルタミンは、エネルギー産生のための炭素源、細胞の生合成に必要な炭素源、脂質源また窒素源として、さらに細胞内のレドックス環境の調整因子として解糖系と協同して働いている[6]。

KEYWORD
グルタミノリシス

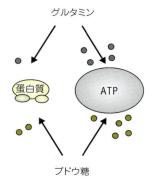
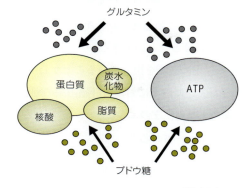

図1 癌細胞の代謝
細胞増殖速度の高い細胞ではATPの産生と細胞の増殖，それに伴う蛋白質，核酸，脂質などの生体内マクロ分子調達のため，グルタミンが細胞内に取り込まれ，生体内マクロ分子へと変換される機構が発動される．このようにグルタミノリシスは，細胞内のエネルギーの確保に加えてマクロ分子の構成に大きな役割を果たしている．

1 エネルギー産生，細胞複製の炭素源供給

ミトコンドリアでの酸化的な代謝のため，細胞は炭素源を必要とするが，グルタミノリシスはこの過程に関わり，細胞の運命の決定に様々な形で寄与している。

増殖速度の遅い培養細胞ではグルコース由来の炭素源を用いてTCA回路を駆動し，必要なエネルギーを調達できる。一方，増殖速度の速い癌細胞などでは，TCA回路の産物クエン酸はミトコンドリアから細胞質へと汲み出され，細胞質における細胞複製のための脂質合成の前駆物質である，acetyl-CoA合成材料として使われる。ミトコンドリアでのクエン酸汲み出しによる損失を補うための補充反応基質として，グルタミンが細胞増殖に重要な役割を果たしている[7]。

グルタミンの脂質新生への貢献が顕在化するのは，低酸素下やミトコンドリア機能不全状況下においてである。グルタミン酸から産生されたα-ケトグルタル酸（α-KG）が還元的なカルボキシル化（TCA回路の逆回転）を受け，イソクエン酸を得てクエン酸を産生する経路が知られている[4]。

このようにグルタミン利用の様式は，細胞が置かれた酸素分圧や癌遺伝子の活性化状況に依存し，癌細胞代謝の多様性を担保している。

KEY WORD: TCA回路の逆回転

2 窒素源供給

グルタミンは細胞増殖時の窒素源としても重要である。グルタミンのアミド・

アミノ基は他の非必須アミノ酸，核酸，ヘキソサミンの生合成に利用される。*Myc*で駆動された増殖能を持つ細胞をグルタミン欠乏状況に曝露させた場合，TCA回路の中間産物を補うと細胞死をレスキューできる場合があるが，その細胞を細胞増殖へと向かわせることはできない[8]。このことより，グルタミンはTCA回路を駆動する以上の機能を担っていることがわかる[9]。

実際に，グルタミン欠乏環境下における肝癌由来の細胞株Hep3B細胞の増殖低下は，α-KGの補給よりも，アラニン，アスパラギンなど他のアミノ酸の補給により，効率よくレスキューされる[9]。

3 細胞内シグナル伝達とグルタミン代謝

細胞増殖へ向かう細胞内シグナル伝達経路へのグルタミンの関与が示されている。高親和性グルタミントランスポーターSLC1A5（ASCT2）は，いくつかの癌細胞で発現上昇し，グルタミンの細胞内取り込み亢進に寄与している。グルタミン取り込み亢進に続き，SLC7A5（LAT1）を介したグルタミンと必須アミノ酸の交換が促される。その後，必須アミノ酸依存性のmTORC1活性化が生じ，細胞は細胞死を免れ，かつ増殖へと向かう[10]。

4 細胞内レドックス環境とグルタミン代謝

グルタミン代謝は，細胞のレドックス環境維持，グルタチオンの新生において大きな役割を果たしている。グルタミノリシスの過程で，マレイン酸からピルビン酸への変換で産生される還元型ニコチンアミドアデニンジヌクレオチドリン酸（NADPH）が，グルタチオンを酸化型（GSSG）から還元型（GSH）へと変化させるための水素供与体となる。

5 グルタミノリシスと解糖のクロストーク

ブドウ糖とグルタミンは癌細胞の増殖における最重要エネルギー源である。この2つの分子の代謝は互いにリンクしており，細胞は積極的にこれらの代謝経路を調整しながら増殖を続けている。

癌遺伝子*Myc*は，グルコース，グルタミンの両者を細胞内に取り込んで代謝する経路を賦活化する。細胞はこれらの代謝を感知して栄養利用の変化に対応していると考えられる。またこの結果，癌細胞は炭素源，窒素源，脂質源を切り替え，細胞内レドックス環境を整えるなど，増殖に最適化された環境を選択していく。

2 癌の診断・治療標的としてのグルタミン代謝

1 グルタミンイメージング——診断への応用

旺盛なグルコース代謝の亢進はFDG-PETなどを用いた生体内腫瘍イメージングの標的となっている。同様な方法がグルタミン代謝でも試みられている。

グルタミン依存性の増殖をしている癌細胞やマウス内の腫瘍における取り込みの亢進を，グルタミンアナログ18F-(2S, 4R)4-fluoroglutamineを用いてPETで検出することが既に可能となっている[11]。

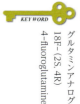

KEY WORD
グルタミンアナログ
18F-(2S, 4R)
4-fluoroglutamine

2 治療標的としてのグルタミノリシス

グルタミン代謝を巡るリプログラミングは形質転換した細胞の特徴であり，グルタミノリシスは癌治療の標的となると考えられる。実際に，グルタミントランスフェラーゼの酵素活性阻害による細胞増殖阻害効果が確認されており，グルタミノリシスが治療の標的になりうることを示唆している[5]。

癌細胞におけるグルタミン代謝は，糖代謝と脂質代謝とのクロストークにより癌細胞の増殖・悪性化に大きな役割を担っている。一方，すべての癌に共通して同等の重みを持つのではなく，個々の癌・癌細胞が置かれた状況により，個別の文脈・意味を持つ。この特徴を理解した上で診断・治療への応用を考えるべきである。

■ 文献

1) Koppenol WH, et al：Otto Warburg's contributions to current concepts of cancer metabolism. Nat Rev Cancer 11(5)：325-337, 2011.
2) Tennant DA, et al：Targeting metabolic transformation for cancer therapy. Nat Rev Cance 10(4)：267-277, 2010.
3) Reitzer LJ, et al：Evidence that glutamine, not sugar, is the major energy source for cultured HeLa cells. J Biol Chem 254(8)：2669-2676, 1979.
4) Daye D, et al：Metabolic reprogramming in cancer：unraveling the role of glutamine in tumorigenesis. Semin Cell Dev Biol 23(4)：362-369, 2012.
5) Wise DR, et al：Glutamine addiction：a new therapeutic target in cancer. Trends Biochem Sci 35(8)：427-433, 2010.
6) Dang CV：Glutaminolysis：supplying carbon or nitrogen, or both for cancer cells? Cell Cycle 9(19)：3884-3886, 2010.
7) DeBerardinis RJ, et al：The biology of cancer：metabolic reprogramming fuels cell growth and proliferation. Cell Metab 7(1)：11-20, 2008.

8) Colombo SL, et al：Anaphase-promoting complex/cyclosome-Cdh1 coordinates glycolysis and glutaminolysis with transition to S phase in human T lymphocytes. Proc Natl Acad Sci USA 107 (44)：18868-18873, 2010.
9) DeBerardinis RJ, et al：Beyond aerobic glycolysis：transformed cells can engage in glutamine metabolism that exceeds the requirement for protein and nucleotide synthesis. Proc Natl Acad Sci USA 104 (49)：19345-19350, 2007.
10) Nicklin P, et al：Bidirectional transport of amino acids regulates mTOR and autophagy. Cell 136 (3)：521-534, 2009.
11) Lieberman BP, et al：PET imaging of glutaminolysis in tumors by 18F-(2S,4R) 4-fluoroglutamine. J Nucl Med 52 (12)：1947-1955, 2011.

広田喜一

3. 癌細胞の脂質代謝と栄養

Point

▶癌細胞は脂質合成が盛んである。
▶癌細胞は主にグルコースから生存と増殖に有利な脂質を合成する。
▶癌細胞は脂質を栄養源としてではなく，主に悪性化のために利用する。

1 癌細胞の脂質代謝亢進

多くの癌では脂質の新規（de novo）合成が亢進している。この現象は癌の早期からみられるため，発癌との関わりが示唆されている[1)2)]。特に乳癌，前立腺癌，卵巣癌などホルモン感受性の高い癌組織は，癌の悪性化や進展に伴って脂質合成が亢進する。これは主にステロール調節配列結合蛋白（sterol regulatory element-binding protein：SREBP）などの転写因子が脂肪酸合成酵素（fatty acid synthase：FASN）を含む脂質代謝酵素群の発現を亢進させていることに起因する。癌のシグナル伝達において重要な，分裂促進因子活性化蛋白質キナーゼ（mitogen-activated protein kinase：MAPK）やホスファチジルイノシトール3-キナーゼ（PI3K）なども，SREBPの活性化に関わっている。また，癌における脂質代謝酵素群は蛋白の分解が抑制されているため，安定である。

de novo 脂肪酸合成

SREBP
FASN

de novo 脂質合成の亢進により，癌細胞は細胞外からの取り込みに依存しなくても脂肪酸やコレステロールなどを得ることができる。この性質は癌が周辺の組織環境に左右されず，自律性増殖を行う上で有利である。癌治療においては脂質代謝酵素群を標的とした阻害剤が有効であることが知られている[1)〜3)]。

脂質代謝酵素

2 癌細胞の脂質の特徴と役割

多くの癌細胞ではFASNが活性化しており，飽和脂肪酸のひとつであるパルミチン酸の合成が促進される。パルミチン酸は不飽和化酵素や脂肪酸伸長酵素などの作用により，様々な脂肪酸へと変換され，その一部はリン脂質などの複合脂質の形成に利用される。

癌細胞の細胞膜を構成するリン脂質は，不飽和脂肪酸よりも飽和脂肪酸の占める割合が高い[4)]。これはおもにスフィンゴ脂質とコレステロールで構成されてい

る脂質ラフトの存在と関係が深い。脂質ラフトは飽和脂肪酸の割合が高く，癌細胞では増殖などのシグナルを伝えるレセプターの足場になる。また，飽和脂肪酸は不飽和脂肪酸に比べると化学的に安定であるため，癌細胞は外部からのストレスに対して細胞死を起こしにくい。

脂質ラフト

大腸癌などでは，癌細胞内の脂肪滴の蓄積は悪性度と相関することが知られている。脂肪滴は従来エネルギー貯蔵庫と考えられてきたが，最近，炎症や幹細胞性に関わるオルガネラ（細胞内小器官）として機能することがわかってきた[5]。以上のほか，癌細胞の脂質はシグナル伝達の修飾因子，レドックスバランス制御，ホルモン産生などにも関わっている（図1）。

脂肪滴

3 癌細胞の栄養としての脂質

脂質は高エネルギー物質であり，栄養源としては理想的な物質である。健常人の場合は，栄養飢餓状況において脂肪組織の脂肪分解が亢進し，グリセロールと脂肪酸が産生される。その後，グリセロールは肝臓において糖新生に回され，脂肪酸はミトコンドリアで酸化されATPが合成される。

癌患者でも，癌が進行し多発転移すると脂肪を燃焼するようになるため，体脂肪量が減少する。しかし，通常，癌細胞は脂肪を燃焼することはなく，グルコースから直接栄養を得て，これを脂肪酸合成に利用する（図1）。実際，多くの癌患者では血中の中性脂肪や遊離脂肪酸，尿中ケトン体に大きな変動は見られない。低酸素状態などではグルタミンを脂肪酸合成に利用する場合もある[6]。ある種の癌では遊離脂肪酸を積極的に外部から取り込むことが報告されているが，お

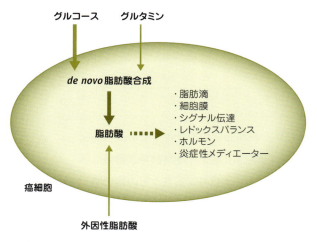

図1　癌細胞における脂肪酸の獲得とその役割

もに，自律性増殖や悪性化のために利用している[7,8]。

　以上より，癌細胞にとっての脂質は，生存維持のための栄養源としてよりも自律性増殖，浸潤，転移，細胞死耐性などの癌化や悪性化に利用されているといえる。

■文 献

1) Baron A, et al：Fatty acid synthase：a metabolic oncogene in prostate cancer? J Cel Biochem 91(1)：47-53, 2004.
2) Migita T, et al：Fatty acid synthase：a metabolic enzyme and candidate oncogene in prostate cancer. J Natl Cancer Inst 101(7)：519-532, 2009.
3) Migita T, et al：Inhibition of ATP citrate lyase induces an anticancer effect via reactive oxygen species：AMPK as a predictive biomarker for therapeutic impact. Am J Pathol 182(5)：1800-1810, 2013.
4) Swinnen JV, et al：Fatty acid synthase drives the synthesis of phospholipids partitioning into detergent-resistant membrane microdomains. Biochem Biophys Res Commun 302(4)：898-903, 2003.
5) Tirinato L, et al：Lipid droplets：a new player in colorectal cancer stem cells unveiled by spectroscopic imaging. Stem Cells 33(1)：35-44, 2015.
6) Metallo CM, et al：Reductive glutamine metabolism by IDH1 mediates lipogenesis under hypoxia. Nature 481(7381)：380-384, 2012.
7) Nomura DK, et al：Monoacylglycerol lipase regulates a fatty acid network that promotes cancer pathogenesis. Cell 140(1)：49-61, 2010.
8) Kuemmerle NB, et al：Lipoprotein lipase links dietary fat to solid tumor cell proliferation. Mol Cancer Ther 10(3)：427-436, 2011.

〈右田敏郎〉

4. 担癌生体の代謝と栄養

【Point】

▶ 癌による臓器の正常構造の破壊や修飾，体液や血液の喪失は様々な栄養学的異常を惹起する。
▶ 癌が存在することで分泌が亢進するサイトカインは，種々の代謝・栄養障害を引き起こす。
▶ 腫瘍細胞数が少ない時期はサイトカインが生体に及ぼす影響が顕著化しないため，宿主は健康人と同じ代謝を営む。
▶ 癌によって担癌生体の代謝が乱されている目安に炎症反応（CRPの上昇）がある。

1 癌の自然史と代謝・栄養障害

癌細胞は，正常細胞に癌遺伝子もしくは癌抑制遺伝子の数個以上の変異が生じて発生する。なお，癌は1個の癌細胞として発生すると考えられる。同時に複数個の細胞に同じ遺伝子の変異が生じることは考えにくい。

癌細胞が10～100個程度集まった小集団の場合，ナチュラルキラー（NK）細胞などの免疫系に一部または全体を排除される可能性が高い。したがって，癌発生の初期には増殖速度は緩慢であると考えられる。癌細胞の集団が免疫系の攻撃を受けながらも成長し，ある程度の大きさになると腫瘍血管の誘導が起こり，増殖速度が増すことになる[1]。

癌細胞の集団が10億個（$1×2^{30}$個，重量およそ1g）前後になると腫瘍は2cmほどに成長し，この付近で初めて各種の検査で検出が可能となる。なお，重量が1g前後の固形癌ならば手術によって根治が可能である場合が多い。

一方，癌細胞の数が1兆個（$1×2^{40}$個，重量およそ1kg）に達する前に，ほとんどの生体は死に至る。癌が臨床的に検知可能となってから担癌生体に代謝・栄養障害が惹起され，さらに生体が死に至るまでの期間は比較的短い（**図1**）。

代謝・栄養障害の惹起

2 癌が引き起こす代謝・栄養障害の機序

癌細胞内で営まれる糖代謝，蛋白代謝および脂質代謝は正常細胞と異なる（2頁「癌細胞の糖質代謝と栄養」，12頁「癌細胞のアミノ酸・蛋白質代謝と栄養」，17頁「癌細胞の脂質代謝と栄養」を参照）。しかし，これら癌細胞特有の物質代謝やそれを司る機構が担癌生体全体に影響を及ぼすことはほとんどない。癌が末

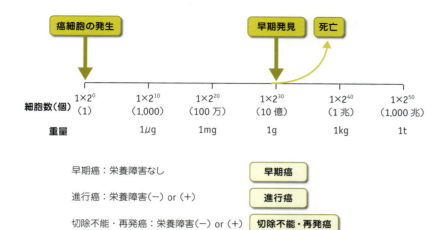

図1 癌の発生・増殖と栄養障害の関係

表1 癌の存在によって引き起こされる代謝・栄養障害とその機序
① 管腔臓器・器官の圧迫・閉塞
　・消化管の通過障害（食道癌，胃癌，大腸癌など）
　　→嚥下障害，嘔吐，イレウス
　・膵液・胆汁の通過障害（膵癌，胆管癌など）
　　→閉塞性黄疸，閉塞性膵炎
② 周辺臓器や組織，器官への浸潤・破壊
　・消化管出血（胃癌，大腸癌など）
　　→下血，吐血，貧血
　・消化管内腔への体蛋白の喪失（胃癌，大腸癌など）
　　→低蛋白血症
　・病的交通（瘻）の形成（大腸癌など）
　　→直腸腟瘻，直腸膀胱瘻，消化管皮膚瘻
③ 播種性転移の形成
　・腹水貯留（腹膜播種性転移による）
　　→経口摂取量の減少，低蛋白血症
④ 遠隔転移巣の形成
　・肝臓組織の圧迫，破壊，置換（肝転移による）
　　→肝機能障害，黄疸

期の状態に至るまでは，腫瘍細胞の数は正常細胞のそれよりはるかに少ないからである。担癌生体に生じる代謝異常や栄養障害は，腫瘍による臓器の破壊，管腔の閉塞や体液・血液の喪失，および分泌が亢進したサイトカインによって引き起こされる。

癌細胞の正常細胞と異なった行動として，①無秩序な増殖，②周辺構造の破壊，③転移などが挙げられる。癌細胞特有の行動によって引き起こされる代謝・栄養障害を**表1**に示す。

一方，担癌生体には癌による物理的な正常構造の破壊や修飾では説明がつかない代謝・栄養障害が生じる。これらは液性因子，とりわけ癌の存在に起因して分泌が亢進したサイトカインによって引き起こされると考えられている。

KEYWORD サイトカインの分泌亢進

腫瘍細胞数が少ない時期には腫瘍の存在が引き起こすサイトカインの産生量も少なく，全身的な症状は出現しない．腫瘍細胞量の増加に伴い，癌の存在で産生が亢進したサイトカインが担癌宿主の代謝に影響を及ぼしはじめる．分泌が亢進したサイトカイン，とりわけ炎症性サイトカインの影響が全身に及びはじめた徴候として，遷延するCRP値の高値が挙げられる．

　癌患者にみられる骨格筋や体脂肪の減少には，IL-6やIL-1, tumor necrosis factor(TNF)-αなどの炎症性サイトカインが関与している[2)3)]．また，担癌患者にみられる食思不振には，TGF-βのsuper familyであるmacrophage inhibitory cytokine-1/growth differentiation factor-15(MIC-1/GDF-15)が関与している[4)]．さらに，癌患者にみられる免疫能の低下にも炎症性サイトカインが関与している[5)]．

　MIC-1/GDF-15の主な産生臓器は肝臓であるが，種々の悪性腫瘍は大量のMIC-1/GDF-15を産生することが明らかになっている[6)7)]．

　食思不振にサイトカインが関与している場合には，抗サイトカイン療法としてのステロイド薬が有効である．

KEYWORD 遷延するCRP高値

KEYWORD MIC-1/GDF-15

■文献

1) 吉川貴己，他：癌細胞動態から考える化学療法の基礎的理論．オンコロジークリニカルガイド　消化器癌化学療法　改訂4版（大村健二，編），南山堂，2014, p2-11.
2) Suzuki H, et al：Cancer cachexia－pathophysiology and management. J Gastroenterol 48(5)：574-594, 2013.
3) Ebadi M, et al：Evidence and mechanisms of fat depletion in cancer. Nutrients 6(11)：5280-5297, 2014.
4) Tsai VW, et al：Anorexia/cachexia of chronic diseases：a role for the TGF-β family cytokine MIC-1/GDF 15. J Cachexia Sarcopenia Muscle 3(4)：239-243, 2012.
5) Terme M, et al：IL-18 induces PD-1-dependent immunosuppression in cancer. Cancer Res 71(16)：5393-5399, 2011.
6) Welsh JB, et al：Large-scale delineation of secreted protein biomarkers overexpressed in cancer tissue and serum. Proc Natl Acad Sci USA 100(6)：3410-3415, 2003.
7) Bauskin AR, et al：Role of macrophage inhibitory cytokine-1 in tumorigenesis and diagnosis of cancer. Cancer Res 66(10)：4983-4986, 2006.

大村健二

5. 癌悪液質の病態と管理

Point

- 悪液質（cachexia）とは悪性腫瘍，感染症，炎症性疾患などの基礎疾患に伴う体重減少による症候群で，最近では代謝学的には慢性炎症としてとらえられようとしている。食欲不振，基礎エネルギー代謝の亢進，体脂肪量や筋肉量の減少を主体とする。
- 悪液質の発症には食欲不振と症候性の消耗を主体とする代謝異常（炎症反応の亢進，筋肉の崩壊，蛋白質・脂質・糖質の代謝異常など）が関係している。
- 成因として，炎症性サイトカイン，腫瘍由来悪液質誘発因子，神経ペプチド，神経伝達物質，ホルモンなどの異常分泌と生体反応の異常に加え，食欲不振によるエネルギーと蛋白の欠乏状態が複雑に絡み合って徐々に制御困難な代謝状態に陥ることが挙げられる。
- 症状は，進行性の体重減少，無気力状態，食欲不振，貧血，皮膚の乾燥や浮腫，骨格筋の萎縮と体脂肪の減少，内臓蛋白の減少，免疫能障害など多岐にわたる。
- 栄養療法としてエイコサペンタエン酸（EPA）や分岐鎖アミノ酸（BCAA）の投与などが注目を集めている。サイトカイン抑制や，癌組織からの悪液質誘発因子の活性阻害により，体蛋白の崩壊が抑制されると考えられているが，現在のところ明確な治療法はない。

1 悪液質の定義

悪液質（cachexia）は癌に限らず，呼吸不全や心不全などの慢性消耗性疾患においてみられる栄養不良の終末像であり，栄養不良により衰弱した状態を指す言葉として古くから用いられてきた。cachexiaはギリシャ語の「悪い」を意味する"kakos"と「状態」を意味する"hexis"に由来しており，生体が種々の疾患により衰弱する病態を意味する。とりわけ癌においては悪液質の発症が多く，癌患者に認められる悪液質を癌悪液質（cancer cachexia）と言う[1)2)]。

悪液質

悪液質は，悪性腫瘍，感染症，炎症性疾患などの基礎疾患に伴う体重減少による症候群である[1)]。その発症には食欲不振と代謝異常が相互に関係を及ぼしながら複雑に絡み合っている。最近では悪液質を代謝学的立場から消耗性の慢性炎症ととらえようとする試みがなされており，代謝異常として炎症反応の亢進，筋肉の崩壊，蛋白合成の低下と脂質・糖質の代謝異常などが認められる[3)4)]。

炎症反応の亢進
筋肉の崩壊
蛋白合成の低下
脂質・糖質の代謝異常

1　癌悪液質の症状

　癌悪液質の症状は多岐にわたり，進行性の体重減少，無気力状態，食欲不振，貧血，皮膚の乾燥や浮腫，骨格筋の萎縮と体脂肪の減少，内臓蛋白の減少，免疫能障害などが認められる[5]。癌悪液質の出現率は癌患者の約2～5割とされるが，癌の種類により異なり，膵癌と胃癌では体重減少の頻度が最も高く，non-Hodgkinリンパ腫，乳癌，肉腫などでは低い[6]。膵癌の悪液質の頻度は85％と高いが，15％には起こらない。すなわち，癌の終末像として必ずしも悪液質を発症するとは限らない。これは，悪液質の発症が腫瘍のphenotypeと宿主のgenotypeにより左右されることを意味している[4]。

phenotype
genotype

2　癌悪液質の研究

　悪液質に関する研究は最近まで積極的に行われてきたわけではなく，世界レベルでの明確な定義もなく，国や地域，あるいは研究者個々で異なるあいまいな概念であったが，2006年に米国ワシントンで行われたコンセンサス会議で，「悪液質は基礎疾患に関連して生ずる複合的代謝異常の症候群で，脂肪量の減少の有無にかかわらず筋肉量の減少を特徴とする。臨床症状として成人では体重減少，小児では成長障害がみられる。」と定義された[7]。ところが，ワシントンの定義は癌に限らず慢性疾患全般を対象としていたため，他の慢性疾患に比較し経過が早いなどの癌の特性を考慮した悪液質の定義が求められるに至った。

　いくつかの癌悪液質の定義や診断基準が提唱され，2006年，Fearonらは，①10％以上の体重減少，②1,500 kcal/day未満の経口摂取，③全身の炎症反応，CRP＞1.0mg/dLの3項目を挙げており[8]，2009年，SCRINIO Working Groupは，10％以上の体重減少の有無と食欲不振，早期満腹感あるいは倦怠感の有無による悪液質の状態の分類[1]を，それぞれ単施設での悪液質患者のデータに基づいたものとして報告している。その後，European Palliative Care Research Collaborative（EPCRC）から「癌悪液質とは，栄養療法で改善することは困難な著しい筋肉量の減少がみられ（脂肪量の減少の有無にかかわらず），進行性に機能障害をもたらす複合的な栄養不良の症候群で，病態生理学的には，栄養摂取量の減少と代謝異常によってもたらされる蛋白およびエネルギーの喪失状態である。」[9]と癌の特性を考慮した"癌"悪液質についての定義（EPCRCの定義）が提唱され，コンセンサスペーパー[9]とガイドライン[10]で紹介された。この定義は，ステージ分類とともに，わが国でも日本緩和医療学会『終末期がん患者の輸液療法に関するガイドライン 2013年版』[11]をはじめ，癌悪液質の標準的な定義として広く利用されている。

10％以上の体重減少
1,500kcal/day未満の経口摂取
全身炎症反応

EPCRCの定義

2 悪液質の機序

　悪液質では主徴である筋肉量の減少をはじめ，脂肪量の減少，エネルギー消費量の増大，インスリン抵抗性，急性期蛋白産生などがみられる。これらの著しい異化亢進をもたらす代謝異常と，食欲不振などによるエネルギー摂取量の減少などが複雑に関連して栄養不良の状態を形成している[1)12)～14)]。癌悪液質の機序はしだいに解明されつつあるが，いまだ不明な点も多い。腫瘍から放出されるproteolysis-inducing factor（PIF），lipid mobilizing factor（LMF）などの関与や，神経内分泌系の異常が注目されているが，中でも癌組織と宿主間の相互反応による炎症性サイトカインの活性化は，様々な代謝異常や食欲不振に深く関与していることが明らかとされている[13)14)]。

　最近，前述のように悪液質は種々のサイトカインを介する全身の炎症状態としてとらえられるようになっている[14)15)]。確かに，腫瘍の進展とともに血液中のサイトカイン値は高値を示すことが多いが，この値と予後とは必ずしも相関しない（図1）[16)]。むしろ，サイトカインの異常分泌と生体反応として惹起されるホルモン分泌異常や代謝異常によってもたらされる各種症状の定量的評価と予後とが相関を示すことが多い（図2）[1)14)16)]。

KEY WORD: PIF LMF

KEY WORD: 炎症性サイトカイン

3 悪液質のステージ

　癌患者は，腫瘍による消化管閉塞や抗癌治療による経口摂取の減少など，エネルギー摂取量の絶対的な不足（＝飢餓）のため栄養状態が悪化するが，この飢餓による栄養不良は，代謝障害がなければ適切な栄養投与により回復が可能である[1)14)]。一方，癌の進行とともに代謝障害が高度になると，十分な栄養投与を行っても，異化亢進のため栄養状態は悪化し，低栄養の改善は困難となる。これらの栄養療法に対する反応性や臨床症状を考慮し，"pre-cachexia（前悪液質）"，"cachexia（syndrome）（悪液質）"，"refractory cachexia（不可逆的悪液質）"と名付けられた3段階の癌悪液質のステージが提唱されている[13)17)]（図3）。代謝異常が軽度で，明らかな悪液質の症状を呈さない状態が"pre-cachexia"で，高度代謝障害により栄養サポートを行っても栄養状態の改善余地がない最終末期の状態は"refractory cachexia"とされた。早期の栄養サポートにより栄養不良の進展を遅延させ，抗癌治療への耐用性を向上できると考えられるようになり，pre-cachexiaの概念が重要視されつつある[14)17)]。

　一方，refractory cachexiaは栄養状態の回復が不可能な段階に陥っており，この時期に至ると，生体内の細胞における代謝が抑制され，エネルギー栄養サ

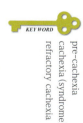

KEY WORD: pre-cachexia cachexia (syndrome) refractory cachexia

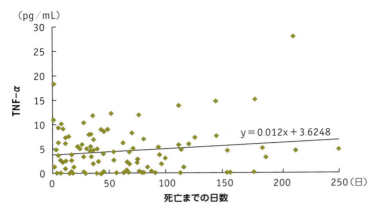

図1 癌患者の血中TNF-α値と予後の相関
（藤田保健衛生大学外科・緩和医療学）

（文献16より引用）

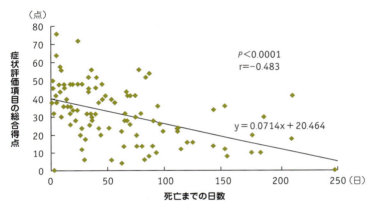

図2 癌患者の臨床症状加算式総合評価と予後の相関
（藤田保健衛生大学外科・緩和医療学）

（文献16より引用）

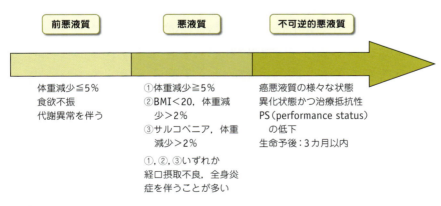

図3 悪液質の段階

（文献9より改変引用）

ポートの目的は，栄養状態の改善よりもむしろ症状の制御[14]や生活の質（QOL）の維持・向上を重視したものとなる[9)13)14)15]。必要以上のエネルギーや輸液の投与によりQOLを悪化させることがないよう慎重な栄養サポートが求められる。各ステージの診断基準に関してはいまだ議論が多く，検討の余地があるが，"cachexia"の前後にある"pre-cachexia"と"refractory cachexia"の概念を理解することは，"悪液質"を念頭に置き代謝・栄養学を駆使した癌患者の病態や症状の制御や改善を行う上で，大きな意味があると考える。

4 悪液質に対する栄養療法

1 栄養管理の原則

経口摂取は最上の栄養摂取法であり，消化管が使用可能であれば，癌患者においても経口・経腸栄養を原則として選択する[3]。しかし，消化管閉塞や抗癌治療による影響で，静脈栄養を必要とすることも少なくない。種々の理由による経口摂取の低下に対し，栄養補助食品や経管栄養，静脈栄養を適切に用いることは，癌患者の飢餓による低栄養の進行を防ぎ，QOLを維持・改善する上で不可欠である[4)14)18)19]。しかし，腫瘍の進展の結果生じた代謝障害に基づく低栄養に対しては，これらの栄養投与による改善は困難と考えられている[15]。特に終末期で，高度な代謝異常がみられるrefractory cachexiaの状態では，投与した栄養は著しい異化亢進により有効に利用されず，低栄養にもかかわらず高血糖や高脂血症が惹起されることもある。

これまで癌悪液質におけるエネルギー消費量の研究は明確には行われておらず，特に終末期においては多くの症例が感染症を併発するため，癌によるrefractory cachexiaの病態下での正しい測定が困難であった。しかし，適切な全身管理で，癌以外の併発疾患を有さず発症したrefractory cachexiaのエネルギー消費量は，死に向かい明らかに低下することが報告されている（**図4**）[11)14]。したがって，この時期における過剰なエネルギー投与は逆に生体への負荷となり，同時に過度な輸液は全身浮腫や，胸水，腹水の増悪，喀痰の増量を招き，QOLを低下させることが多い[11)13)17]。すなわち，最終末期に向けて栄養投与量や輸液量の調整を行う必要がある[1)11]。

癌患者における低栄養の可逆性の判断が困難な場合は，通常の栄養投与量をもとにした栄養管理を行い（time-limited trial），その効果を注意深く観察・調整することで，栄養投与不足と過剰投与を回避することが可能である[11]。

KEY WORD
栄養投与量，輸液量の調整

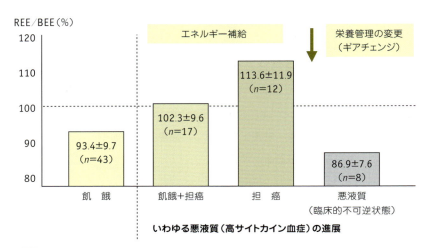

図4 エネルギー消費量と癌の進展
REE/BEE：1日当たりの安静時エネルギー消費量（間接熱量計による）/基礎代謝エネルギー消費量（Harris-Benedictの式による）
(文献14より引用)

2 薬物療法

　悪液質の機序が徐々に解明され，薬剤や特殊な栄養素を用いて，癌患者の低栄養状態を改善する試みがなされてきた。悪液質は炎症性サイトカインが，その代謝障害，食欲不振に重要な役割を担っており，COX阻害薬から抗サイトカイン療法など，多くの抗炎症作用を持つ薬剤などの投与が試みられている[13]。

　抗炎症作用薬であるグルココルチコイドは，悪液質患者の食欲不振に対し用いられ，体重やQOLの維持における効果が報告されてきた。しかし，4週以上の長期投与では効果が減弱し，筋萎縮や免疫能低下，体液貯留をきたすなどの副作用を生ずるため，最近では漫然とした継続的投与は推奨されていない[13]。非ステロイド性抗炎症薬（NSAIDs）は，集学的治療のひとつとして，悪液質の進展予防に寄与すると考えられてきたが，むしろ癌性疼痛に対する医療用麻薬の補助剤として投与されていることが多い。しかし，悪液質が高度に進展した状態では，体液貯留などの有害事象を引き起こすことが指摘されており，慎重な投与が望まれる[13]。

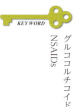
KEYWORD: グルココルチコイド　NSAIDs

　エイコサペンタエン酸（eicosapentaenoic acid：EPA）は，抗炎症作用や骨格筋の分解阻止効果があり，悪液質患者のQOL維持における有用性が報告され，わが国においても癌患者に対し広く用いられつつある。EPA単独での効果は意見がわかれ[18)19)]，現段階では集学的治療のひとつとして有望と考えられている[13]。また，メトクロプラミド（プリンペラン®），エリスロマイシン誘導体，グレリンあるいはその分泌や有効性を高めるとされる六君子湯などの消化管運動

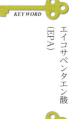
KEYWORD: エイコサペンタエン酸（EPA）

KEYWORD: 消化管運動改善薬

改善薬は，食欲不振，消化管蠕動不全に対し有効との報告がある[13)20)]。

　合成プロゲステロン製剤であるmegestrol acetate（MA）やmedroxy-progesterone acetate（MPA）は，グルココルチコイドと同様にサイトカイン合成抑制とともに，視床下部の食欲促進因子を活性化し，食欲を増進させることが報告されている。癌悪液質においては食欲抑制に働くセロトニン活性が増加しており，それを抑制する分岐鎖アミノ酸（BCAA）やシプロヘプタジン（ペリアクチン®）の投与も，食欲不振の改善や蛋白崩壊抑制，合成促進などによる悪液質改善効果が期待されている。さらに，インスリン[19)]，サリドマイド[13)]，カンナビノイド[13)]などについても，抗炎症作用や食欲増進作用による悪液質に対する改善効果が報告されつつあるが，現時点ではいずれも限定的なエビデンスにとどまっている。

KEY WORD　分岐鎖アミノ酸（BCAA）

3　運動療法

　癌患者は種々の要因で活動性が低下しており，運動不足による骨格筋萎縮を生じやすい。この筋肉量の減少は倦怠感を惹起し，さらに活動性の低下をもたらすという悪循環を生ずるため，状態に応じて散歩などの軽い運動を勧め，筋肉量の減少を予防することが重要である[13)14)]。

KEY WORD　骨格筋萎縮

4　栄養指導，患者・家族教育

　栄養に関する指導やカウンセリングを患者および家族に対して行うことも，栄養状態やQOLによい効果を与えると考えられている[11)13)14)]。癌患者自身が，栄養管理の重要性を認識していないため，栄養摂取をおろそかにしたり，迷信や周囲の不適切なアドバイスによって偏った食事を摂るなど，栄養状態を悪化させることも少なくない。食事内容や摂取法，栄養補助食品の利用などについて，適切な指導を行うことが重要である。

5　チーム医療と集学的アプローチ

　癌患者に対する栄養サポートは，食事や輸液のみならず，栄養指導や運動療法など，多くのものが含まれる。現在，複合的な代謝異常症候群である悪液質を改善することは困難であるが，チーム医療により多方面から集学的にアプローチすることが悪液質の進行を遅らせ，癌患者のQOLや予後向上につながると考えられている[11)13)14)]。

■ 文 献

1) Bozzetti F, et al：Defining and classifying cancer cachexia: a proposal by the SCRINIO Working Group. JPEN J Parenter Enteral Nutr 33(4)：361-367, 2009.
2) Bennani-Baiti N, et al：What is cancer anorexia-cachexia syndrome? A historical perspective. J R Coll Physicians Edinb 39(3)：257-262, 2009.
3) 東口髙志, 他：末期癌患者の輸液療法. 日本医師会雑誌 132(1)：61-64, 2004.
4) Tisdale MJ：Mechanism of cancer cachexia. Physiol Rev 89(2)：381-410, 2009.
5) 向山雄人：分子生物学的視点からみた癌悪液質症候群. 癌と化学療法 28：883-891, 2001.
6) DeWys WD：Weight loss and nutritional abnormalities in cancer patients：incidence, severity and significance. Clinics in Oncology vol.5, no.2. (Calman KC, et al, eds.), Saunders, 1986, p251-261.
7) Evans WJ, et al：Cachexia：a new definition. Clin Nutr 27(6)：793-799, 2008.
8) Fearon KC, et al：Definition of cancer cachexia：effect of weight loss, reduced food intake, and systemic inflammation on functional status and prognosis. Am J Clin Nutr 83(6)：1345-1350, 2006.
9) Fearon K, et al：Definition and classification of cancer cachexia：an international consensus. Lancet Oncol 12(5)：489-495, 2011.
10) Blum D, et al：Evolving classification systems for cancer cachexia：ready for clinical practice? Support Care Cancer 18(3)：273-279, 2010.
11) 日本緩和医療学会緩和医療ガイドライン委員会, 編：終末期がん患者の輸液療法に関するガイドライン2013年版. 金原出版, 2013, p46-52.
12) August DA, et al：A.S.P.E.N. clinical guidelines：nutrition support therapy during adult anticancer treatment and in hematopoietic cell transplantation. JPEN J Parenter Enteral Nutr 33(5)：472-500, 2009.
13) European Palliative Care Research Collaborative：Clinical practice guidelines on cancer cachexia in advanced cancer patients with a focus on refractory cachexia. 2011. (http://www.epcrc.org)
14) 東口髙志：がん悪液質の代謝動態からみた栄養管理. 臨床栄養 113(5)：602-607, 2008.
15) Evans WJ, et al：Cachexia：a new definition. Clin Nutr 27(6)：793-799, 2008.
16) 東口髙志, 他：全身症状に対する緩和ケア. 外科治療 96(5)：934-941, 2007.
17) Muscaritoli M, et al：Consensus definition of sarcopenia, cachexia and pre-cachexia：joint document elaborated by Special Interest Groups (SIG) "cachexia-anorexia in chronic wasting diseases" and "nutrition in geriatrics". Clin Nutr 29(2)：154-159, 2010.
18) Arends J, et al：ESPEN Guidelines on Enteral Nutrition：Non-surgical oncology. Clin Nutr 25(2)：245-259, 2006.
19) Bozzetti F, et al：ESPEN Guidelines on Parenteral Nutrition：non-surgical oncology. Clin Nutr 28(4)：445-454, 2009.
20) 乾 明夫：癌性悪液質の成因と治療に関する最近の進歩―サイコオンコロジーの一分野として. 癌と化学療法 32(6)：743-749, 2005.

東口髙志

1. 食による癌予防

Point

- ▶ 食による癌予防で現実的なものとしては，①発癌のイニシエーション過程（遺伝子の損傷）を抑制する食成分，および，②プロモーション過程（細胞死や増殖に関わる多様なイベントが関与）を抑制する食成分が挙げられる。
- ▶「酸化ストレス抑制作用」「免疫活性の調節作用」「薬物代謝酵素の調節作用」などが，標的となるべき重要な特性と考えられる。
- ▶ 癌予防を食事で成し遂げるには，偏りのない多様な植物性食素材を摂取することが，現状では一番の答えと思われる。

1 食による癌予防とその背景

　1970年代後半より，癌が脳血管疾患に替わりわが国の死因のトップとなり，最近では年間37万人以上が死亡する状況となっている。高齢者の増加も一因となっていようが，それでも，全体としてこれ以上癌による死亡率を上げない施策が望まれる。1980年代には，従前の治療に加え，予防の重要性が叫ばれるようになった。特に，食生活を通した予防は，最も現実性のある戦略として注目され始めた。中でも，野菜や果物などの植物性食素材の重要性が様々な調査・研究を通して指摘されてきたところである。

　ヒトの癌は80％以上が環境中の化学物質によって起こっているとされる[1]。中でも，一生付き合うことになる食事（成分）は全体の約35％と，喫煙のそれ（30％）とともに大きな割合を占めると見積もられている。このことは，食生活の工夫・改善により癌に罹患するリスクを低下させる可能性を示していよう。すなわち，一方では癌に対する危険因子を食事から除き，他方では，潜在する予防性食因子を積極的に摂取することが勧められる。このような観点から，1980年代以降，食による癌予防に大きな期待が寄せられ始めた。

　もちろんその裏には，野菜や果物などの植物性食素材の摂取が癌に予防的であるとする数々の疫学的研究成果の蓄積がある。その成果の一例が1990年に米国で始まった「デザイナーフーズ計画」である[2]。本計画の目的は，癌に予防効果のある植物性食素材成分の徹底的な解明と，それら成分に基づいた予防性食品の開発・応用である。

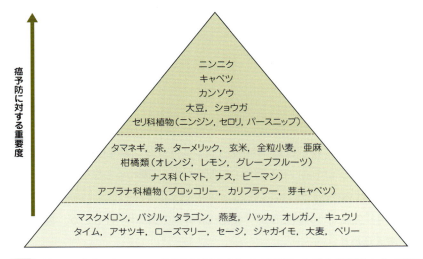

図1 米国・デザイナーフーズ計画（1990年）で癌予防に有効と評価された食素材
（文献5より引用）

　図1は本プロジェクトにおいて評価された植物種をまとめたもので，ニンニクやキャベツを筆頭に重要度の高い種が，順にピラミッド型で示されている。

　わが国でも，ほぼ同時代に有用な予防性食素材やその成分の解明をめざした研究が始まり，この分野でわが国の果たしてきた役割は大きい。食による癌予防は1980年代後半より世界的に熟してきた研究領域と言えよう。なお，このような世界を巻き込んだ研究展開は，新規の植物種を掘り起こし，また後述のように，デザイナーフーズ計画で評価された食素材種がほぼ妥当な選択であったことを支持してきた。

2 食による癌予防戦略

　化学発癌はいわゆる発癌剤によって誘発されるが，発癌剤以外にも種々の物質が複雑に絡み合って進行することが，これまでの多彩な実験的事実から示唆されている。

　結果として，現在，化学発癌の成立過程は，①イニシエーション，②プロモーション，③プログレッションの3過程にわけて考えられている。癌を防ぐ立場から考えれば，これら3過程の1つ，または複数を阻害すればよいことになる。

　特に化学的にこの抑制を成し遂げようとする戦略は，癌の化学予防（cancer chemoprevention または単に chemoprevention）と呼ばれている。健常人（もしくは未病の危険群）が対象となる予防においては，日常的に摂取している食事成分で化学予防を成し遂げようとする考えに注目が集まるのは当然のことである。

癌の化学予防（chemoprevention）

化学発癌は複雑な過程で成立することから，化学予防においても多彩な戦略が考えられるが，これまで，食による癌予防は主に2つの作用成分が現実的なものとなっている。①イニシエーション過程を阻害する食成分と，②プロモーション過程を阻害する食成分である。

1 イニシエーション過程の阻害

現在，発癌性物質の多くはそれ自体さほど強いDNAとの結合性を持たない形（発癌物質前駆体）で存在していることが明らかになっている。しかしながら，発癌物質前駆体が体内に入ると酵素的な代謝を受け，時には強いDNAとの結合性を持つ物質（究極発癌物質）が生み出される[3]。

代謝活性化と呼ばれるこの過程に働く酵素群（P450など）は，薬物代謝第1相酵素と名付けられ，脂溶性外来毒物を体内から排泄するため，それらにある程度の水溶性を付与する働きがある。

代謝活性化

ベンゾピレンをはじめとする多環芳香族炭化水素類，芳香族アミン類，さらにはアフラトキシンなどよく知られた多くの発癌剤は代謝活性化によって発癌性が生じる化合物である。つまり，発癌剤の多くは発癌物質前駆体であり，強力な発癌性を示す「究極発癌物質」に代謝活性化されることにより，DNAに変異（イニシエーション）を引き起こす。したがって，この代謝活性化を阻害するような食成分が予防因子として候補に挙がってくる。

他方，イニシエーション過程でこれ以上に注目されている戦略は，外来異物の速やかな代謝・排泄を狙った予防法である。生体には第1相酵素群で代謝・生成された物質をさらに無毒化し，同時に効率的な排泄を促そうとする機構が備わっている。この過程に関与する酵素群は薬物代謝第2相酵素と呼ばれ，一般には外来毒物の水溶性を増すための抱合化酵素群が含まれている[4]。たとえば，グルタチオン抱合に関与するグルタチオン–S–トランスフェラーゼなどである。

薬物代謝第1相酵素／第2相酵素

したがって，癌の抑制的観点からいえば，究極発癌物質を生み出さないよう代謝第1相酵素群の働きを調節し，また，生まれた究極発癌物質を速やかに体外へ排泄させるよう第2相酵素群の増強を図ることなどが考えられよう。

これらイニシエーション過程における予防性食素材や食成分を探索する手段については文献[5]にゆずる。

2 プロモーション過程の阻害

イニシエーション過程の阻害ほど単純ではない。その理由は，本過程が，遺伝子の損傷であるイニシエーション過程ほど単純・明解ではなく，細胞死や増殖に関わる多様なイベントが関与しているためである。それでも，長期を要する本過

程の阻害は，予防戦略において，イニシエーション過程のそれよりも重要視されている。実際，これまで明らかにされてきた予防性因子はこの過程を抑制する化合物群が多い。

3 癌予防性食素材・食因子と作用機序

　前述の各種戦略に基づいて，試験管内や動物実験レベルでその予防性が指摘されてきた食素材や食因子を，それぞれ**表1**および**表2**にまとめた[6)7)]。

　理想的には介入試験での実証が必須ではあるが，疾病の性質上，現状では生体実験としては動物実験が限界である。また，動物実験にしても，素材や成分各個について克明に実施するには限りがあり，ここでは，予防に期待できる（あるいは可能性のある）食素材や食成分の現状のまとめと理解して頂きたい。

1 癌予防性食素材

　食素材の探索研究からうかがえる興味ある事実は，前述のように，米国におけるデザイナーフーズ計画（**図1**）で取り上げられた素材への期待の高さが再確認されてきていることである。特に，ニンニク・タマネギなどユリ科ネギ属植物，キャベツ・ブロッコリー・カリフラワーなどのアブラナ科野菜など，さらにはショウガ・ターメリックなどのショウガ科野菜，そして，オレンジ・レモン・グレープフルーツなどの柑橘類などは，多くの調査・研究で共通してその有効性が期待される植物科（種）である。言い換えれば，これらは，誰が，どのような戦略・方法で探索しても，共通してその予防効果が期待できる植物科（種）と考えられる。

KEY WORD／ユリ科ネギ属植物／アブラナ科／ショウガ科／柑橘類

2 癌予防性食因子，作用機序

　予防性因子についても，ポリフェノール，フェニルプロパノイド，テルペノイド，さらにはクルクミノイドなど基本的な化合物型は，**表2**に示すように，ほぼ出尽くしてきたように思える。なお，それぞれの化合物型の構造を含む化学的特性などについては文献[6)]にゆずる。

　予防性成分の開発が進めば，当然ながら作用機序の解明も進展してくる。癌予防に関わる作用機序として1つに集約させることはできないが，ここまでで重要と思われる作用機序は，抗酸化，抗炎症性，免疫活性の増強，ホルモン活性の修飾，代謝酵素活性の修飾，血管新生の阻害，アポトーシスの誘導，細胞分化の誘導，細胞増殖の阻害などが挙げられている[7)]。

　いずれが最も核心をついた作用であるかはまだ明らかではない。むしろ，いずれも正解とみたほうがよいのであろう。癌（特にプロモーション過程）は種々の要

表1 癌予防に期待される代表的植物性食素材

ユリ科	タマネギ, ニンニク, アサツキ, ニラ
アブラナ科	キャベツ, ブロッコリー, カリフラワー, ダイコン, カブ, 芽キャベツ
ナス科	トマト, ナス, ピーマン, ジャガイモ
セリ科	ニンジン, セロリ
ウリ科	キュウリ, メロン, カボチャ
キク科	ゴボウ, シュンギク
ミカン科	オレンジ, レモン, グレープフルーツ
キノコ類	シイタケ, エノキ, マッシュルーム, キクラゲ
海藻類	ヒジキ, ワカメ, コンブ
穀類・豆類	玄米, 全粒小麦, 大麦, 亜麻, 燕麦, 大豆, インゲン豆
油糧種子類	オリーブ
ショウガ科	ショウガ, ターメリック(ウコン), ナンキョウ, ミョウガ, ハナショウガ
シソ科	ローズマリー, セージ, タイム, バジル, ハッカ, シソ
その他	タラゴン, カンゾウ, オレガノ, ゴマ
嗜好品	緑茶, 紅茶, ウーロン茶, ココア

(文献5より引用)

表2 癌予防に期待される主要植物性食成分

化合物区分	化合物〔主たる起源植物〕
ポリフェノール	EGCGなどのカテキン〔緑茶など〕, ケルセチン・ルテオリンなどのフラボノイド〔多彩な野菜・果物〕, ゲニステイン・ダイゼインなどのイソフラボノイド〔大豆など〕, シアニジン・アントシアニン類〔多彩な野菜・果物〕, レスベラトロール〔ブドウなど〕
フェニルプロパノイド	カフェ酸〔多彩な野菜・果物〕, 1'-アセトキシカビコールアセテート(ACA)〔ナンキョウ〕, オーラプテン〔柑橘類〕, セサミノール〔ゴマ〕
テルペノイド	リモネン〔柑橘類〕, ペリラアルコール〔柑橘類〕, ゼルンボン〔ハナショウガ〕, ウルソール酸〔シソ科やバラ科植物〕, 各種のカロテノイド〔多彩な野菜・果物〕
クルクミノイド	クルクミン〔ウコンなど〕
含硫化合物	スルフォラファン〔アブラナ科植物〕, 各種のスルフィド類〔ニンニクなどユリ科・ネギ属植物〕
含窒素化合物	インドール-3-カルビノール〔アブラナ科植物〕
その他	抗酸化性ビタミン, タンニン類, 食物繊維など

(文献5より引用)

因が複雑に絡み合って生じる現象であり，その阻害にも多彩な作用機序が関与していることを反映した事実と考えられる．たとえば，カテキンやフラボノイドなどのポリフェノール類では，抗酸化作用をはじめとして抗炎症，免疫活性の増強，代謝酵素活性の修飾作用，アポトーシスの誘導や細胞増殖の抑制活性など，多くの生理作用が重複して認められている[2)7)]．もっとも，抗酸化性，抗炎症性，さらにはアポトーシスの誘導作用などは互いに連携した作用とも考えられるので，必ずしも多彩とは言えないかもしれない．

大きくまとめると，「酸化ストレス抑制作用」「免疫活性の調節作用」「薬物代謝酵素の調節作用」などが，予防因子の機能として標的となるべき重要な特性と考えられる．

3　作用機序が示されている予防性食成分

多種多様な予防性食成分の中で作用機序が限定的に示されている例として，**表2**に示したスルフォラファンをはじめとする含硫化合物やインドール-3-カルビノールがあり，これらは代謝第2相酵素群の誘導活性で説明されている[4)]．

アブラナ科やユリ科ネギ属植物は代謝第2相酵素群を誘導する成分（主として含硫成分）が種々含まれており，本機序が主となって発癌を抑制すると期待されている．ポリフェノール群に属するフラボノイドでは，第1相酵素群を制御して，究極発癌物質の産生が抑制されることが知られている[8)]．一方，フェニルプロパノイドやテルペノイド，クルクミノイドに含まれる多くの成分にはプロモーション過程の抑制に通じる抗酸化性や抗炎症性が広く知られている．また，1'-acetoxychavicol acetate（ACA），ゼルンボン，オーラプテンなどは代謝第2相酵素の誘導活性をも併せ持つことが明らかにされている[2)]．

4　食による癌予防の展望

本分野は未だ発展途上の科学領域である．その理由は，どれほど期待の大きい化合物を捕まえたとしても，現状ではヒトへの有効性の実証がきわめて難しいためである．実際，ヒトへの有効性が明らかとされた例は皆無に近い．つまり，本分野に突きつけられている究極の課題は，真に"ヒト癌に有効かどうか"であろう．

しかし時代は，chemopreventionにおいて，どのような予防性食因子を，どのような群に，どのような量で与えればよいかを提示することを求めている．

その糸口になるアプローチとして，2003年に，西野と神野は重要かつ興味ある報告をしている[9)]．西野らは，C型肝炎ウイルスによる肝硬変患者の肝細胞癌への移行に対する複合カロテノイドの効果を5年間にわたって調べ，プラセボ群

に比し投与群では50％以上の抑制効果を示すとの画期的な報告をした。対象を肝細胞癌に対する危険群に絞ったことは，健常人に対する効果の判定がきわめて難しい現状において，今後の本分野の方向性を示すものとして注目される。また，単一のカロテノイドではなくリコペンを主とする複合カロテノイドを用いたことは，単独成分の大量投与による毒性軽減の立場から興味あるアプローチと評価できよう。同時に，毒性軽減と効果の高さを示したこの併用試験は，多彩な成分からなる食事による癌予防の重要性を再認識させる成果とも考えられる。

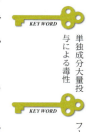

KEYWORD 単独成分大量投与による毒性

KEYWORD フードファディズム

ここで，抗酸化成分の過剰摂取（過大評価：フードファディズム）の問題について注意を喚起しておきたい。

近年，食に求められる重要な機能として抗酸化性が注目され，その摂取が必要以上に喧伝されている感がなきにしもあらずである。

このような状況下，最近，抗酸化性成分の限界を示す種々の報告がなされつつある。たとえば，（−）−エピガロカテキンガレート（EGCG）をはじめとする緑茶カテキン類（緑茶ポリフェノール。GTPとも呼ばれる）は癌予防に大きく期待される成分として注目されているが，一方で好ましくない作用（逆作用または副作用）も続々と報告されつつある[10]。筆者ら[11]の最近の実験によれば，炎症を進行させた状況での化学発癌剤投与では，低用量のGTPは大腸発癌に抑制的であるが，高用量のGTPはむしろ促進することが示されている。この実験事実は，食事レベルでの優れた効果を，言い換えれば，過剰な摂取の弊害を示唆している。

◎

以上，"食による癌予防"において現状予防が期待できる食素材や食因子の立場から記した。他方，癌のリスクを高めるとされる食品も指摘されている。たとえば，高塩食による胃癌や，動物性脂肪による結腸癌や直腸癌のリスク増大などである。本項ではこの点について詳しく触れることはできなかったが，予防的観点から言えば，これらのリスクの高い食品の過剰摂取を避けることも重要である。本観点も含め，さらなる学術的な進展が期待され，その成果を一刻も早く享受できる時代が到来することを願っている。

KEYWORD 高塩食 動物性脂肪

最後に，米国癌研究財団およびロンドン癌研究基金など国際的に認知されている機関が発信している癌予防14カ条プラス1では，「野菜や果物を頻度高く摂取する」こと，そして，「多彩な種の穀類，豆類，根菜類を摂取する」ことが強調されている。

癌予防において多様な植物性食材摂取の重要性は，わが国の国立がん研究センター研究所と，がん研究振興財団による「がんを防ぐための新12か条」においても謳われている[12]。

いずれにしろ，癌予防を食事で成し遂げるには，偏りのない多様な植物性食素

材の摂取が，現状では，一番の答えと思われる。

■文献

1) Doll R, et al：The causes of cancer：quantitative estimates of avoidable risks of cancer in the United States today．J Natl Cancer Inst 66(6)：1191-1308，1981．
2) 大澤俊彦：デザイナーフーズとファンクショナルフーズ．がん予防食品―フードファクターの予防医学への応用（大澤俊彦，他監），シーエムシー，1999，p3-15．
3) 首藤紘一，他：発癌と制癌の化学，廣川書店，1990．
4) 内田浩二：PhaseⅡ解毒酵素誘導によるがん予防．がん予防食品―フードファクターの予防医学への応用（大澤俊彦，他監），シーエムシー，1999，p86-94．
5) 大東　肇：食によるがん予防．栄養とがん（ネスレ栄養科学会議，監），建帛社，2009，p31-54．
6) 大東　肇：がん予防に期待がもたれる成分．食と健康―食品の成分と機能（中谷延二，他編），放送大学教育振興会，2008，p183-202．
7) 大澤俊彦，監：がん予防食品開発の新展開―予防医学におけるバイオマーカーの評価システム，シーエムシー，2005．
8) 金沢和樹，他：ポリフェノール．機能性食品の事典（荒井綜一，他編），朝倉書店，2007，p199-239．
9) 西野輔翼，他：食によるがん予防の現状と展望．食と生活習慣病―予防医学に向けた最新の展開（菅原　努，監），昭和堂，2003，p26-36．
10) 村上　明，他：緑茶カテキンの二つの顔．生物工学会誌 82(10)：473-476，2004．
11) Kim M, et al：The modifying effects of green tea polyphenols on acute colitis and inflammation-associated colon carcinogenesis in male ICR mice．Biofactors 36(1)：43-51，2010．
12) がん研究振興財団ホームページ：がんを防ぐための新12か条．（http://www.fpcr.or.jp/pdf/p21/12kajyou_2015.pdf）

大東　肇

癌と栄養管理 A to Z ● 第2章 癌の発生と栄養

2. 癌の化学予防

Point

▶ 癌の化学予防は，適切な用量による有効性と副作用とのバランスに基づいて処方される必要がある。

▶ β-カロテンやビタミンEなどの抗酸化栄養素を用いた癌の化学予防は，有効性が明らかでないことに加えて，健康への悪影響が示されている。

▶ タモキシフェンやラロキシフェンは，乳癌の予防効果が証明されているが重篤な副作用もあるため，一般の人には勧められないが，高リスクの人には副作用とのバランスに基づいた選択肢となりうる。

1 抗酸化栄養素を用いた化学予防試験

1 β-カロテンを用いた癌化学予防試験

1980年代に開始されたβ-カロテンを用いた癌予防効果を検証するボランティアによる無作為化比較試験は，癌化学予防の有効性を検証する大規模研究の先駆けであろう[1)～4)]。4つの研究の概要を**表1**[5)]に示す。いずれも2～3万人を対象として5～10年程度に及んだ。これらの結果，中国におけるβ-カロテン，セレニウム，ビタミンE投与群における胃癌の21％の予防効果[1)]を除いて，期待した予防効果は認められず，逆に喫煙者が高用量のβ-カロテン（20～30mg）を

β-カロテン

表1 β-カロテンを用いた予防試験

研究名 （発表年）	対象者 （人数）	用量	投与期間	投与前濃度 （ug/dL）	投与後濃度 （ug/dL）	予防効果
ATBC*1 (1994)	50～69歳，フィンランド喫煙者（29,133人）	20mg／日	6年 （中央値）	17	300	肺癌リスク 18％増加
CARET*2 (1996)	50～69歳，米国喫煙者（18,314人）	30mg／日	4年 （平均値）	17	210	肺癌リスク 28％増加
Physicians' Health Study (1996)	40～84歳，米国男性医師（22,071人）	50mg／2日	11～12年	30	120	全癌リスク 変化なし
Linxian study (1993)	40～69歳，中国一般住民（29,584人）	15mg／日	5年	6	86	胃癌リスク 21％減少

*1 Alpha-Tocopherol Beta-Carotene Cancer Prevention Study
*2 β-Carotene and Retinol Efficiency Trial

（文献5より引用）

服用すると肺癌のリスクを20〜30％上昇させるという知見をもたらした[2)〜4)]。また，非喫煙者が中心の米国医師を対象とした研究では，10年以上β-カロテンを服用し続けても，癌罹患に関しては何ら利益も害もないという成績が得られている[3)]。

　この異なる結果を理解するための1つの示唆的なデータとして，投与前後のβ-カロテンの血中濃度の推移が参考になる[5)]。

　先行する観察型の疫学研究では，β-カロテンの血中濃度が2〜10μg/dL程度の低いレベルの人たちに比べて，20〜50μg/dL程度の高いレベルの人たちの癌のリスクが低いことが示されていた。中国の研究では，補給前の血中濃度は低いレベルであったのが，β-カロテンの補給を受けたことにより，高いレベルを少し超えた血中濃度に到達し，癌予防効果が現れたとも考えられる。それに比べて，米国やフィンランドの研究では，補給前でも既に高いレベルにあったのが，補給により日常の食事では到達できないような高さになり，喫煙者における肺癌リスクの増加という結果をもたらした可能性が考えられている。

　米国医師での研究については，さらに参加者をもともとのβ-カロテンの血中濃度ごとにグループ分けして解析が行われているが，やはりもともと血中濃度が低い人ほど，癌のリスクが高いことが確認されている。しかし，β-カロテンの補給による効果については，もともと血中濃度が低いグループではリスクを下げる効果が認められた一方，もともと高かったグループではリスクを上げる方向となった[6)]。

　以上のエビデンスからは，抗酸化栄養素は，もともと不足している人に対して，食事から摂取できるレベルの用量を補給することによる癌予防効果は期待できる可能性はある。しかしながら，多ければ多いほど効果があるということはなく，食事からの摂取レベルを超える用量を補給すると，むしろ害となる可能性が高い。

食事による摂取レベルの用量

2　ビタミンEを用いた化学予防試験

　ビタミンEについても，その抗酸化作用などにより，心血管疾患や癌の予防に有効と考えられ，サプリメントとして広く普及している。動物や試験管内での実験は，大半がその効果を支持するものである。

ビタミンE

　一方，ヒトでの実際の有効性については，癌や心血管疾患の予防効果を評価するための多くの無作為化比較試験が，欧米で実施されてきた。しかし，多くの研究で，ビタミンEが癌や心血管疾患を予防したというエビデンスは得られなかった。それどころか，ビタミンEを用いたこれまでの19の臨床試験から136,000人分のデータを再集計して評価した研究によると[7)]，比較的高用量（1日400IU

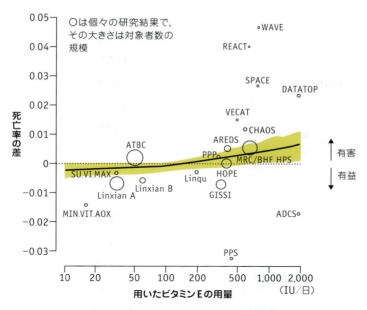

図1 ビタミンEを用いた19の無作為化比較試験における死亡リスクへの影響
(文献7より引用)

以上)のビタミンEを1年以上補給したグループでは，プラセボ(偽薬)を補給したグループに比べて，統計学的に有意に死亡率が高かった(**図1**)．一方，低用量のビタミンEを用いた研究では，死亡率に差がないか，やや低下傾向にあった．

ビタミンEは，β-カロテンと同様に脂溶性であり，血中濃度がきわめて高くなる．そのような条件下では，活性酸素の産生を高める方向に作用したり，生体内のほかの重要な抗酸化や解毒に関わる酵素の働きを阻害したりするという報告がある．また，血液の凝固系への阻害作用により，出血しやすくなることも指摘されている．実際，フィンランドの臨床試験では，ビタミンEを服用していたグループで脳出血リスクが高かった．

3 抗酸化栄養素を用いた化学予防試験の現状

β-カロテン，ビタミンA，ビタミンC，ビタミンE，セレニウムのいずれか，あるいは，組み合わせによる抗酸化物質の補給効果を検証した68の無作為化比較試験の23万人のデータを用いて，死亡リスクへの影響をメタアナリシスにより評価した研究が2007年に発表された[8]．それによると，β-カロテン，ビタミンA，ビタミンEの補給は，それぞれ7％，16％，4％と，統計学的に有意に死亡リスクを上げる一方，ビタミンCとセレニウムは，上げも下げもしないとの結果であった．

さらに，2009年に報告された，セレニウムとビタミンEを用いた35,000人

抗酸化物質

の男性を対象としたSELECT試験[9]，ビタミンEとCを用いた15,000人の男性医師を対象としたPhysicians' Health Study II[10]，ビタミンEとCとβ-カロテンを用いた8,000人の女性を対象としたWACS試験[11]など，これらの抗酸化栄養素の補給に癌予防効果がないことを示す，プラセボを用いた二重盲検無作為化比較試験による複数のエビデンスがそろってきている。

　もはや，欠乏状態にある一部の対象を除いては，「癌予防のために抗酸化栄養素をサプリメントとして服用することによるメリットはない」というのが現状での適切な見解であろう。

2 選択的エストロゲン受容体調整物質を用いた乳癌化学予防試験

1 タモキシフェンによる乳癌予防効果

タモキシフェン

　選択的エストロゲン受容体モジュレーター（SERM）の1つであるタモキシフェンを用いた乳癌予防の無作為化比較試験が，ハイリスク群（ゲイルモデルと呼ばれるリスク予測式[12]により5年間の乳癌累積リスクが1.66％以上と推計された女性）を対象に実施された[13]。その結果，プラセボに比べて，タモキシフェンで浸潤性乳癌リスクが49％低下することが示された。その結果を受けて，米国食品医薬品局（FDA）はタモキシフェンを，35歳以上の乳癌累積リスクが1.66％以上の女性に対する化学予防薬として認可している。

　同じ研究で，タモキシフェンによる利益として，腰椎骨折（45％減少），非浸潤性乳癌（50％減少）などの予防効果が認められた。しかしながら一方で，子宮体癌（2.5倍），脳卒中（1.6倍），肺塞栓（3.0倍），静脈血栓（1.6倍）のリスクを上げるという副作用も確認された。

2 タモキシフェンによる利益と不利益

　10,000人の40歳白人女性（子宮有，5年間の浸潤性乳癌累積罹患リスク2.0％）を例として，タモキシフェン服用による利益と不利益を5年間の予測累積イベント数でシミュレーションした結果を表2に記す[14]。

　タモキシフェンを服用しない場合には，乳癌は200人が罹患することになるが，服用することにより103人に減る。さらに，腰椎骨折も2人から1人に減る。また，非致死的疾患ではあるが，非浸潤性乳癌も106人から53人に減る。一方，子宮体癌，脳卒中，肺塞栓が，それぞれ16，13，15人増え，非致死的疾患の深部静脈血栓が15人増える。非致死的疾患を2分の1の重みとして足し合わせると，利益が124.5（97＋1＋0.5×53），不利益が51.5（16＋13＋15＋

表2 タモキシフェン服用の利益と不利益─10,000人の40歳白人女性（子宮有，5年間の浸潤性乳癌累積罹患リスク2.0％）の5年間の予測累積イベント数

疾病の重症度	疾病の種類	タモキシフェン服用しない	タモキシフェン5年間服用	予防効果
致死的疾患	乳癌	200	103	97
	腰椎骨折	2	1	1
	子宮体癌	10	26	－16
	脳卒中	22	35	－13
	肺塞栓	7	22	－15
重症	非浸潤性乳癌	106	53	53
	深部静脈血栓	24	39	－15

（文献12より引用）

0.5×15）となり，差し引きで利益が73となる．これが，もし，5年間の乳癌罹患率が0.5％（現在の平均的日本人女性の罹患率程度）として計算すると，利益が31.5（24＋1＋0.5×13）となり，差し引き－20となってしまう．

このような，乳癌を予防できる利益だけでなく，他の病気のリスク増加による不利益の検討なしには，たとえ有効な化学予防があったとしても無条件には正当化されない．

3 ラロキシフェンによる予防効果

タモキシフェンと同じSERMであるラロキシフェンに，子宮体癌のリスクを上げることなく，タモキシフェンと同等の乳癌予防効果があることが示されたが，心血管疾患などへのリスクは依然として認められている[15]．

ラロキシフェン

3 癌の化学予防ガイドラインの現状

欧米では，大規模プロジェクトへの先行投資には十分な見返りが期待できるとして，数万人規模の無作為化比較試験により，化学予防による癌罹患率減少効果が検証されてきた．そして，絶対リスクやリスク・ベネフィットバランスの評価を加えた予防効果が総合的に評価され，予防医療としてのガイドラインが提示されている．その1つに，米国保健社会福祉省下の予防医学作業部会のもの(http://www.uspreventiveservicestaskforce.org)がある．ビタミン補給に関するガイドライン（2014年）も示されているが，「ビタミンA，C，D，葉酸，セレニウムなどを含むマルチビタミン剤，複合抗酸化剤を癌・心血管疾患予防のために勧めたり勧めなかったりするエビデンスは不十分」とされる一方，「癌・心血管疾患予防のために，β-カロテン，あるいは，ビタミンEを用いることは勧

めない」(Grade D)とされている。

　さらに，乳癌と大腸癌について，化学予防を臨床応用するためのガイドラインが示されている。タモキシフェンやラロキシフェンによる乳癌予防（2013年）については，害が利益を上回る可能性があるために「一般の人（低，または，平均リスク）へは勧めない」(Grade D)とされる一方，「臨床医は，乳癌リスクが高い人に対して，薬剤によりリスクを下げられることを説明して，乳癌高リスク，かつ，副作用低リスクの人へは，タモキシフェン，あるいは，ラロキシフェンなどの薬剤を処方すべき」(Grade B)となっている。

　また，アスピリンや非ステロイド性抗炎症薬による大腸癌予防（2007年）については，害が利益を上回るために「一般の人へは勧められない」(Grade D)とされていたが，2016年に心血管疾患予防とセットとなった低用量アスピリンの推奨が発表された。それによると，「10年間の心血管疾患発症リスクが10％以上である50～59歳の成人に対して，出血リスクが高くなく，余命10年以上があり，かつ，少なくとも10年間毎日服用する意思があれば，心血管疾患と大腸がんの一次予防のための低用量アスピリン服用を勧める」(Grade B)とされた。また，同様の60～69歳の成人に対して，「不利益よりも利益に価値観を置くのであれば勧める」(Grade C)とされている。但し，心筋梗塞が主要な死因である米国人に対する推奨であり，日本人は，世界でも心筋梗塞死亡率が最も低いレベルであることに加え，脳出血による死亡率が高いという特徴がある。2014年12月に公表された動脈硬化の危険因子を有する日本人1.4万人に対する無作為化比較試験では，心血管疾患の予防効果が証明されなかっただけでなく，重篤な頭蓋外出血リスクが約2倍，頭蓋内出血・くも膜下出血が約2倍，消化管出血が約3倍などの不利益が示されている[16]。

4 化学予防実践の要件

1 予防効果のエビデンス

　治療のための医療と同様，予防のための個人への介入，特に何らかの副作用を伴う化学予防は，エビデンスに基づいて行われるべきである。治療では現に症状を訴えている患者に対して何らかの対応をせざるをえないが，予防医療では表向きには健康で暮らす個人に対する介入である。むしろ放っておかれたほうが幸せだったという結果にならないように，それなりのエビデンスが必要である。最低限必須なエビデンスは，それにより実際に予防できるという有効性（癌罹患率が下がる）であるが，それだけでは十分ではない。

癌罹患率

2 用量反応関係

化学物質の投与量とリスクとの「用量反応関係」(直線的とは限らない)を押さえておく必要がある.癌予防に有効な成分があったとしても,その用量と効果の間にはいくつかのパターンが考えられる.すなわち,「多ければ多いほど予防的」「一定量を超えると初めて予防的となる」「一定量までは予防的であるが,それ以上の量では効果がない」「一定量までは予防的であるが,それ以上の量では有害となる」場合などである(図2).

化学物質の補給による癌予防を考える場合には,どのパターンに当てはまるのかを見きわめながら,個人ごとに異なる適量を考える必要があるという教訓を,一連のβ-カロテン補給の試験はもたらした.どのような人に,どの程度の量により効果が期待できるのかを見きわめることが重要である.

用量反応関係

3 利益と不利益のバランス

予防しようとしている癌は,その人にとってどのくらいの確率で遭遇するのか(絶対リスク),それは,副作用や経済的対価などの不利益を差し引いても見合うのか(リスク・ベネフィットバランス)などに対する定量的評価も不可欠である.さらには,公衆衛生施策として国民の癌罹患率の低下をめざすのであれば,それにより予防できる癌の割合・絶対数(寄与リスク)を評価しなければならない.

また,用量反応関係がU字関係であったり,利益と不利益のバランスが負であったりした場合は,その介入が,結果的により多くの個人を不幸にする可能性があることも認識しなければならない.これらのエビデンスは,癌罹患率をエンドポイントとした大規模長期の前向き試験が複数実施されることにより初めてもたらされる.

寄与リスクの評価

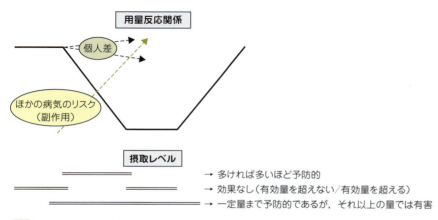

図2 化学物質の投与量とリスクの関係

5 化学予防の展望

　癌の化学予防は，たとえ有効性が証明されているものでも，現状では副作用とのバランスが悪く，決して明るいものではない．今後は，有効かつ副作用を最低限にとどめた化学予防薬の開発が課題となる．特に，ある程度の副作用は許容しても予防のための何らかの手を打たなければならない高度ハイリスク群（たとえばC型肝炎ウイルス患者や家族性大腸腺腫症など）をターゲットとした臨床試験への展開が待たれる．

　また，中程度のハイリスク群ではあるが感染者が多く，公衆衛生上インパクトの大きいヘリコバクター・ピロリ菌感染者に対する，除菌による胃癌予防効果と副作用・経済的効果のリスク・ベネフィットバランスを評価できる研究は，緊急の国家的課題と考える．

■文献

1) Blot WJ, et al：Nutrition intervention trials in Linxian, China：supplementation with specific vitamin/mineral combinations, cancer incidence, and disease-specific mortality in the general population. J Natl Cancer Inst 85：1483-1492, 1993.
2) The Alpha-Tocopherol, Beta Carotene Cancer Prevention Study Group：The effect of vitamin E and beta carotene on the incidence of lung cancer and other cancers in male smokers. The Alpha-Tocopherol, Beta Carotene Cancer Prevention Study Group. N Engl J Med 330：1029-1035, 1994.
3) Hennekens CH, et al：Lack of effect of long-term supplementation with beta carotene on the incidence of malignant neoplasms and cardiovascular disease. N Engl J Med 334：1145-1149, 1996.
4) Omenn GS, et al：Effects of a combination of beta carotene and vitamin A on lung cancer and cardiovascular disease. N Engl J Med 334：1150-1155, 1996.
5) IARC：Carotenoids. IARC Handbooks of Cancer Prevention (vol.2), IARC Press, 1998.
6) Cook NR, et al：Beta-carotene supplementation for patients with low baseline levels and decreased risks of total and prostate carcinoma. Cancer 86：1783-1792, 1999.
7) Miller ER 3rd, et al：Meta-analysis：high-dosage vitamin E supplementation may increase all-cause mortality. Ann Intern Med 142：37-46, 2005.
8) Bjelakovic G, et al：Mortality in randomized trials of antioxidant supplements for primary and secondary prevention：systematic review and meta-analysis. JAMA 297：842-857, 2007.
9) Lippmann SM, et al：Effect of selenium and vitamin E on risk of prostate cancer and other cancers：the Selenium and Vitamin E Cancer Prevention Trial (SELECT). JAMA 301：39-51, 2009.
10) Gaziano JM, et al：Vitamins E and C in the prevention of prostate and total cancer in men：the Physicians' Health Study Ⅱ randomized controlled trial. JAMA 301：52-62, 2009.

11) Lin J, et al：Vitamins C and E and beta carotene supplementation and cancer risk：a randomized controlled trial. J Natl Cancer Inst 101：14-23, 2009.
12) Gail MH, et al：Projecting individualized probabilities of developing breast cancer for white females who are being examined annually. J Natl Cancer Inst 81：1879-1886, 1989.
13) Fisher B, et al：Tamoxifen for prevention of breast cancer：report of the National Surgical Adjuvant Breast and Bowel Project P-1 Study. J Natl Cancer Inst 90：1371-1388, 1998.
14) Gail MH, et al：Weighing the risks and benefits of tamoxifen treatment for preventing breast cancer. J Natl Cancer Inst 91：1829-1846, 1999.
15) Vogel VG, et al：Effects of tamoxifen vs raloxifene on the risk of developing invasive breast cancer and other disease outcomes：the NSABP Study of Tamoxifen and Raloxifene (STAR) P-2 trial. JAMA 295：2727-2741, 2006.
16) Ikeda Y, et al：Low-dose aspirin for primary prevention of cardiovascular events in Japanese patients 60 years or older with atherosclerotic risk factors：a randomized clinical trial. JAMA 312：2510-2520, 2014.

〔津金昌一郎〕

癌と栄養管理 A to Z ● 第3章 癌患者の栄養管理

1. 癌患者の栄養アセスメント

【Point】

▶各種治療前，治療中，治療後を通してまた医療機関，在宅を問わずその時々の栄養状態を正しく評価する。

▶癌の病態に応じて変化する身体構成成分，体重，血液・生化学検査データなどを組み合わせて評価する。

1 癌患者の栄養特徴とアセスメントの重要性

　癌患者には，高頻度に栄養不良が発生し，その死亡原因に衰弱（餓死）の割合も多い。癌悪液質の状態では，食欲不振・筋組織の消耗・各種臓器機能不全など一連の症状が認められ，極度の消耗状態に至る。

　また各種の癌治療（外科治療・化学療法・放射線治療）も食事摂取量を低下させ，吸収能も抑制するため，栄養状態の低下をまねく場合が多い。したがって，栄養状態の低下の原因，その改善方法などを探るためには，現状の栄養状態の正しい評価が特に重要となる。正確な栄養アセスメントにより，不用意に低栄養患者をつくらないことは，癌患者のQOLを向上させ，積極的な治療を可能にすることにつながると考える。

　また，癌患者の安静時エネルギー消費量（resting energy expenditure：REE）は，一般に上昇すると言われているが，非癌患者に比べ癌患者のREEは個人差が大きく，特定しづらい（$n=200$）[1]。この点においても，個々の栄養状態のアセスメントは不可欠である。

KEYWORD
個々の栄養状態のアセスメント

　栄養アセスメントを行う時には，NST（nutrition support team）として医師，歯科医師，管理栄養士，薬剤師，看護師など多職種で評価を繰り返すことが，栄養状態の維持・改善に有効である。**図1**は，評価を繰り返すことにより，病態に応じた栄養補給ルートと栄養量の決定を重ねることを示している。食べやすい献立の工夫やボリュームの調整も1つのアクションである。栄養評価の適応は入院，外来，在宅の場を選ばず，すべてに共通する。

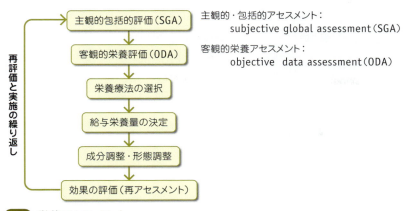

図1 栄養アセスメント

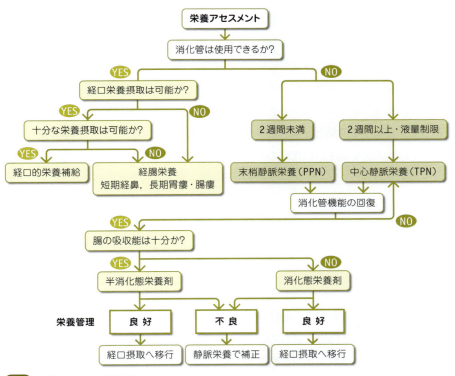

図2 栄養ルートの選択法

2 栄養アセスメントの実際

　栄養アセスメントでは第一に栄養補給をするルートの決定を行うが，NSTはできる限り生理的なルートを選択することを目標とする（**図2**）。静脈栄養よりは経腸栄養，さらには経口摂取をめざしてリハビリテーションを含めた計画を実施する。

生理的なルート

表1 身体計測項目

測定項目	目的	平均値（JARD*，2001）
上腕周囲長（AC）	筋蛋白を反映する	男性：27.23cm 女性：25.28cm
上腕三頭筋皮下脂肪厚（TSF）	体脂肪を反映する	男性：11.36cm 女性：16.07cm
上腕筋囲長（AMC）	骨格筋量を評価する	男性：23.97cm 女性：20.25cm

*Japanese Anthropometric Reference Data（日本人の新身体計測基準値）

表2 BMI（body mass index）

	低体重	普通体重	肥満
BMI	＜18.5	18.5≦～＜25	25≦

BMI＝体重（kg）／〔身長（m）〕²

　現在では，大量化学療法により静脈栄養が主体の患者に対しても，経口，経腸栄養の併用を心がけ，免疫力維持を達成するケースも増えている。癌患者の再評価のポイントとして，各種治療の前と定期的治療後の評価は必須である。

　図2に栄養ルートの選択法を示す。消化器の機能と予測される継続期間を中心に安全なルートを選択する。

KEYWORD　治療前後の評価

3 具体的アセスメント項目

1 身体構成成分

　一般的な身体構成成分は，骨格筋35％，脂肪組織25％，細胞外液15％，皮膚・骨15％，血漿蛋白5％，臓器蛋白5％とされている。身体構成成分の変化を推定するパラメータとしてよく使用される項目を表1に示す。

　現在では，患者の負担を軽減したインピーダンス法を利用したボディコンポジションアナライザーで身体構成成分測定を行うことが多い。この場合は，癌の進行により発生する腹水や胸水を伴う場合は，正しい測定ができないので注意を要する。

2 体重評価

　現体重の評価として最も使用される，BMI評価を表2に示す。生活習慣病予防の面から，BMI 22程度が良いとされているが，個人差として体重歴も確認す

表3 体重減少率（% loss of body weight）

期　間	1週間	1カ月	3カ月	6カ月
有意な減少率	1〜2%	5%	7.5%	10%
高度な減少率	2%以上	5%以上	7.5%以上	10%以上

体重減少率＝〔通常時体重（kg）－現在の体重（kg）〕/通常時体重×100

表4 血清蛋白質

	血中半減期	高度低栄養	中等度低栄養	軽度低栄養	正　常
アルブミン（g/dL）	17〜23日	2.0以下	2.1〜3.0	3.1〜3.4	3.5以上
プレアルブミン（mg/dL）	2〜3日	5.0以下	6〜10	11〜15	16〜40
トランスフェリン（mg/dL）	7〜10日	100以下	101〜150	151〜200	201〜400
レチノール結合蛋白（mg/dL）	12時間				2.7〜7.6

表5 総リンパ球数（TLC）

	高度低栄養	中等度低栄養	軽度低栄養	正　常
総リンパ球数（/μL）	800未満	1,200〜800	1,200未満	1,500〜4,000

総リンパ球数（/μL）＝白血球（/μL）×%リンパ球数（%）/100

ることが重要である．また，体重減少率の評価目安を**表3**に示すが，体重減少が問題になる場合は，身体構成成分の視点から，骨格筋の減少か，体脂肪の減少か等，内容の検討を行う．

3 血液・生化学データ

アルブミンは，栄養状態を反映する血液・生化学データとして，最もよく使用されるが，その半減期はやや長いため，急性期蛋白（rapid turnover protein：RTP）と組み合わせて評価するとよい（**表4**）．

また，免疫能の評価として総リンパ球数を使用する（**表5**）が，癌治療においては，感染予防の点から変化に注意する．特に高度の低栄養の場合は，食事内容も細菌数を抑えたものにする必要がある．

その他，Hb，Ht，AST，ALT，K，Cl，血糖，各種腫瘍マーカーに注意し，

KEY WORD
アルブミン
急性期蛋白
総リンパ球数

表6 ステージⅣ消化器癌患者に対する予後栄養指数（PNI）

PNI ＝（10×Alb*¹）＋（0.002×TLC*²）
◎PNI≦40　切除・吻合禁忌
◎40＜PNI　切除・吻合可能

*¹血清アルブミン値（g/dL），*²総リンパ球数（/μL）

予測される栄養状態への早期介入と対応に努力する。

4 総合的評価

消化器術後の予後予測例を**表6**に示す。血清アルブミン，総リンパ球数に基づいた予後栄養指数（prognostic nutrition index：PNI）を用いている。

5 癌治療により起こる有害事象の影響と，栄養状態の変化ポイント

癌治療（外科療法，化学療法，放射線治療）により癌患者は食事摂取量が減ることに加え，全身の消耗をきたし，蛋白質・エネルギー低栄養状態（protein-energy malnutrition：PEM）の状態を起こすことが多い。正しい栄養アセスメントで早期介入することが必須である。現食事摂取量や投与栄養量を正しく評価せずに，計算上の栄養量を投与しようとすれば，refeeding syndrome（急激な高エネルギー投与による弊害。急激な代謝亢進のため心不全や不整脈を起こすことがある。長期的な飢餓後は徐々に栄養補給を増やすことが大切である）等を起こすこともあるため，細心の注意と評価が求められる。

癌患者のステージ評価や治療の影響等，広く背景を考慮した栄養アセスメントを可能にするためにも，NSTの活動が必須となる。

■文 献

1) Knox LS, et al：Energy expenditure in malnourished cancer patients. Ann Surg 197（2）：152-162, 1983.
2) 大柳治正，他：TNTプログラムマニュアル（TNTプロジェクト実行委員会，編），Abbott Laboratories, 1999.
3) 桑原節子：メディカル管理栄養士のためのステップアップマニュアル（田花利男，他監），第一出版，2006, p156-159.

桑原節子

2. 癌患者の経腸栄養

Point

▶ 癌患者では低栄養や悪液質が頻繁にみられ，それが癌の予後の決定因子となる。

▶ 補足的な経腸栄養剤の経口投与（oral nutritional supplements：ONS）と，経管栄養（tube feeding）による経腸栄養は，食事の経口摂取が不足する癌患者の栄養補給に有用である。

▶ 経腸栄養を開始する基準は，低栄養状態や，10日以上続く食事摂取の著しい減少である。

▶ 癌患者に経腸栄養を行う場合，現時点では標準的経腸栄養剤が推奨されるが，EPAが強化された癌患者用経腸栄養剤も市販されている。

▶ 癌患者の周術期にも，他の待機手術と同様，immunonutritionと早期経腸栄養が推奨される。

▶ 放射線・化学放射線療法施行時に，積極的なダイエットカウンセリングとONSは体重減少と放射線治療の中断を回避するのに有効である。頭頸部癌や食道癌の場合は経皮内視鏡的胃瘻造設（PEG）などの経管栄養も効果的である。

1 癌患者の低栄養状態と栄養管理

癌患者では，癌の存在により，癌自体や宿主の免疫系細胞から放出されるサイトカインを介して全身の炎症反応亢進が起こり，食欲低下や体重減少，さらには悪液質へと至る[1]。低栄養状態は患者のQOLを低下させ，日常の活動性も損ね，手術や化学療法，放射線療法による癌治療の副作用も起こりやすくなる。また，治療効果も損ね，生存期間も短くなる[2]。乳癌患者において，全身の蛋白窒素量が化学療法時の好中球減少に最も関係する因子であると報告され，栄養状態の重要性が示唆されている[3]。

癌患者のエネルギー消費量は，普通に生活している場合は25〜30kcal/kg/日とする。活動量の多い患者には30〜35kcal/kg/日とし，ベッド上の場合は20〜25kcal/kg/日で計算する[4]。悪液質を呈した低体重の患者では，代謝が亢進してエネルギー消費量が多い場合がある。しかしその傾向は一定ではなく，できれば間接熱量計を用いて消費量を測定するのが望ましい。

経腸栄養や静脈栄養を癌患者に行うと，栄養によって癌組織の増殖を促進してしまうという懸念がある。しかし，投与された栄養によって癌が増殖してしまうというエビデンスはない[4]。ただし，静脈栄養において，頭頸部癌や消化器癌患者に施行した場合の腫瘍の生検組織による検討では，静脈栄養が細胞回転に影響

間接熱量計

を及ぼさなかったとの報告もあれば，癌細胞増殖がみられたとする報告もある[5)6)]。

　経腸栄養を静脈栄養と比較した場合，経腸栄養では栄養，水分，電解質の過剰が予防されるという利点がある。静脈栄養では高血糖，塩分や水分の過剰などによる代謝異常を引き起こしやすい傾向がある。現在までの報告では，経腸栄養は静脈栄養に比較し，感染性合併症の発生頻度が低く，長期の管理がしやすく，廉価である[7)8)]。そのため，癌患者における身体的・社会的状況が許すなら，経腸栄養を利用することが推奨される。

2 癌患者の経腸栄養療法（表1）とその有用性

　癌患者への経腸栄養は，栄養状態の維持・改善に効果がある。特に不十分な経口摂取しかできずに体重が減少した患者には，経腸栄養の効果に加え，QOLの改善が期待できる[4)]。

　oral nutritional supplements (ONS) を用いて，肺癌，乳癌，卵巣癌患者の体重減少を抑制できたという欧米の報告がみられる[9)]。本邦では池田ら[10)]が食道癌術後低栄養患者にONSを用いて，QOLの改善に役立ったと報告している。

　経管栄養に関しても，「癌悪液質の患者に対する経腸栄養により，予想された栄養状態の悪化が安定化した」，また「体重減少を起こしている消化器癌患者に30〜40kcal/日の経管栄養を行うことで体重減少が認められなくなった」，「食道癌患者に対するPEGからの経腸栄養により，減少した体重が安定した」など，経腸栄養の有用性を示した報告が認められる[11)12)]。

　ただし，癌悪液質患者では，サイトカインが作用して全身的な炎症反応がみられ，生体内の代謝が亢進している。経腸栄養などの栄養補助でそれ以上の低栄養状態に陥らないように予防することはできても，栄養状態を改善し，体重を増加させることは難しく，その効果には限界がある[13)]。単なる栄養投与だけでなく，ステロイドなどの炎症反応をコントロールするような介入が必要である。

　結論として，癌患者で経口から食事が十分摂れず，癌の進展による死ではなく，純粋に飢餓により死に至る状態の場合，栄養サポートが有効である。

表1 non-surgical oncologyの経腸栄養（ESPENガイドラインの要約）

項目	推奨内容	グレード
一般	・癌患者には栄養アセスメントを定期的に行い，異常が発見された場合早期に介入すべきである	C
	・経腸栄養が癌の増殖を助長するというデータはないので，癌患者の栄養投与に関して癌増殖への影響を考慮せずともよい	C
適応 ●一般	・既に低栄養があるか，7日以上の経口栄養が行えないような時は栄養療法を開始する	C
	・不十分な食事摂取（想定されるエネルギー消費量の60％以下の経口摂取が10日間以上続く時）が予想される時は，経腸栄養を開始する．実際の経口摂取エネルギーと算出必要エネルギー量の差し引き分を与える	C
	・経口摂取が不十分で体重減少を起こした場合は，栄養状態改善のために経腸栄養を行うべきである	B
●周術期	・メジャー手術を受ける予定の重症低栄養状態患者では，手術を遅らせても10〜14日の栄養サポートを術前に行うべきである	A
●放射線・放射線化学療法時	・強化食事指導（ダイエットカウンセリング：intensive dietary counseling）と oral nutritional supplements（ONS）は食事摂取量を増加させ，治療による体重低下と治療の中断を回避する効果がある	A
	・放射線治療中に，ルーチンに経腸栄養を行うことは推奨されない	C
●化学療法時	・化学療法中のルーチンの経腸栄養は化学療法の効果増強や化学療法の副作用予防には有用とは言えない	C
●幹細胞移植時	・ルーチンの経腸栄養の使用は推奨されない	C
	・経口摂取が減少した場合，ある条件下では静脈栄養が経管栄養より推奨される（免疫低下状態や血小板減少状態で，経腸栄養カテーテル留置時の感染や出血のリスクが考えられる場合など）	C
●末期状態	・患者が希望し，かつ瀕死の状態ではない限り，体重減少を抑えるために経腸栄養を行う	C
	・死が迫った時期には，のどの渇きと空腹を癒すための最低限の食事と水分のみが必要となる	B
	・少量の水分によって，脱水による意識障害の状態を避けられるであろう	B
	・入院および在宅での皮下注入輸液は有効で，薬剤混注用にも使用できる	C
応用	・可能であれば経腸栄養ルートを選択する	A
	・入院前に術前の経腸栄養が投与されるのが望ましい	C
投与経路 ●放射線，放射線化学療法時	・頭頸部・食道癌で通過障害があったり重症な粘膜障害が予想される場合は経管栄養を用いる	C
	・経鼻もしくは経皮ルートの経管栄養が推奨される	C
	・放射線による口腔内，食道粘膜障害の場合は，PEGが推奨される	C
経腸栄養の種類 ●一般	・標準的経腸栄養剤を用いる	C
	・n-3系多価不飽和脂肪酸に関して，RCTの結果は議論のあるところで，現時点において，n-3系多価不飽和脂肪酸の栄養状態・身体機能の改善効果については確定的な結論に至っていない	C
●周術期	・n-3系多価不飽和脂肪酸が進行癌に対する生存期間を延長する効果はなさそうである	C
	・メジャーな腹部手術を行うすべての患者に免疫増強作用のある物質（アルギニン，n-3系多価不飽和脂肪酸，核酸など）を含む栄養剤を術前5〜7日使用することが推奨される	A
●幹細胞移植	・グルタミン，n-3系多価不飽和脂肪酸の経腸的投与については，結論が出ていないため推奨できない	C
薬剤治療	・全身的な炎症反応がある場合，栄養介入に加えて炎症をコントロールするために，薬理学的アプローチが推奨される	C
	・悪液質を呈する患者では，食欲を増進させ，生体内の代謝をコントロールし，QOLを損ねないように，ステロイドやプロゲスチンが推奨される	A
	・短期間のステロイド投与はその副作用より有用性に重きが置かれる	C
	・プロゲスチン使用時には血栓症のリスクを考慮すべきである	C

推奨グレード A：RCTが行われている．最も推奨度が高い． B：ランダム化試験は行われていないが，比較試験などが行われている．中等度の推奨． C：専門家の意見，専門家の臨床経験など．推奨度は低い． （文献4を元に作成）

3 経腸栄養のアクセスルート

癌患者は容易に食欲不振や経口摂取量の低下を起こし，低栄養状態となる。栄養状態が低下すると化学療法や放射線療法の副作用も起こりやすくなる。治療継続のためにも，栄養状態の維持は必要である。癌患者で経口摂取が少ない場合，まず，サプリメント的に経腸栄養剤の付加的な経口的投与が行われる。これを前述のようにONSと呼ぶ。

経腸栄養のためのアクセスルート

経口摂取ができないか，できたとしても，ごく少量に限られる場合は，経腸栄養を行うためのアクセスルートが必要となる。主な経管栄養ルートは，①経鼻胃管，空腸管，②胃瘻（作成方法：PEG，外科手術），③経胃瘻的空腸瘻［作成方法（percutaneous endoscopic jejunostomy：PEJ），(jejunotubing through PEG：Jett-PEG) など］，④手術的空腸瘻造設，⑤食道瘻［作成方法：経皮経食道胃管挿入術（percutaneous trans-esophageal gastro-tubing：PTEG）］などがある[14]。上部消化管の手術が行われ，胃に切除が加えられている場合は，PEGが不可能のことも多く，そのような場合にはPTEGがよい適応である。また，外科的な空腸瘻の作成は局所麻酔でも可能なので，比較的容易に行える。

消化器癌の手術では，術中に経腸栄養のアクセスルートを作成することによって，術直後の早期経腸栄養と在宅経腸栄養が可能となる（手術時の胃癌，食道癌，膵癌手術症例の空腸瘻造設法は，111頁「癌患者の在宅経腸栄養」を参照）。消化器癌患者で，高齢者，術前から合併症のある例，癌の遺残が避けられない例，再発が必至の例などには，経腸栄養カテーテルを術中に留置することで，入院から在宅へのシームレスな栄養管理が可能となる[15]。

4 経腸栄養剤の選択

現時点のガイドラインにおいて，癌患者に対する経腸栄養剤は標準タイプのものが推奨されている[4]。癌患者用経腸栄養剤の有用性は完全には確立されていないと考えられている。

癌患者では耐糖能が低下し，脂肪酸化が正常でも高い状態もしくは亢進している[16]。そのため理論上は，脂肪は癌患者の栄養素としてふさわしく，脂肪の割合の多い経腸栄養剤が好ましいと考えられるが，はっきりとした臨床データはない。

高脂肪
高蛋白
抗酸化作用

また，蛋白質必要量についての共通した基準はないが，一般的推奨として，最低1g/kg/日，さらに1.2～2.0g/kg/日までの範囲とされる[17]。癌患者の除脂肪体重の減少を軽減する上でも，理論上は高蛋白な栄養剤が望ましい。

ONSとして経腸栄養剤を用いる場合は，癌患者はたくさんの栄養剤が飲めな

いことも多く，低用量で高エネルギーを投与できる高濃度タイプの栄養剤が推奨される。高濃度タイプの栄養剤は，本邦では1.2～2.0kcal/mLのものが市販されている。癌患者は体内の酸化ストレスが亢進しているため，抗酸化作用のあるビタミンや微量元素のバランスの良い栄養剤の投与が勧められる[4]。

5 EPAと癌患者用経腸栄養剤

生体内のサイトカインが癌悪液質の促進因子と認識され，n-3系多価不飽和脂肪酸のEPAがサイトカインへ抑制的に働くことから，癌患者へ応用が期待されている[18]。EPAは代謝コントロールにより，栄養状態の改善を可能にし，EPAを取り入れた栄養サポートが癌患者の体重減少に効果的と考えられている。これまでも，EPA，魚油のサプリメントや，EPAが強化された高蛋白・高エネルギー栄養剤のONSなどが臨床的に検討されてきた[19]。癌患者の生存期間の延長や体重減少の抑制などの可能性が示されてはいるが，支持しない臨床結果もある。

以前より欧米では，オンコロジー用としてEPAが強化された栄養剤が市販されており，筋力低下やQOLに効果があったと報告されている。そのひとつであるProSure®には237mL・300kcal中にn-3系多価不飽和脂肪酸のEPAが1g配合され強化されている。蛋白質は17g，食物繊維も3g（オリゴ糖）と強化配合されている。また，Resouce Support Drink®も，237mL・360kcal中にn-3系多価不飽和脂肪酸のEPA1g，DHA 0.67gが配合され，蛋白質21g，食物繊維3gが含まれている。Barber[19]は，癌悪液質が最も観察される切除不能膵癌患者や進行膵癌患者で，EPAが強化された癌患者用栄養剤の服用により体重減少が抑制されたと報告している。しかし，癌悪液質患者へのEPA投与についてのメタアナリシスでは，EPAの有用性は示されてはいない。最近，本邦でも癌患者用経腸栄養剤が市販されるようになり，今後の臨床応用が期待される。

6 癌患者の周術期の経腸栄養

宿主の生体防御機能を高め，手術や損傷から順調に回復したり，感染症にかかりにくくするなどの臨床的アウトカムの改善を目標とする栄養療法が着目され，immunonutrition（免疫栄養法）と呼ばれるようになった[20]。

免疫力を高める薬理学的作用が期待される栄養素には，n-3系多価不飽和脂肪酸，アルギニン，グルタミン，核酸，ビタミンA・C・E，亜鉛，タウリン，短鎖脂肪酸，成長ホルモン，IGF-1，オリゴ糖，食物繊維などがある。そのいくつかを強化して宿主の免疫力を増強する目的でつくられた栄養剤をimmuneenhancing enteral diet（IED），もしくはimmune-modulating enteral diet（IMD）と呼ぶ。欧米では1989年からインパクト®が市販されているが，わが国ではようやく2002年からIED，IMDが販売されるようになった。

IED

1 術前のimmunonutrition

癌手術時においても，一般の手術と同様に有効である。米国静脈経腸栄養学会（ASPEN）では消化器待機手術患者の周術期immunonutritionに関するコンセンサスを出している。それによると，アルブミンが3.5g/dL未満の中等度以上の栄養障害がある食道，胃，膵，胆道系の手術患者，およびアルブミンが2.8g/dL未満の高度栄養障害患者に有用である。可能ならば術前投与が有用である。

期待される効果は感染性合併症発生率，在院日数，抗菌薬使用量，人工呼吸管理期間，多臓器不全の減少とされている。投与期間は5～10日間で，ICU入室中や感染症発生の危険がなくなるまで使用するのが望ましい。本邦でも待機的外科手術の福島[20]の報告で，通常の栄養剤に比較して感染性合併症が50％減るとされている。現在のところ，本邦ではインパクト®（味の素），イムン®アルファ（テルモ），サンエット®-N3（三和化学研究所），アノム®（大塚製薬）などが入手可能である。いずれも食品扱いである。

2 術後の早期経腸栄養

術後の早期経腸栄養は，感染性合併症の発生頻度を減少させると考えられる。早期経腸栄養法とは手術や外傷などの侵襲後，早期から積極的に経腸栄養を施行することである。侵襲後24もしくは36時間以内に経腸栄養を開始することと定義されている場合が多い。侵襲後，4，5日以上経過してからでは効果が低いとされる。

早期経腸栄養

Marikら[21]は，36時間以内の早期経腸栄養はそれ以後に開始された晩期の経腸栄養と比較すると，肺炎，敗血症などの感染性合併症が約50％有意に減少し，在院日数が2.2日間，有意に短縮したと報告している。最近のGramlichやPeter[22]の早期経腸栄養と早期静脈栄養を比較したメタアナリシスの報告でも，感染性合併症は早期経腸栄養群で有意に少ないと結論されている。しかし，両報告とも，両群の死亡率に差はみられなかった。

7 放射線療法，化学療法，化学放射線療法，造血幹細胞移植時の経腸栄養

1 放射線療法，化学療法，化学放射線療法時

頭頸部癌や食道癌に対する放射線や化学放射線療法時に生じる重症の粘膜障害は，体重減少を引き起こす。これに対しONSや経管栄養は，多くの報告で栄養摂取量の増加，体重減少の抑制，QOLの維持，放射線治療の継続などに効果があるとされている[23]。また，強化栄養指導(intensive nutritional counseling：ダイエットカウンセリング)をONSに加えることで，体重減少，栄養状態の悪化，QOLを改善できると報告されている[24]。

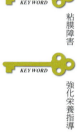

頭頸部癌や食道癌の放射線および化学放射線療法施行時の経管栄養に関して，PEGと経鼻栄養を比較したRCTはない。しかし，栄養状態に対する効果は変わらなくとも，患者にとってはPEGのほうが快適であると考えられている。本邦では，頭頸部癌や食道癌の化学放射線療法に際し，栄養管理として積極的にPEGを造設する施設もある。

化学療法時にルーチンに経腸栄養を行っても，化学療法の効果を増強したり，副作用発現を抑制したりはしないし，死亡率も改善しないという報告もある[23]。しかし，化学療法は食欲低下，食事量の低下を引き起こし，低栄養状態を誘発する。低栄養状態の患者では化学療法の副作用も容易に出現する。副作用により化学療法が中止されると，癌が悪化し，さらに栄養状態が悪化する「悪性サイクル」に陥る。外来患者では特に，化学療法時に食事摂取量を維持し，栄養状態を良好に保つことは，安全に治療を続行する上で非常に重要である。個々の症例の栄養形態を見きわめた経腸栄養による補助は，臨床的に有効と考えられる。

2 造血幹細胞移植時

造血幹細胞移植においても，ルーチンに経腸栄養を行っても治療効果，治療による副作用，グラフトの生着率，移植片対宿主病(GVHD)の発生頻度，死亡率に変化はないと報告されている[4]。経口グルタミンの有用性に関しては，現在まで有効であることを積極的に示すデータはない[25]。一方，EPAの内服は，幹細胞移植の副作用を軽減し，生存率も改善させたとの報告もある[26]。

しかし，骨髄幹細胞移植に対してのグルタミン，EPAの有用性はコンセンサスには至っておらず，現時点では推奨されていない。

8 終末期の経腸栄養

　癌終末期の患者における経腸栄養は，患者が経腸栄養による管理を望んでいる場合は適応と考える．しかし，既に瀕死の状態であれば，適応はない．死が近くなった場合，最低限の水分と食事の摂取を行うことが推奨されており，経腸栄養で管理されている患者でもその投与は最低限とする．死が間近になって，食事摂取が不可能な患者にとっては強化された栄養ケアは必要なく，多くの患者は空腹やのどの渇きを強く訴えることもない．

　癌の進展による死までの予後が2～3カ月以上の症例で，かつ食事摂取ができない状態の患者への経腸栄養は，その生存期間を改善すると考えられる[27]．

■文　献

1) Tisdale MJ：Mechanism of cancer cachexia．Physiol Rev 89(2)：381-410, 2009.
2) Andreyev HJN, et al：Why do patients with weight loss have a worse outcome when undergoing chemotherapy for gastrointestinal malignancies? Eur J Cancer 34(13)：503-509, 1998.
3) Aslani A, et al：The predictive value of body protein for chemotherapy-induced toxicity．Cancer 88(4)：796-803, 2000.
4) Arends J, et al：ESPEN Guidelines on enteral nutrition：non-surgical oncology．Clin Nutr 25(2)：245-259, 2006.
5) Dionigi P, et al：Pre-operative nutritional support and tumor cell kinetics in malnourished patients with gastric cancer．Clin Nutr 10(suppl)：77-84, 1991.
6) Westin T, et al：Tumor cytokinetic response to total parenteral nutrition in patients with head and neck cancers．Am J Clin Nutr 53(3)：764-768, 1991.
7) Moore FA, et al：Early enteral feeding, compared with parenteral, reduces postoperative septic complications．The results of a meta-analysis．Ann Surg 216(2)：172-183, 1992.
8) Peter JV, et al：A metaanalysis of treatment outcomes of early enteral versus early parenteral nutrition in hospitalized patients．Crit Care Med 33(1)：213-220, discussion 260-261, 2005.
9) Ovessen L, et al：Different quantities of two commercial liquid diets consumed by weight-loss cancer patients．J Parenter Enteral Nutr 16(3)：275-278, 1992.
10) 池田健一郎，他：胸部食道癌治療後の長期栄養管理における付加的経口栄養剤投与の効果．静脈経腸栄養 23(増)：164, 2008.
11) Bozzetti F：Effects of artificial nutrition on the nutritional status of cancer patients．J Parenter Enteral Nutr 13(4)：406-420, 1989.
12) Lindh A, et al：Enteral and parenteral nutrition in anorectic patients with advanced gastrointestinal cancer．J Surg Oncol 33(1)：61-65, 1986.
13) Tisdale MJ：Catabolic mediators of cancer cachexia．Curr Opin Support Palliat Care 2(4)：256-261, 2008.
14) 丸山道生：よくわかる経腸栄養 腸管アクセス（経鼻胃管，PEJ，PTEGなど）及び経腸栄養剤の汚染．臨床栄養 102(5)：529-536, 2003.

15) 丸山道生：よくわかる経腸栄養 腸管腸ろうからの経腸栄養 外科領域の経腸栄養と在宅経腸栄養法．臨床栄養 102(3)：273-280，2003．
16) Bozzetti F, et al：ESPEN Guidelines on parenteral nutrition：non-surgical oncology. Clin Nutr 28(4)：445-454, 2009.
17) Barrera R：Nutritional support in cancer patients. J Parenter Enteral Nutr 26(suppl. 5)：s63-s71, 2002.
18) Whitehouse AS, et al：Mechanism of attenuation of skeletal muscle protein catabolism in cancer cachexia by eicosapentaenoic acid. Cancer Res 61(9)：3604-3609, 2001.
19) Barber MD, et al：The effect of an oral nutritional supplement enriched with fish oil on weight-loss in patients with pancreatic cancer. Br J Cancer 81(1)：80-86, 1999.
20) 福島亮治：病態別経腸栄養剤(5)immunonutrition．経腸栄養バイブル(丸山道生，編)，日本医事新報社，2007, p57-61．
21) Marik PE, et al：Early enteral nutrition in critically ill patients：a systematic review. Crit Care Med 29(12)：2264-2270, 2001.
22) Peter JV, et al：A metaanalysis of treatment outcomes of early enteral versus early parenteral nutrition in hospitalized patients. Crit Care Med 33(1)：213-220, discussion 260-261, 2005.
23) Elia M, et al：Enteral(oral or tube administration) nutrition support and eicosapentaenoic acid in patients with cancer：a systematic review. Int J Oncol 28(1)：5-23, 2006.
24) Ravasco P, et al：Dietary counseling improves patient outcomes：a prospective, randomized, controlled trial in colorectal cancer patients undergoing radiotherapy. J Clin Oncol 23(7)：1431-1438, 2005.
25) Coghlin Dickson TM, et al：Effecte of oral glutamine supplementation during bone marrow transplantation. J Parenter Enteral Nutr 24(2)：61-66, 2000.
26) Takatsuka H, et al：Oral eicosapentaenoic acid for complications of bone marrow transplantation. Bone Marrow Transplant 28(8)：769-774, 2001.
27) Bozzetti F：Home total parenteral nutrition in incurable cancer patients：a therapy, a basic humane care or something in between? Clin Nutr 22(2)：109-111, 2003.

丸山道生

3. 癌患者の静脈栄養

【Point】

▶癌患者の静脈栄養は，体重減少や7～10日間の食事摂取の低下などがあり，経口栄養・経腸栄養が行えない場合に限り適応となる。

▶癌患者の静脈栄養は基本的には短期間の使用が推奨される。長期にわたり静脈栄養が必要な場合には，輸液組成として高脂肪・低グルコースが推奨される。

▶静脈栄養は癌悪液質患者の場合，限定的な栄養状態改善にしかつながらない。

▶周術期の静脈栄養は，患者が低栄養状態で経腸栄養が不可能な時に行う。

▶化学療法，放射線療法，化学放射線療法施行時に副作用で消化器症状がある場合は，短期間に限り静脈栄養が推奨される。

▶造血幹細胞移植時には静脈栄養は有効である。

▶経口摂取が不能な末期患者に対して，癌自体の影響ではなく飢餓や低栄養で死に至ると予想される場合に長期間の静脈栄養や在宅静脈栄養が推奨される。

1 癌患者の代謝異常と栄養管理

癌患者の低栄養状態は，QOLの低下，活動性の低下，癌治療に対する副作用の出現，治療に対する反応性の低下，生存率の低下などをまねく。栄養状態の維持・改善は，予後をはじめとした様々なアウトカムを改善するために重要である。

癌が担癌生体の代謝に及ぼす影響として，インスリン抵抗性による耐糖能異常，脂肪融解の亢進，体脂肪の酸化代謝の亢進などが挙げられる[1]。また，筋肉量は減少し，体蛋白の代謝回転は亢進し，急性期蛋白が産生される。

癌により全身の炎症反応が亢進し食欲不振や体重減少を引き起こす病態を，癌悪液質症候群という。炎症性サイトカインなどが筋肉組織の蛋白融解を引き起こし，急性期蛋白の合成を惹起する[2]。癌患者では，比較的早い段階からユビキチン—プロテアソーム系が活性化し，筋蛋白を分解する。このサイトカインによる代謝の亢進が病態の本質であるため，栄養サポートを行ってもなかなか体重の増加がみられない[3]。

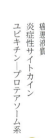

癌悪液質
炎症性サイトカイン
ユビキチン—プロテアソーム系

癌患者の安静時エネルギー消費量(resting energy expenditure：REE)は増加すると考えられているが，必ずしも一定ではない[4]。間接熱量測定によるREEは，Harris-Benedictの式から算出される基礎エネルギー消費量(basal

REEの亢進

energy expenditure：BEE）と比較して，25〜50％の患者で上昇していたと報告がみられる。またREEの亢進の程度は癌腫により異なり，胃癌，大腸癌では，ほぼBEEに近く，膵癌，肺癌などで亢進すると報告されている[5]。さらに死が近づいた終末期ではエネルギー消費量は低下し，栄養療法の「ギアチェンジ」の時期に当たるとされる[6]。間接熱量計などで実際の消費量を測定し，栄養サポートを行うのが理想的であるが，一般に癌患者のエネルギー消費量は健常人と変わらないと考えてよい[1]。

患者の活動がベッド上の場合は20〜25kcal/kg/日，通常の歩行をする生活では25〜30kcal/kg/日，活動性の高い癌患者は30〜35kcal/kg/日をエネルギー消費量とする。

癌患者に投与する栄養組成を考える場合，担癌生体の代謝の変化に対応すべきである。癌患者の脂肪酸化は，亢進しているか，正常範囲でも高い状態である。一方，グルコースの酸化は障害されている[7]。そのため理論的には，脂肪を増やし，炭水化物やグルコースなどの糖質を減らした栄養組成が推奨される。適切な蛋白質投与量の現時点でのコンセンサスはないが，推奨投与量は最低1g/kg/日，目標投与量は1.2〜2.0g/kg/日程度と考えられている[8]。

担癌生体の代謝の変化

2 癌患者の静脈栄養療法（表1）とその有用性

一般に，低栄養状態を認めるか，7日以上の絶食が予想される場合に，栄養サポートが開始される。また，摂取エネルギーが不十分（総エネルギー消費量の60％以下）な状態が10日以上続くと予想される時も栄養療法が必要とされる[1]。いずれの場合も，経腸的に栄養補給が行えない時に静脈栄養が選択されるのが原則となる。

経口もしくは経腸栄養により十分量のカロリーが摂取できない場合は付加的な静脈栄養を行い，経口・経腸栄養で足りないエネルギー量を補う。

癌患者における静脈栄養の目的は，①低栄養・悪液質の予防・治療，②抗癌治療に対するコンプライアンスの維持・改善，③抗癌治療の副作用抑制，④QOLの改善，の4項目とされている[1]。

悪液質に至らない，軽度〜中等度の低栄養状態の癌患者では，静脈栄養による栄養状態の改善が可能である。特に，経口摂取ができず，十分なエネルギーを口から摂れない場合に有効である。高度な栄養障害を示す悪液質症候群の癌患者は，全身的な炎症反応を呈し，生体の代謝が亢進しているため，栄養補給だけで栄養状態を改善することは困難である。このような場合は，栄養管理に加えて，薬物による生体内代謝のコントロールが効果を上げる。

表1 non-surgical oncologyの静脈栄養（ESPENのガイドライン要約）

項　目	推奨内容	グレード
栄養状態	・癌の診断がなされた患者は栄養アセスメントを定期的に行い，早期の栄養介入を行う．状態が悪化してからの介入では正常までに回復することは難しい	C
	・癌患者のエネルギー消費量は健康な通常の場合と変わらない．ベッド上の場合は20～25kcal/kg/日，通常の歩行をする生活では25～30kcal/kg/日である	C
	・長期の静脈栄養が必要とされる明らかな悪液質患者には，脂肪の比率を高めた栄養療法が効果がある（たとえば，non-proteinカロリーの50％程度）	C
適　応	・癌患者における静脈栄養のゴールは以下の4項目によって機能とアウトカムを改善することにある 　①低栄養・悪液質を予防，治療する，②抗癌治療に対するコンプライアンスを維持，改善する，③抗癌治療の副作用を抑制する，④QOLを改善する	C
	・静脈栄養は，消化管機能に問題なく経口摂取が可能な患者には効果は期待できず，むしろ害となる	A
	・激しい口腔内粘膜障害や重症の放射線性腸炎は静脈栄養の適応である	C
栄養補給	・食事や経腸摂取が不十分（総エネルギー消費量の60％以下）な状態が10日以上続くと予想される時は付加的な静脈栄養が推奨される	C
	・経口もしくは経腸栄養が十分である場合には，静脈栄養の適応はない	A
	・全身の炎症反応が存在する時は癌患者を蛋白質の同化状態に導くことは困難である．栄養管理に加えて，炎症反応をコントロールする薬物療法が効果的である	C
	・インスリン療法は効果的であるが，n-3系多価不飽和脂肪酸に関しては結論が出ていない	C
周術期	・周術期の静脈栄養は，経腸栄養が困難な場合，低栄養患者には有用である	A
	・周術期の静脈栄養は，栄養状態の良い患者には使用しない	A
非手術治療時	・化学療法，放射線療法もしくはその両者を用いる時，ルーチンに静脈栄養は使用すべきでない	A
	・患者が低栄養状態であるか，経腸栄養サポートが困難で1週間以上の経口摂取ができない時には，静脈栄養が推奨される	C
終末期	・消化管が機能していない時に，長期の静脈栄養が推奨されるのは以下の場合である．①経腸栄養が不十分な時，②癌の進展による生存期間が2～3カ月以上の時，③静脈栄養がPSやQOLの改善，効果が期待される時，④患者が静脈栄養を望む時	C
	・付加的な静脈栄養は，体重減少を示し栄養摂取が減少している終末期患者のサポートに有益である	B
造血幹細胞移植	・造血幹細胞移植時には，重症の口腔粘膜炎，イレウス，激しい嘔吐の場合に静脈栄養を用いる	B
	・造血幹細胞移植患者の静脈栄養導入時期の明確な規定はない．経腸的に50％以上の必要エネルギー量を摂取できるようになったら静脈栄養の中止を考慮に入れる	C
	・造血幹細胞移植患者にグルタミン強化輸液は効果がある	B
腫瘍増殖	・静脈栄養で腫瘍に栄養素が供給されたとしても，臨床上は非常に悪化するというエビデンスはない．静脈栄養が臨床的に適応とされる時，栄養投与が癌を悪化させるという懸念を考慮する必要はない	C

推奨グレード **A**：RCTが行われている．最も推奨度が高い．　**B**：ランダム化試験は行われていないが，比較試験などが行われている．中等度の推奨．　**C**：専門家の意見，専門家の臨床経験など．推奨度は低い．

（文献1を元に作成）

静脈栄養が腫瘍増殖を促進する可能性は，古くから懸念されている問題点である．ヒトでの様々な方法による腫瘍細胞増殖の検討では，12件中7件の研究報告で静脈栄養時に腫瘍細胞の細胞回転が促進しているとされている[1)9)～11)]．

しかし，体細胞に比較して特に腫瘍細胞の代謝・細胞回転が促進され，臨床上，静脈栄養が悪影響を及ぼしたとするエビデンスはないため，静脈栄養による腫瘍細胞の増殖を懸念して栄養サポートを躊躇する必要はないとされている．

静脈栄養による腫瘍細胞増殖の懸念

3 栄養輸液処方

多くの癌患者では，比較的短い期間の静脈栄養が行われる．短期間の場合には特別な組成の中心静脈栄養（total parenteral nutrition：TPN）製剤は必要ではない．しかし，数週間にわたり静脈栄養を必要とする低栄養癌患者には特別な配慮も必要である．前述の通り，癌患者の脂肪酸化は亢進もしくは正常範囲でも高い状態にあり，脂肪が生体内で効率よく利用される[6)]．一方，グルコースの酸化は障害されているため，静脈栄養が比較的長期にわたる時は，脂肪を強化したTPN製剤が望ましいと考えられる[1)]．

健常人，体重変化のない癌患者，体重の減少した癌患者を対象に，LCT脂肪乳剤，LCT/MCT脂肪乳剤の血中脂肪クリアランス（g/kg/日）を測定した臨床研究では，LCT脂肪乳剤で1.4 vs 2.3 vs 3.5，LCT/MCT脂肪乳剤で1.2 vs 1.6 vs 2.1となっており，体重の減少した癌患者が最も脂肪代謝が亢進している[1)12)]．

脂肪乳剤

グルコースを大量に投与する静脈栄養処方の場合は，インスリンや抗利尿ホルモンなどのホルモンバランスにより，水とナトリウムが貯留する方向に働く[13)]．癌患者では血清蛋白質も低く，間質の水分が上昇し浮腫を呈したり，腹膜・胸膜転移などによって胸水・腹水が観察されることも多い．そのためグルコースを大量に投与する輸液処方は，生体の水分量を増やし，癌患者にとって不利益となることが考えられる．

欧州臨床栄養代謝学会（ESPEN）の癌患者の静脈栄養に関するガイドラインでは，脂肪を強化した処方が推奨され，脂肪とグルコースのエネルギー割合は1：1程度の組成がふさわしいと述べられている[1)]．しかし，臨床的に有意を示す結果は得られていない．それゆえ，日本静脈経腸栄養学会（JSPEN）のガイドラインでは癌患者の三大栄養素や微量元素の投与量は健常人と同様に決定するとされている[5)]．

脂肪とグルコースのエネルギー割合 n-3/n-6系多価不飽和脂肪酸

n-3系多価不飽和脂肪酸はn-6系多価不飽和脂肪酸の代謝と競合的に働くため，侵襲時にn-6系多価不飽和脂肪酸の投与を制限し，n-3系多価不飽和脂肪酸を投与することで，免疫力を維持し，過剰な炎症を抑制できると考えられる．

また，魚油を含んだ脂肪乳剤は，従来の大豆油LCT脂肪乳剤に比較して，入院日数の短縮などにおいて有効性が認められている[14]。

　特に，EPAの静脈投与に関しては，周術期の短期間の使用経験のみであるが，出血傾向などは認められず，安全に使用可能であると報告されている[15]。代謝産物のエイコサノイドの変化や，肝機能，膵機能の改善[16)17)]，術後化学療法による免疫抑制状態の改善も認められている。

　n-3系多価不飽和脂肪酸，特にEPAは癌悪液質における蛋白崩壊のカスケードをブロックするため，癌悪液質の改善に役立つと理論上は考えられる[18]。

4 周術期の静脈栄養

　周術期の静脈栄養も，経腸栄養が困難な場合に行うことを原則とする。体重減少を示す癌患者の周術期経腸栄養は，静脈栄養に勝っているという結果を示す数件のRCTもあり，できれば経腸栄養を使用することを原則としたい[19]。

　低栄養患者を対象とした術前TPNの報告では，術後合併症発生率が低下するとされ，特にその有用性は高度の低栄養患者において著明である。術後の経腸栄養管理の場合，少量から開始され，術後すぐに必要十分量の経腸栄養は投与できない。経腸栄養で十分な栄養補給ができない時は，静脈栄養で足りない部分を補うという柔軟な栄養管理が求められる。補完的に静脈栄養を行う場合，術後の開始時期については術後2，3日から始める早期投与開始と術後7日あたりから始める晩期投与と，どちらが臨床的な成績が良いかについては結論が出ていない。経腸栄養が不可能な状況においては，術前7～10日間から術後にわたる静脈栄養が合併症を減少させ，死亡率も下げる[20]。

5 化学療法，放射線療法，化学放射線療法時の静脈栄養

　低栄養状態の癌患者では化学療法の奏効率が低下し，奏効期間も短い[21]。化学療法，放射線療法もしくはその両者を用いる場合，ルーチンに静脈栄養は使用すべきでない[22]。しかし，患者が低栄養状態であるか，経腸栄養サポートが困難で1週間以上の経口摂取ができない時には，静脈栄養が推奨される。また，化学療法や放射線療法の副作用で消化器症状が発生した場合に，消化管機能を改善し栄養状態の低下を予防するためには，経腸栄養よりむしろ短期の静脈栄養のほうが効果的である[1]。

短期の静脈栄養

　食事摂取ができて，低栄養でない癌患者においては静脈栄養の有用性はなく，むしろ害になるとされる。化学療法や放射線療法時に静脈栄養を併用しても，一

般的には副作用の発現頻度を抑制することもない。しかし，激しい口腔内粘膜障害や重症の放射線性腸炎には効果的である。なお，長期にわたる在宅静脈栄養（HPN）などの静脈栄養は，急性・慢性の消化管放射線障害患者の重要な治療法である[1]。

6 在宅静脈栄養（HPN）

末期癌患者に長期の静脈栄養が適応となるのは，腫瘍の進展よりも低栄養が原因で死に至る場合である。消化管が安全に使用できない患者で，長期の静脈栄養が推奨されるのは，①経腸栄養が不十分な時，②癌の進展による生存期間が2〜3カ月以上の時，③静脈栄養がperformance status（PS）やQOLの維持・改善に効果が期待される時，④患者が静脈栄養を望む時，などである[1]。

QOLの改善

現在，癌患者のHPNの平均継続期間は2〜4カ月程度と報告されている[23]。進行癌患者に対するHPNでは，QOLの実質的な改善効果はあまりない。そのため，QOLの改善を積極的に求めるより，緩和医療として社会的・心理的側面からHPNが選択されることが多いと言える。

Kingら[24]は癌のHPN患者に関して，HPN導入前に比較して導入後のほうが，QOLは改善されたと報告している。元気さ，社会活動，また消化器の不快な症状や嘔気，嘔吐，倦怠感などにおいて改善を示し，16％の患者が外で働くことができ，6.6％が小旅行をすることができたという。しかし，この論文のQOL判定方法には臨床家の印象による判定が加味されているため，問題があるとの批判もある。

それに反して，Bozzettiら[25]は，「癌のHPN患者では約半数が将来に対して不安感，緊張感，焦燥感を持っており，食欲不振，疲労感，脱力感，性欲の減退を示した。多くの患者は，家事や階段昇降が不能で，外に働きにいけず，手助けが必要である。それにもかかわらず，58％の患者は，いかがですかとの問いに元気ですと答える」と報告している。

このように，癌患者に対するHPNは，それを行えば必ずQOLが向上するわけではないことを理解すべきであろう。3カ月以上の生命予後がある症例では，HPNによってQOLの改善もしくは安定化がみられる傾向があるが，最後の2カ月間は患者の状態は急速に悪化する。HPNがQOLの改善に有効に作用するには，余命が少なくとも3カ月以上あることが必要である[25]。

7 造血幹細胞移植時の静脈栄養

　造血幹細胞移植時の静脈栄養は有効である。化学療法や放射線による消化管毒性によって，口腔粘膜炎，悪心，嘔吐，下痢などの消化管障害が生じる。消化管障害が重症でない時は経腸栄養による栄養管理が可能であるが，口腔内粘膜障害が重症になると，経鼻栄養チューブには耐えられなくなり，静脈栄養のほうが合理的である。ただし，いつ静脈栄養を開始するかについてはっきりとした基準はない[1]。グラフト移植当日からルーチンに開始する施設もあれば，食事摂取が低下した時から開始する施設もある。

消化管障害

　グルタミンを加えた静脈栄養は，強力な化学療法や放射線療法による消化管粘膜障害を防止する。同時に抗癌剤，放射線療法による肝障害の予防，窒素バランスの改善，免疫機能の維持，感染リスクの軽減，入院日数の短縮などの効果が欧米の報告で示されている[26]。現在のところ，グルタミン投与量は0.6g/kg/日が適切であろうと考えられている[1]。憂慮すべきは，欧米や本邦以外のアジアの国々ではグルタミンの静注薬が重症患者に常識的に使用されているにもかかわらず，本邦では市販に至っておらず，使用できない状況が続いていることである。

グルタミン

■文献

1) Bozzetti F, et al：ESPEN Guideline on Parenteral Nutrition：non-surgical oncology. Clin Nutr 28（4）：445-454, 2009.
2) Tisdale MJ：Mechanism of Cancer cachexia. Physiol Rev 89（2）：381-410, 2009.
3) Tisdale MJ：Catabolic mediators of cancer cachexia. Curr Opin Support palliat Care 2（4）：256-261, 2008.
4) Boseaus I, et al：Dietary intake and resting energy expenditure in relation to weight loss in unselected cancer patients. Int J Cancer 93（3）：380-383, 2001.
5) 日本静脈経腸栄養学会，編：がん治療施行時．静脈経腸栄養ガイドライン第3版，照林社，2013, p333-343.
6) 東口髙志，他：末期癌の臨床経過．消化器外科 28（13）：1863-1869, 2005.
7) Hansell DT, et al：The oxidation of body fuel stores in cancer patients. Ann Surg 204（6）：648-642, 1986.
8) Barrera R：Nutritional support in cancer patients. J Parenter Enteral Nutr 26（suppl. 5）：s63-s71, 2002.
9) Dionigi P, et al：Pre-operative nutritional support and tumor cell kinetics in malnourished patients with gastric cancer. Clin Nutr 19（suppl）：77-84, 1991.
10) Westin T, et al：Tumor cytokinetic response to total parenteral nutrition in patients with head and neck cancers. Am J Clin Nutr 53（5）：764-768, 1991.
11) Pacelli F, et al：Parenteral nutrition does not stimulate tumor proliferation in malnourished gastric cancer patients. J Parenter Enteral Nutr 31（6）：451-455, 2007.
12) Lindmark L, et al：Thermic effect and substrate oxidation in response to intravenous nutrition in cancer patients who lose weight. Ann Surg 204（6）：628-636, 1986.

13) Bozzetti F, et al : Comparison of glucose vs fat solutions in cancer patients : A controlled crossover study. Clin Nutr 9 (6) : 325-330, 1990.
14) Wichmann MW, et al : Evaluation of clinical safety and beneficial effects of a fish oil containing lipid emulsion (Lipoplus, MLF541) : data from a prospective, randomized, multicenter trial. Crit Care Med 35 (3) : 700-706, 2007.
15) Heller AR, et al : Impact of n-3 fatty acid supplemented parenteral nutrition on hematostasis patterns after major abdominal surgery. Br J Nutr 87 (suppl.1) : 95-101, 2002.
16) Senkal M, Geier B, Hannemann M, et al : Supplementation of omega-3 fatty acid in parenteral nutrition beneficially alters phospholipid fatty acid pattern. J Parenter Enteral Nutr 31 (1) : 12-17, 2007.
17) Heller AR, et al : Omega-3 fatty acid improve liver and pancreas function in postoperative cancer patients. Br J Cancer 111 (4) : 611-616, 2004.
18) Whitehouse AS, et al : Mechanism of attenuation of skeletal muscle protein catabolism in cancer cachexia by eicosapentaenoic acid. Cancer Res 61 (9) : 3604-3609, 2001.
19) Braga M, et al : Nutritional approach in malnourished surgical patients : a prospective randomized study. Arch Surg 137 (2) : 174-180, 2002.
20) Bozzetti F, et al : Perioperative total parenteral nutrition in malnourished, gastrointestinal cancer patients : a randomized, clinical trial. J Parenter Enteral Nutr 24 (1) : 7-14, 2000.
21) van Eys J : Effect of nutritional status on response to therapy. Cancer Res 42 (suppl.2) : 747s-753s, 1982.
22) Koretz RI, et al : AGA technical review on parenteral nutrition. Gastroenterology 121 (4) : 970-1001, 2001.
23) Cozzaglio L, et al : Outcome of cancer patients receiving home parenteral nutrition. J Parenter Enteral Nutr 21 (6) : 339-342, 1997.
24) King LA, et al : Outcome assessment of home parenteral nutrition in patients with gynecologic malignancies : what have we learn in a decade of experience ? Gynecol Oncol 51 (3) : 377-382, 1993.
25) Bozzetti F : Home parenteral nutrition in cancer patinets. Home parenteral nutrition (Bozzetti F, et al, eds.), CAB International, 2015, p118-137.
26) Ziegler TR : Glutamine supplementation in cancer patients receiving bone marrow transplantation and high dose chemotherapy. J Nutr 131 (suppl. 9) : 2578S-2584S, 2001.

丸山道生

4. 化学療法と栄養管理

Point

▶栄養不良は化学療法の効果や副作用の発現と深く関わっている。
▶特に筋肉量が化学療法の副作用発生と密接に関連することが指摘されている。
▶化学療法時のルーチンの栄養管理は推奨されていないが，患者の状態に合わせた栄養管理が必要である。
▶グルタミンやn-3系不飽和脂肪酸など特別な栄養素の効果が一部で期待されている。

1 化学療法患者の栄養リスク

一般に，化学療法の対象となるような多くの進行・再発癌患者では，何らかの栄養不良を伴うことが多い。特に消化器癌ではその頻度が高いことが知られており，たとえば，胃癌や膵臓癌では80％以上の患者に体重減少があることが報告されている[1]。 消化器癌

また，治療のために行われる手術が栄養状態に大きな影響を及ぼすことは周知の通りであり，胃癌，膵臓癌，食道癌では特にその影響が大きい。一方，化学療法が引き起こす消化器症状や食欲低下などをはじめとする様々な副作用も，栄養障害の原因となる。

2 化学療法と患者の栄養状態との関連

癌患者の栄養状態がperformance status（PS）や生活の質（QOL），生存率とも深く関連していることは古くからよく認識されている。化学療法施行患者においても，栄養状態と予後が密接に関連していることが従来，報告されている。Dewysらは，様々な悪性腫瘍において，化学療法施行前に体重減少がある症例は，ないものに比べて生存期間が有意に短いことを明らかにしている[1]。最近の報告でも，進行胃癌患者でEuropean Nutritional Risk Screening（NRS）2002の点数が，独立した予後因子であるとされる[2]。 栄養状態と予後 European Nutritional Risk Screening (NRS) 2002

一方，栄養状態が悪いと化学療法施行に伴う副作用が発症しやすいこともわかっている。たとえば胃癌術後に体重減少が15％以上ある患者では，テガフール・ギメラシル・オテラシル（ティーエスワン®）による術後補助化学療法施行時の重

篤な副作用の発生頻度が高く，しばしば化学療法継続が困難となる[3]。ステージⅡ～Ⅲの胃癌では，術後1年間TS-1を服用することで生存率が約10％改善するが[4]，そのためには十分量の抗癌剤が投与されることが必要であり，抗癌剤の中断は予後を悪化させる要因になりうる。したがって，術後体重減少をいかに防止するかは重要な課題と言える。

術後体重減少の防止

また，栄養状態の中でも，特に筋肉量の減少が化学療法の副作用発生と密接に関連しているとされる。癌患者の中には，体重が多くても筋肉量が減少している，いわゆるsarcopenic obesityの患者も少なくないので，化学療法の副作用を考える際に注意が必要である[5]。

3 化学療法施行例の栄養療法の適応

栄養療法が化学療法の効果や副作用を改善するかどうかに関するエビデンスは，確固たるものがあるわけではない。米国静脈経腸栄養学会(ASPEN)や欧州臨床栄養代謝学会(ESPEN)の栄養ガイドラインでも，化学療法施行時におけるルーチンの栄養管理は推奨されていない。メタアナリシスでは，静脈栄養(parenteral nutrition：PN)のルーチンの使用は，かえって感染を増やすとの結果が出ているが[6]，化学療法によって経口摂取が著明に障害されている場合や栄養障害が著しい場合にPNが有効なことは，臨床上よく経験されることである。

静脈栄養(PN)

ESPENガイドラインにも以下のような記載があり，Grade CでPNが推奨されている[7]。"If patients develop gastrointestinal toxicity from chemotherapy or radiation therapy, short-term PN is usually better tolerated (and more efficient) than EN to restore the intestinal function and prevent nutritional deterioration." しかし，このような事実をランダム化比較試験(randomized controlled trial：RCT)で証明するのは倫理的に難しい。

4 化学療法時の栄養管理の実際

通常の栄養管理と大きく変わるところはなく，①経口(食事)→②経口補助栄養食品(oral nutritional supplements：ONS)の付加→③経管栄養→④中心静脈栄養(total parenteral nutrition：TPN)の順に選択し，適宜，末梢静脈栄養(peripheral parenteral nutrition：PPN)による補助も考えるのが一般的と考えられる。食物の通過障害がある頭頸部癌や食道癌では，経管栄養の有用性が高い。栄養管理が長期となることが予測される場合は胃瘻を造設すると，QOL

経管栄養の有用性

表1 化学療法における主な有害事象とその対策

有害事象	主な対策
食欲不振	・精神的な要因も大きい。チーム医療による精神的なケアが重要である ・"もっと沢山食べなくては"という家族の心配が患者の負担となり、悪循環を招くこともある
悪心，嘔吐	・食品の匂いで誘発されることが多い。匂いの出ない食材の選択や，冷却して提供するなど工夫をする ・高度な場合は経口摂取を控え，まずは補助的な末梢静脈栄養の施行を考慮する ・嘔吐が続く場合は水分電解質の補正に注意が必要である
下痢	・補助的な末梢静脈栄養の施行を考慮するが，重症例は中心静脈栄養が必要となる ・水分電解質の補正に注意が必要である
口内炎	・物理的，化学的刺激を避ける ・柔らかな形状とし，塩，酸などを控えた食事とする ・高度な場合は静脈栄養に頼らざるをえない

や利便性が高まる。

　一方，化学療法時の有害事象が栄養摂取の障害となる。有害事象はある意味，化学療法の宿命であるものの，できる限りその対策を講ずることが重要である。詳細は他項を参照されたい。ここでは主な有害事象とその対策を**表1**に示した。

有害事象とその対策

5 特別な栄養素と化学療法

1 癌の化学療法や放射線療法に対するグルタミン投与の臨床効果

　消化管や頭頸部癌などに対する化学療法and/or放射線療法施行患者にグルタミンを投与して，口内炎（stomatitis）や下痢，感染症などの改善が得られるかを検討した小規模なRCTは比較的多く行われている。これらの結果は，グルタミンの経口投与で口内炎の改善が得られたとする報告が多いものの，変化がなかったとするものもあり，有望であるが，今ひとつ一定した見解が得られていないのも事実である。投与量は1日20〜30g程度が推奨されている[8]。

口内炎

2 グルタミン投与と下痢

　化学療法は，一般に増殖が旺盛（分裂が早い）な細胞をターゲットとしている。したがって，新陳代謝が旺盛な消化管粘膜障害を起こすことが多く，下痢は化学療法の副作用として頻度が高い。一方，グルタミンは小腸粘膜や免疫細胞の主要なエネルギー基質であり，腸管の構造や機能維持に重要な働きを担っている。したがって，化学療法に関連する下痢に有効に働くことが期待されている。
　Sunらは，グルタミン投与とプラセボを比較した8つのRCT，298症例でメ

下痢

タアナリシスを行い，グルタミンの投与で下痢の重症度は改善しないものの，下痢の期間を有意に短縮（約1日）すると報告している。サブグループ解析では経口投与で有効性が示されたが，静脈投与では認められなかった[9]。しかし，これらのRCTはいずれも1群35例以下の小規模なものであった。

経口投与

3 骨髄移植患者に対するグルタミン投与の臨床効果

骨髄移植（haematopoietic stem cell transplantation：HSCT）患者に対するグルタミン投与に関しては特に多くの研究が行われてきた。HSCT患者は高用量の化学療法薬が使用されるため，感染性合併症や粘膜障害が多く，長期の入院を必要とすることが多い。

1992年，Zieglerらは，allogeneic HSCT患者に対してグルタミンの経静脈投与（0.57g/kg/day）を行うと，窒素バランス，感染性合併症発生率がグルタミン群で有意に良好であったと報告した[10]。しかしその後の追試では，在院日数のみ有効性が確認されるにとどまった[11]。また0.57g/kg/dayのグルタミンの経静脈投与では利点を見出すことができないとの報告も認められた[12]。2009年のメタアナリシスでは17のRCT（うち7つがグルタミンの経口投与，10が経静脈投与）に対する集積・解析の結果，経口グルタミンは口内炎を中心とする粘膜炎（mucositis）を抑制し，麻薬性鎮痛薬の使用量を減少させ，移植片対宿主病（graft versus host disease：GVHD）を抑制するとした。一方，経静脈投与では感染性合併症の減少が認められているが，小規模な2つの研究で再発率が高いという結果も得られている[13]。

粘膜障害

4 n-3系不飽和脂肪酸

癌患者が栄養不良に陥る原因の1つに，持続する炎症が挙げられる。これには腫瘍壊死因子（tumor necrosis factor：TNF）をはじめとする様々な炎症性サイトカインが重要な役割を果たしている。n-3系不飽和脂肪酸は抗炎症作用があることから，これら癌患者の栄養不良に対する効果が期待され，様々な研究が進められてきた。これまでの研究では，n-3系不飽和脂肪酸投与が癌悪液質を改善するという確固たるエビデンスは得られていないものの，化学療法の効果を増強するという in vitro の実験結果や[14)15)]，副作用を軽減するとの臨床報告も認められている。

Murphyらは，first-lineの化学療法を施行する非小細胞肺癌患者40例を対象として，魚油（2.2g EPAを含有）投与群（$n=24$）と非投与群（$n=16$）で比較した結果，投与群で体重減少がなく，筋肉量の維持が有意に良好であったと報告している。また，血清EPA濃度の変化率と筋肉量の変化率は有意に相関してい

EPA投与

た[16]。さらに，2.5gのEPA＋DHA投与群において，非投与群に比べて化学療法の有効性が2倍良好であり，生存率がよい傾向にあったとの報告がある。しかし，これらの研究では副作用の発生に差はみられていない[14)17)]。これらはいずれもRCTではないが，n-3系不飽和脂肪酸投与の可能性を示唆するものと考えられる。

　ほかにも，主に消化器癌の術後にフルオロウラシル（5-FU）＋ホリナート（ロイコボリン®）が投与された患者（$n=38$）において，0.3g EPA＋0.4g DHA/dayを8週間にわたり投与する群とコントロール群で比較すると，前者で体重減少が抑制され，好中球の数や機能が良好に保たれたとする報告がある[18]。

■文　献

1) Dewys WD, et al：Prognostic effect of weight loss prior to chemotherapy in cancer patients. Eastern Cooperative Oncology Group. Am J Med 69(4)：491-497, 1980.
2) Qiu M, et al：Nutrition support can bring survival benefit to high nutrition risk gastric cancer patients who received chemotherapy. Support Care Cancer：Dec 11, 2014 (Epub ahead of print).
3) Aoyama T, et al：Body weight loss after surgery is an independent risk factor for continuation of S-1 adjuvant chemotherapy for gastric cancer. Ann Surg Oncol 20(6)：2000-2006, 2013.
4) Sakuramoto S, et al：Adjuvant chemotherapy for gastric cancer with S-1, an oral fluoropyrimidine. N Engl J Med 357(18)：1810-1820, 2007.
5) Prado CM, et al：Prevalence and clinical implications of sarcopenic obesity in patients with solid tumours of the respiratory and gastrointestinal tracts：a population-based study. Lancet Oncol 9(7)：629-635, 2008.
6) Koretz RL, et al：AGA technical review on parenteral nutrition. Gastroenterology 121(4)：970-1001, 2001.
7) Bozzetti F, et al：ESPEN Guidelines on Parenteral Nutrition：non-surgical oncology. Clin Nutr 28(4)：445-454, 2009.
8) Kuhn KS, et al：Glutamine as indispensable nutrient in oncology：experimental and clinical evidence. Eur J Nutr 49(4)：197-210, 2010.
9) Sun J, et al：Glutamine for chemotherapy induced diarrhea：a meta-analysis. Asia Pac J Clin Nutr 21(3)：380-385, 2012.
10) Ziegler TR, et al：Clinical and metabolic efficacy of glutamine-supplemented parenteral nutrition after bone marrow transplantation. A randomized, double-blind, controlled study. Ann Intern Med 116：821-828, 1992.
11) Schloerb PR, et al：Total parenteral nutrition with glutamine in bone marrow transplantation and other clinical applications (a randomized, double-blind study). JPEN J Parenter Enteral Nutr 17(5)：407-413, 1993.
12) Schloerb PR, et al：Oral and parenteral glutamine in bone marrow transplantation：a randomized, double-blind study. JPEN J Parenter Enteral Nutr 23(3)：117-122, 1999.
13) Crowther M, et al：Systematic review and meta-analyses of studies of glutamine supplementation in haematopoietic stem cell transplantation. Bone Marrow Transplant 44(7)：413-425, 2009.

14) De Carlo F, et al：Omega-3 eicosapentaenoic acid decreases CD133 colon cancer stem-like cell marker expression while increasing sensitivity to chemotherapy. PloS One 8(7)：e69760, 2013.
15) Fahrmann JF, et al：Omega 3 fatty acids increase the chemo-sensitivity of B-CLL-derived cell lines EHEB and MEC-2 and of B-PLL-derived cell line JVM-2 to anti-cancer drugs doxorubicin, vincristine and fludarabine. Lipids Health Dis 12：36, 2013.
16) Murphy RA, et al：Nutritional intervention with fish oil provides a benefit over standard of care for weight and skeletal muscle mass in patients with nonsmall cell lung cancer receiving chemotherapy. Cancer 117(8)：1775-1782, 2011.
17) Murphy RA, et al：Supplementation with fish oil increases first-line chemotherapy efficacy in patients with advanced nonsmall cell lung cancer. Cancer 117(16)：3774-3780, 2011.
18) Bonatto SJ, et al：Fish oil supplementation improves neutrophil function during cancer chemotherapy. Lipids 47(4)：383-389, 2012.

福島亮治

5. 化学療法時の食事

【Point】

▶ 治療計画における化学療法の目的，出現する副作用，併用する治療における注意点などを十分把握した上で食事，栄養を検討する。

▶ 副作用に対し，予防的または早期の介入が重要であり，多職種チームによる多角的アプローチが有効である。

1 化学療法時の食事の意義と考え方

近年，治療効果の向上やQOL維持の目的で，集学的治療や多剤併用療法の適応ケースが増加している。そのため，食事においても，治療計画における化学療法の目的や出現する副作用，併用する治療の注意点などを十分把握し対応していく必要がある。また，食事は「体力維持，治療継続のための栄養補給」という一面と，「楽しみ」という一面があり，どちらに重きを置くかの選択が必要な場合もある。

癌治療中，約25％の人が「副作用や後遺症などの症状」に悩んでおり，主な癌における悩み上位10位のうち，約50％が悪心・嘔吐，下痢，便秘，食欲不振，体力低下など食事や栄養に関連した症状である[1]。また，特定の癌が対象ではあるが，QOLの決定因子として「体重減少」30％，「栄養摂取量」20％，「化学療法」10％という報告もある[2]。これらの報告からも，食事や栄養は治療継続やQOLの維持に大きな役割を担っていると言える。

図1に癌患者の栄養状態低下の要因を挙げた。これらをふまえ，患者ごとの治療計画，症状などに合った食事や栄養補給の方法を検討すべきであり，また他職種と連携し，経口摂取を維持するために効果的な支持療法を行うことが重要である。具体的には，①必要な栄養量の設定と最適な補給経路の検討，②経口摂取や栄養状態に影響する症状への対応策の検討，③個人の食に関する意向の反映，の3つを治療目的などに照らし合わせ，バランスを考えながら個々の食事を決定していく。

KEYWORD
栄養量の設定と最適な補給経路
副作用などの症状への対応策
食に関する意向

化学療法時においては上述の②が，経口摂取量維持の大きなポイントとなる。ESPENのガイドライン[3]では，「放射線化学療法において積極的な経口栄養補充や栄養指導は，経口摂取を増加させ，治療関連の体重減少を防止し，治療を継続

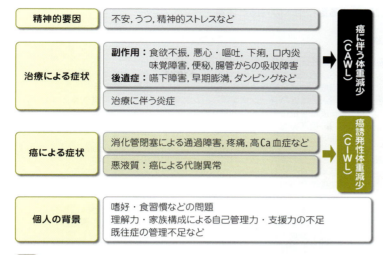

図1 癌患者の栄養状態低下の要因

させる」として積極的なアプローチを推奨している。

2 副作用とその対処法

化学療法時の副作用は，使用する薬剤により出現しやすい症状は異なるが，各症状の出現時期は特徴的とされている（**表1**）。対応の基本は，予防的対応と予測的な早期介入であり，治療は何コースか繰り返されるため前回の治療経過を参考にするのが一般的である。

本項では，化学療法を受ける患者の7〜8割に発症するとされる悪心・嘔吐についての対応を例に述べる。

> **KEY WORD**
> 各症状の出現時期，予防的対応，予測的な早期介入

1 予測性嘔吐

まず，予防的対応として，前回治療時の様子を参考に予測性嘔吐の誘発要因となるリスクを取り除く。

> **KEY WORD**
> 誘発要因の排除

1) 匂い（環境配慮）
- 前回，病室の匂いで悪心や嘔吐があれば，あらかじめ食事場所を病室以外に設定する。

2) 食　事
- 食事も匂いを配慮したものとしておく。
- 抗癌剤投与当日は，食事は消化のよいものを投与前に控えめに摂り，投与後もしばらく食事を控えてもらうため，提供する食事に配慮したり，患者に指導を行う。

表1 化学療法による食事に関連する副作用への対応と注意

投与日
- （予測性）悪心・嘔吐
- （急性）悪心・嘔吐
- 下痢

1週目
- （遅延性）悪心・嘔吐
- 食欲不振
- 便秘
- 下痢
- 味覚変化
- 倦怠感

2週目
- 口腔粘膜炎
- 口腔乾燥
- 食欲不振
- 下痢
- 味覚変化
- 胃不快感
- 骨髄抑制
  - ・貧血
  - ・白血球減少
  - ・血小板減少
- 倦怠感

症状	食事における対応のポイント
悪心・嘔吐 [薬剤] [環境配慮]	【予測性嘔吐】【急性嘔吐】【遅延性嘔吐】 ・前回治療時を参考に匂いなどの誘因をあらかじめ排除し環境に配慮する ・治療前は消化の良い軽食とし、直前・後は食事を控える ・個人の嘔吐パターンに留意し、比較的体調の良い時に食べるようにする ・一度に多量に摂らず、分食する ・胃の停滞時間の短い炭水化物を上手に摂り入れ脂肪の多い食品は控える ・嘔吐による体液と電解質の平衡異常や脱水に注意する
食欲不振 [環境配慮] [薬剤]	・食欲不振の要因を明らかにし、その原因への対策を行う ・基本は食べられる時に、食べられる物を少しずつでも食べる ・栄養のバランスや味付けなど気にせず、食べられることを優先する ・食べやすい蛋白質の豊富な食品を探す ・食べやすい食品は常備しておき、すぐに食べられるようにしておく ・食べられるかどうかは常に変化していることを調理者も承知しておく ・視覚や嗅覚で食べたくなるような工夫を心がける ・少量でも栄養価の高い食品を選ぶようにする ・レモン水や炭酸飲料などで口をすすぎ、口の中をすっきりさせる ・食事を負担に感じないよう、盛り付ける量や品数に注意する
便秘 [薬剤]	・水分を十分に摂取する ・一律的な高繊維食は逆効果のケースもあり注意が必要 ・シンバイオティクスの活用
下痢 [薬剤]	・刺激の少ない消化の良い食事を心がける ・冷たい食品、発酵しやすい食品、炭酸飲料、生ものなどは控える ・スポーツドリンクやみそ汁などで水分と電解質の補給を心がける
味覚変化 [口腔ケア]	・変化に応じて、食材や味付け、提供温度などを工夫する ・亜鉛不足に注意する。不足時には栄養補助食品などの活用も検討する ・経時とともに回復したり、体調で変化するので随時調整や変更を試みる ・味成分が味蕾に到達しやすいよう、あんかけなど食形態を工夫する ・食前にうがいをしたり、唾液の分泌を促す酸味の食品を取り入れてみる
嗅覚変化 [環境配慮]	・温かい料理、匂いの強い食品や料理は避ける ・器、食べる場所、食物以外の匂いなどにも配慮する ・好きな香りなどを利用する
倦怠感	・手で持って一口で食べられるなど、食べやすい形態を工夫する ・体調の良い時に少しずつでも食べられるように準備しておく
口腔粘膜炎 口腔乾燥 [口腔ケア] [薬剤]	・水分が多く、軟らかい口当たりの良い食事を心がける ・少量の油脂を加え食べやすくしてみる ・物理的刺激（硬い・ぱさつく・尖った形態・熱いなど）を避ける ・化学的刺激（辛い・酸っぱい・濃い味など）を避ける ・あんかけやソースに絡め、食べやすい形態にする ・痛みが強いときは、ゼリー状、ピューレ状、流動状にしてみる
胃不快感 [薬剤]	・消化の良い食品、調理法を心がける ・一度にたくさん食べず、分食して胃の負担を軽減する ・消化の良い蛋白源をこまめに食べる ・刺激の強い食品は控える
骨髄抑制	【白血球減少】 ・手洗い、うがい、歯磨きを習慣づける ・調理時の衛生管理に注意する ・治療の種類や白血球減少の程度により生水や生ものを控える場合があるため、担当医の指示に従う

※ 併用が経口摂取改善に効果的な、他領域からのアプローチ
- [薬剤] 薬剤による症状の予防や抑制
- [環境配慮] 環境（場所・雰囲気・匂いなど）への配慮による症状の予防や抑制
- [口腔ケア] 口腔内のケアによる症状の予防や抑制

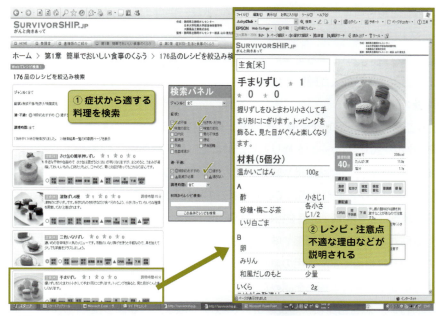

図2 症状別レシピのホームページ

(文献5より引用)

2 急性・遅延性嘔吐

次に，急性嘔吐・遅延性嘔吐の発症時期をモニタリングに基づき把握し，予防的に対応する。

- 急性の嘔吐は制吐薬を上手に活用し，コントロールする。
- 数日後の遅延性嘔吐は消化管への刺激が原因のため，胃への負担を減らすよう消化の良い食事や分食などを勧める。

このように，あらかじめ症状の発症時期に合わせモニタリングを計画し，適時対応していく。

その他の症状に対するポイントは**表1**を，また具体的な料理への反映については**図2**[4)5)]を参考にされたい。

症例　40代男性。上咽頭癌

主訴：つかえ感

経過：

上咽頭癌（Stage Ⅱb）に対し，シスプラチン（CDDP）＋放射線療法（RT）を施行。入院時，つかえ感の訴えはあるものの，食欲旺盛で栄養状態も

良好であった．患者自身とも相談の上，食形態：軟菜，主食：麺とした．治療スケジュールに基づき，予防的介入や予測される副作用の観察時期，対応方法などについて栄養管理計画を作成．口腔ケアや薬剤などの支持療法も治療前より介入が開始された．

治療開始後：

CDDP投与ごとに悪心・嘔吐が出現，その後1週間程度食欲不振が継続，経口摂取量減少というパターンを繰り返した．また，放射線の累積照射量が増加するにつれ，口腔粘膜炎や味覚変化も出現．さらに経口摂取量が低下した．口腔ケア，薬剤使用にて口腔内状況の悪化予防を行いつつ，摂取状況の確認，食事相談・調整を行い，状況に応じ刻み食，半固形食，流動食，個別対応食など，食形態や味つけを随時変更．また，患者に栄養不足の状況と栄養補助食品活用の意図を説明し，了解のもと栄養量の維持と不足しがちな栄養の補給を試みた．症状の軽減とともに食形態アップを随時行い，患者自身による食事選択（嗜好）も取り入れながら摂取量の維持を図り，予定の治療を完遂し退院となった．

治療ポイント：

経口摂取に関連深い頭頸部，消化器の癌では，担癌・治療のいずれもが大きな障害となりうる．状態について多職種チーム間で情報共有し，経口摂取維持のために様々な角度からのアプローチが必要である．また，状態の変化をリアルタイムに把握し対応していくとともに，経口摂取においては特に状況や対応の意図を患者自身によく理解してもらい，主体的に治療に参加してもらうことが重要である．

■文献

1) 厚生労働科学研究「がんの社会学」に関する合同研究班：がん体験者の悩みや負担に関する実態調査報告書概要版―がんと向き合った7,885人の声，2004.
2) Ravasco P, et al : Cancer : disease and nutrition are key determinants of patients' quality of life. Support Care Cancer 12(4)：246-252, 2004.
3) Arends J, et al : ESPEN guidelines on enteral nutrition : non-surgical oncology. Clin Nutr 25：245-259, 2006.
4) 山口 建, 監：症状で選ぶ！ がん患者さんと家族のための抗がん剤・放射線療法と食事のくふう. 女子栄養大学出版部, 2007.
5) 静岡県立静岡がんセンター, 大鵬薬品工業株式会社：Survivership―がんと向き合ってともに生きること―. (http://survivorship.jp/)

〈稲野利美〉

癌と栄養管理 A to Z ● 第3章 癌患者の栄養管理

6. 癌治療時のダイエットカウンセリング

Point

▶ 欧米のガイドラインでは癌治療時のダイエットカウンセリング（食事・栄養指導）は高い推奨度を得ている。

▶ 特に頭頸部癌や消化器癌の放射線療法，化学放射線療法での効果が報告されている。

▶ 患者教育であるダイエットカウンセリングは，その効果が長期にわたり維持されるのが特徴である。

1 ガイドラインでのダイエットカウンセリング

　欧米では以前より，癌治療時のダイエットカウンセリングの効果が報告されている。ESPENガイドラインにおいても，「化学療法・放射線療法時のダイエットカウンセリングは食事摂取量を増加させ，治療による体重低下と治療の中断を回避する効果がある」とされ，その推奨レベルもAと最も高い[1]。癌治療患者に対し管理栄養士が個人対応で行うのが原則である。

化学療法・放射線療法時

　内容は以下のような事項が挙げられる。

①摂取熱量と蛋白質を維持・改善する目的で，患者の必要熱量と必要蛋白量を提示する。

必要熱量・必要蛋白量

②癌治療時のダイエットカウンセリングの内容を記した小冊子を配布し，それを用いて概要を説明する（**図1**）。

③治療による副作用と，それが発生した場合の食事の摂り方（分割食など）のアドバイスをする。

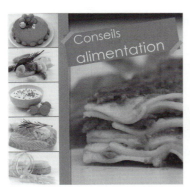

図1 フランス・ラルシェ病院にてダイエットカウンセリングで使用されている小冊子
癌化学療法時の患者のダイエットカウンセリングに使用されている小冊子の表紙
（Conseils pour enrichir votre alimentation より）

④必要熱量，蛋白量とその具体的摂取方法を教示する。栄養価の高い食材・食事などの提案をする。

⑤経口補助栄養食品（oral nutritional supplements：ONS）や経管栄養の提案などを行う。

患者を含め，家族や介護者と一緒にダイエットカウンセリングを行う場合もある。本邦でも，癌患者への栄養指導が保険適用となった。今後，各施設で広く行われていく事になろう。

2 ダイエットカウンセリング時のエネルギー必要量，蛋白必要量

癌患者へのダイエットカウンセリング時の具体的な1日必要熱量，蛋白量に関するエビデンスはないが，エネルギー量は基礎代謝量（BEE）の1.5～1.7倍，体重当たり30kcalなどと指導されているものがある。また蛋白量に関しても，0.8や1.0，1.2kg/kg/日を目標とするものなど様々である。

3 ダイエットカウンセリングによる効果

海外では，頭頸部癌患者の放射線および放射線化学療法時のダイエットカウンセリングは，体重減少抑制効果や，消化器および頭頸部癌患者に対しての放射線療法時の体重減少抑制と，栄養状態，QOLや身体機能の維持が報告されている。van den Bergらは，頭頸部癌患者の放射線および放射線化学療法時のダイエットカウンセリングは体重減少抑制効果が認められたと報告し，Langiusらも，放射線療法もしくは放射線化学療法を受ける扁平上皮頭頸部癌患者に対しての栄養介入のシステマティックレビューをし，個人対応のダイエットカウンセリングが栄養状態，QOLを改善することを示している[2)3)]。Isenringらは，消化器および頭頸部癌患者に対しての放射線療法時のダイエットカウンセリングは体重減少を抑え，栄養状態，QOLや身体機能の維持に効果があったと報告している。

体重減少抑制，栄養状態，QOL，身体機能の維持

Ravascoらは，化学放射線療法を受ける111例の結腸直腸癌患者に対し，ダイエットカウンセリングを受ける群，高蛋白のONSを処方する群，コントロール群の3群を設け検討したところ，放射線療法中は，ダイエットカウンセリング群，ONS群ともに1日摂取熱量，蛋白量，QOLはコントロール群に比較して良好であったこと，そして，この効果は放射線治療終了3カ月後はONS群では持続せず，一方でダイエットカウンセリング群では持続して良好を保っていたことが報告された。これは，ダイエットカウンセリングを受けることは教育効果が長く持続し，一時的なONSなどの処方にまさっていることを示している[4)]。

教育効果の持続

その後，Ravascoらは，さらに6.5年，報告症例の長期経過を追い，早期の放射線化学療法中のダイエットカウンセリングは長期間後のエネルギー，蛋白量摂取を維持し，生存率を他の群より有意に延長し，晩期放射線障害の発生率を低下させたことを報告している[5]。早期にダイエットカウンセリングを行い，患者を教育することがいかに重要かを物語っている。

　しかし，肺癌患者の化学療法，放射線療法中のダイエットカウンセリングでは，摂取エネルギー，蛋白量は増加するが，そのほかの臨床的な効果は認められなかったとする報告や，70歳以上の高齢者の低栄養リスクのある化学療法患者にダイエットカウンセリングを行ったところ，摂取エネルギー，蛋白量は増加したものの，化学療法の効果と死亡率には差を認めなかったという報告など，ダイエットカウンセリングは経口摂取量が増加するのみという報告もある[6)7)]。既に栄養障害のある癌患者にダイエットカウンセリングと栄養サプリメント投与を行った前向き試験では，非介入群に比較し，摂取エネルギー，蛋白量は増加するが，栄養状態，QOL，身体状況は改善せず，栄養療法だけでは低栄養癌患者の全身的な改善は得られないとされ，癌患者の代謝亢進を何らかの方法で抑制する必要があると考えられる[8]。

　筆者も，癌治療時のダイエットカウンセリングを試験的に開始している[9]。胃癌を主にした消化器癌の外来化学療法患者に，医師と栄養士による栄養アセスメント，カウンセリングに関する小冊子の提供，管理栄養士によるダイエットカウンセリングを定期的に行っている。管理栄養士は患者個々の1日必要熱量，蛋白量の提示，食事日誌による摂取量の確認，癌治療時の食事の工夫，高エネルギー食・高蛋白食の指導，分割食の推奨，ONSやプロテインパウダーの紹介などを行っている。今後，癌患者は食事指導が一般化し，このような試みが広く行われるようになるであろう。

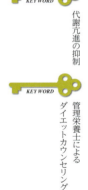

KEYWORD 代謝亢進の抑制

KEYWORD 管理栄養士によるダイエットカウンセリング

■文献

1) Andres J, et al：ESPEN Guidelines on enteral nutrition：non-surgical oncology. Clin Nutr 25(2)：245-259, 2006.
2) van den Berg MG, et al：Comparison of the effect of individual dietary counselling and of standard nutritional care on weight loss in patients with head and neck cancer undergoing radiotherapy. Br J Nutr 104(6)：872-877, 2010.
3) Langius JA, et al：Effect of nutritional interventions on nutritional status, quality of life and mortality in patients with head and neck cancer receiving (chemo) radiotherapy：a systematic review. Clin Nutr 32(5)：671-678, 2013.
4) Ravasco P, et al：Dietary counseling improves patient outcomes：a prospective, randomized, controlled trial in colorectal cancer patients undergoing radiotherapy. J Clin Oncol 23(7)：1431-1438, 2005.

5) Ravasco P, et al：Individualized nutrition intervention is of major benefit to colorectal cancer patients：long-term follow-up of a randomized controlled trial of nutritional therapy. Am J Clin Nutr 96(6)：1346-1353, 2012.
6) Kiss NK, et al：The effect of nutrition intervention in lung cancer patients undergoing chemotherapy and/or radiotherapy：a systematic review. Nutr Cancer 66(1)：47-56, 2014.
7) Bourdel-Marchasson I, et al：Nutritional advice in older patients at risk of malnutrition during treatment for chemotherapy：a two-year randomized controlled trial. PLoS One 9(9)：e108687, 2014.
8) Uster A, et al：Influence of a nutritional intervention on dietary intake and quality of life in cancer patients：a randomized controlled trial. Nutrition 29(11-12)：1342-1349, 2013.
9) 丸山道生：癌化学療法と栄養管理 シームレスな医療へ. New Diet Therapy 27(4)：23-28, 2012.

丸山道生

7. 終末期の輸液管理

Point

▶悪液質状態では患者の安静時エネルギー消費量が低下しているため，必要最低限の栄養投与に切り替える。患者の活動量に見合った栄養投与を行うことが大切である。
▶咳反射や嚥下反射が低下してきた場合は，輸液量の減量や中止を考える。
▶腹水，胸水の増量を抑制するために輸液量を1,000mL以下に制限することが推奨される。
▶癌悪液質を伴う終末期の栄養療法は，水分貯留傾向に留意して行う。

かつては癌終末期患者においても，通常の癌患者と同様に画一的な高カロリー輸液が行われていた。いったん始めた静脈栄養を中止することに躊躇した面もあるものの，終末期癌患者の代謝状態の理解が不足していた点は否定できない。この結果，少なからぬ患者が浮腫をきたし，気道分泌や腹水の増加に悩まされていた。

通常の癌患者で生じないこのような反応をきたした原因は，癌悪液質によるものである[1]。悪液質によって生じる栄養障害は，これまで用いられてきた栄養サポートでは対処困難なことが特徴的である。経口摂取が可能な場合にはなるべく経口摂取を行うという栄養管理の原則は癌終末期においても同様であるが，癌終末期に輸液管理が必要になった場合には，この特徴を十分に理解してあたるべきである。

癌悪液質による栄養障害

1 癌悪液質

他項でも触れられているが，癌悪液質は癌の進行に伴って生じる代謝障害である。European Palliative Care Research Collaborative (EPCRC) によるガイドラインでは，癌悪液質について，従来の栄養サポートで改善することは困難で，進行性の機能障害を呈し，筋蛋白の顕著な減少を特徴とする代謝障害が特徴な代謝障害であり，経口摂取の減少と代謝異常によって負の蛋白とエネルギーバランスが生じた状態と定義されている[2]。

癌悪液質は様々なサイトカインが関与した全身の炎症反応と考えるべきで，骨格筋分解の亢進や，インスリン抵抗性，脂肪分解亢進などの異化の亢進した状態である。悪液質状態では患者の安静時エネルギー消費量が低下していることも明

異化の亢進
安静時エネルギー消費量低下

らかになっているため，それまでの十分な栄養投与から，必要最低限の栄養投与に栄養療法の方針を変更すべきタイミングである[3]。

2 高カロリー輸液

悪液質による代謝異常が生じている状況では，高カロリー輸液を行っても有効に代謝されないことが想定されるため，安易な投与は控えるべきである。予後が1カ月程度の例に対しては1日当たり500～1,500mL（中～低カロリー）の輸液を，予後が1～2週間程度の例に対しては1日当たり1,000mL以下の輸液と，場合により輸液の中止も推奨されている[4]。

一方，悪液質が顕著ではなくPS（performance status）が維持され，2カ月以上の予後が期待できる例や，消化管閉塞により経口摂取が困難な例では，活動量に見合った高カロリー輸液や在宅経静脈栄養（home parenteral nutrition：HPN）などによって，QOLの改善につながりうるとも指摘されている[5]。

KEYWORD 在宅経静脈栄養

3 腹水，胸水を有する癌患者

生命予後が1カ月未満と予測され，腹水や胸水を有した癌患者では，1日当たりの輸液量が1,000mLを超えると腹水，胸水増量による苦痛が多かったことが報告されている[6]。

経口的な水分摂取ができる場合には輸液を行わないこと，経口的な水分摂取ができない場合であっても腹水，胸水の増量を抑制するために輸液量を1,000mL以下に制限することが推奨されている[7]。

KEYWORD 輸液量の制限

4 輸液と気道分泌物の増量

終末期においては咳反射や嚥下反射が低下するため，唾液や気道分泌物が増加するとうまく喀出できずに患者に苦痛を感じさせることがある。

終末期癌患者の輸液量と気道分泌の関係を調べた調査によると，500～1,000mL/日の少量輸液を施行した患者と，1,500～2,000mL/日の多量輸液を行った患者において気道分泌悪化の頻度を比較したところ，少量群で20～40％であったのに対し，多量群では37～71％と高頻度で気道分泌の増加に伴う苦痛が認められている[8]。咳反射や嚥下反射が低下してきた場合には輸液量を500mL/日もしくは中止することが推奨されている。

KEYWORD 咳反射，嚥下反射の低下

◎

以上のように，癌悪液質を伴う終末期の栄養療法は，経口摂取を第一として行い，静脈栄養は画一的な投与ではなく，患者の水分貯留傾向に留意して行うべきである[9]。

経口摂取
水分貯留傾向

■文献

1) Fearon K, et al：Definition and classification of cancer cachexia：an international consensus. Lancet Oncol 12(5)：489-495, 2011.
2) Radburch L, et al：Clinical practice guidelines on cancer cachexia in advanced cancer patients with a focus on refractory cachexia. European Palliative Care Research Collaborative, 2011, p7-8.
3) 東口髙志, 他：全身症状に対する緩和ケア. 外科治療 96(5)：934-941, 2007.
4) Bruera E, et al：Effects of parenteral hydration in terminally ill cancer patients：a preliminary study. J Clin Oncol 23(10)：2366-2371, 2005.
5) Good P, et al：Medically assisted hydration for palliative care patients. Cochrane Database Syst Rev Apr 16；(2)：CD006273, 2008.
6) Morita T, et al：Association between hydration volume and symptoms in terminally ill cancer patients with abdominal malignancies. Ann Oncol 16(4)：640-647, 2005.
7) Cerchietti L, et al：Hypodermoclysis for control of dehydration in terminal-stage cancer. Int J Palliat Nurs 6(8)：370-374, 2000.
8) Morita T, et al：Physician and nurse-reported effects of intravenous hydration therapy on symptoms of terminally ill patients cancer. J Palliat Med 7(5)：683-693, 2004.
9) 日本緩和医療学会緩和医療ガイドライン作成委員会, 編：終末期がん患者の輸液療法に関するガイドライン(2013年版), 金原出版, 2013, p46-52.

長濱雄志

8. 終末期の栄養管理

Point

▶緩和ケアは癌診療のあらゆる時点で必要であり，その中で栄養管理は重要な役割を担う。
▶終末期の生命予後評価は重要であり，時期に応じた栄養管理を要する。終末期前期～中期は，苦痛の管理ができて患者本人の希望があれば，在宅での積極的栄養管理により生命予後の改善を図る。
▶緩和ケアとしての栄養管理では，複数診療科により集学的に患者を支える。
▶良好なQOLと生命予後の改善が期待できるなら，栄養のための侵襲的治療も考慮する。
▶疼痛緩和治療による副作用対策を常に念頭に置く。

1 癌治療における緩和医療・栄養療法の位置づけ

　緩和医療とは，旧来考えられていたような，有効な治療法がなくなって初めて開始される終末期医療ではない。WHO2002の定義では，「生命を脅かす疾患に伴う問題に直面する患者と家族に対し，疼痛や身体的，心理社会的，スピリチュアルな問題を早期から正確にアセスメントし解決することにより，苦痛の予防と軽減を図り，生活の質（QOL）を向上させるためのアプローチである」と定義されている。すなわち，医療の原点そのものであり，癌に対する場合でも診療の最初の時点から考慮されるべきである。

　医療の基盤である栄養療法も癌診療のあらゆる時点で重要な役割を担っている（**図1**）。癌症例に対する栄養治療の目的として，**表1**の項目が挙げられる。

　本項では，NSTと緩和ケアチーム（palliative care team：PCT）の両方を大学病院内で立ち上げて運営してきた経験に基づき，緩和ケアの全時期における栄養管理の必要性について記し，現在の問題点と今後のあるべき姿に言及する。

NST
PCT

2 癌の治療と栄養管理

1 術前栄養管理

　NSTのサポートを要する症例として最近多いのが，術前症例である。癌診療拠点病院の多くは診断群分類包括評価（diagnosis procedure combination：

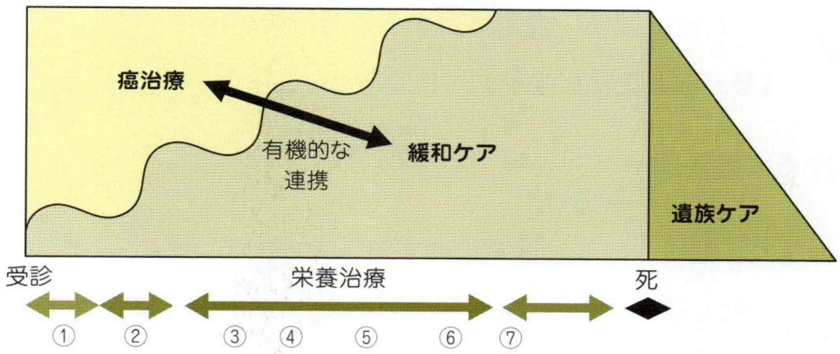

①術前栄養療法
②周術期，術後の栄養管理
③化学療法時における栄養管理
④放射線治療時における栄養管理
⑤手術その他の治療後機能障害に対する栄養療法
⑥終末期前期から中期にかけてBSCとしての栄養療法
⑦終末期後期から死亡直前期の輸液療法

図1 包括的癌医療モデルと栄養管理

表1 癌患者に対する栄養治療の目的

1. 術前栄養療法による手術の安全性，免疫能確保
2. 周術期，術後の栄養管理による入院期間の短縮
3. 化学療法時，栄養治療による治療の貫徹
4. 放射線治療時，栄養治療による安全性確保
5. 手術等治療後機能障害に対する栄養療法による生活の質（QOL）の改善
6. 終末期前期，緩和医療・支持療法（best supportive care：BSC）としての栄養療法によるQOLの改善
7. 終末期中期以降のQOLの改善

DPC）を採用しているために，癌の術前診断の多くを外来で行う症例や，術前化学療法，放射線治療が終了した段階でいったん退院し，手術の予定された日時直前に再入院する症例が増加している。この結果，癌により経口摂取量が限られていたり，治療による口腔粘膜炎，悪心，下痢等の副作用によって在宅での経口摂取が制限され，術前の栄養指標が低下した状態で手術を受けることで，術後に感染症をはじめとする合併症が惹起されている。

重要なことは，在宅も含めた術前栄養管理計画の策定であり，退院前カンファレンス，外来での栄養評価と指導，入院時または入院日程決定時の術前栄養評価である。いったん退院するにあたって，必要栄養量の算定と患者家族への教育を行い，必要なら栄養剤による計画的な補食，経管栄養，時には在宅中心静脈栄養も行う必要がある。

術前栄養管理計画の策定

術前の低栄養を改善するための10〜14日の栄養管理は，手術の安全性を向上するために有効であり，術前のimmunonutritionの投与も推奨される[1]。術

後も長期間の化学療法を要する場合や，口腔，頸部，食道に対する術前放射線化学療法を行う場合などは前もっての胃瘻・腸瘻造設も考慮すべきである．

2　化学療法，放射線治療における栄養管理

　癌の化学療法に関与する栄養管理の詳細については他章にゆずることとする．治療の副作用に対する指針は，厚生労働省のホームページから「重篤副作用疾患別対応マニュアル」[2]を参照して頂きたい．

　近年，多剤併用化学療法や分子標的治療薬の開発，放射線治療機器の改良等に伴い，腫瘍によっては治療効果や延命効果が著しく改善されてきている．再発例や切除不能症例であっても，目標を定めた上で，積極的な治療であれpalliativeな治療であれ，化学療法・放射線治療を行っている時期は，栄養管理の適応である．これら治療の有効性，安全性を維持するためにも栄養管理は必須である．欧州臨床栄養代謝学会（ESPEN）の経腸栄養ガイドライン[1]では，その目的を，低栄養の予防と治療，抗腫瘍治療の効果増強，治療による副作用の低減，QOLの改善としている．

栄養管理　治療効果・安全性を高める

　化学療法や放射線治療における食欲低下に対する栄養療法はもちろん，食道癌や頭頸部癌に対する化学放射線療法では一時的な胃瘻造設やステント留置も考慮するなど，経口抗癌薬の投与経路も考慮した上で，在宅での集学的治療をサポートすることが求められる．

3　終末期における栄養管理

1　終末期とは

　終末期とは，以下の3つの条件を満たす場合を言う[3]．
　①医師が客観的な情報をもとに，治療により病気の回復が期待できないと判断すること
　②患者が意識や判断力を失った場合を除き，患者・家族・医師・看護師等の関係者が納得すること
　③患者・家族・医師・看護師等の関係者が死を予測し対応を考えること
　過去，多くの臨床栄養の教科書で，中心静脈栄養（TPN）や経腸栄養（EN）の適応外や禁忌条件に「末期癌」と記載されていた．これをもって，短絡的に，終末期癌症例へのNSTのサポートは不要であると主張する医療者も散見される．
　しかし，たとえば化学療法や放射線治療の甲斐なく再発・再燃した癌症例で，なおかつ経口摂取が不可能であっても，BSC（best supportive care）としての

在宅TPN（home total parenteral nutrition：HPN）を含む緩和ケアにより2～3カ月以上の生命予後が期待できる場合，HPNのよい適応である。

capital parenteral nutrition program（カナダ）[4]のガイドラインによれば，TPNの適応は，経口摂取が困難で6週間以上の生命予後が期待される症例のうち，Karnofsky performance scale（表3-2参照）が50点以上で家族からの援助が期待できる症例とされている。

2 終末期の分類と栄養管理（表2）

終末期は生命予後（推定は困難なことが多いが）により，以下のように4期に分類できる。それぞれの時期に応じた栄養管理についての理解が求められる。

1）終末期前期：余命数カ月と考えられる時期

苦痛の緩和が十分に得られ，本人の希望があれば，BSCの一環として，QOLの改善・維持と生命予後の延長をめざし，積極的に栄養療法を行うべき時期である。他の緩和ケアを並行して行う。病態に応じた栄養管理を行うことで悪液質の発症を予防する。できるだけ在宅で行う。

悪液質の予防

2）終末期中期：余命数週間と考えられる時期

各臓器不全の病態に応じて投与カロリー，水分電解質量の減量を考慮する。免疫能低下による感染症に対しては，抗菌薬投与に加え，ドレナージ等積極的治療が奏効すると考えられる場合は施行する。

癌悪液質の病態と治療については他章にゆずるが，いったん悪液質に陥れば栄養療法の効果は期待できない。栄養療法の適応について再評価が必要になってくる。サポートケアの目的変更を要する場合，患者，もしくは患者家族と医療者の

表2 終末期の栄養療法

分類	定義	栄養療法
前期	余命数カ月	・QOLの改善と生命予後の延長を目指し，積極的に栄養療法を行う． ・他の緩和ケアを並行して行う． ・病態に応じた栄養管理により悪液質の発症を予防する． ・できるだけ経口摂取を行う． ・消化管バイパス，人工肛門造設，PEG等 ・できるだけ在宅で行う（HEN，HPNも考慮）．
中期	余命数週間	・各臓器不全の病態に応じて投与カロリー，水分電解質量の減量を考慮する． ・感染症の治療 ・栄養療法の適応の再評価 ・患者，患者家族の意思確認 ・治療方針の再評価
後期	余命数日	・経口摂取不能なら最低限の水と電解質輸液
死亡直前期	余命24時間以内	・適応なし

間での意思確認と，病態に関する評価の共有が必要である。

3) 終末期後期：余命数日と考えられる時期

経口摂取不能なら最低限の水と電解質輸液のみとする。感染がなければ，終末期後期の症例では必要なカロリーや蛋白量は低下しており，必要栄養量が低下するので，いわゆるギアチェンジが必要である[5]。

4) 死亡直前期：余命24時間以内と考えられる時期

苦痛の軽減のみに配慮する。

3 終末期の生命予後評価の重要性

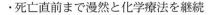

終末期前期・中期・後期の各時期に応じた緩和ケアの目標設定・計画が必要である。福井大学医学部付属病院PCTとNSTにおける症例検討事例から，患者の予後の推定評価が十分に行われなかった，また，患者や家族とのコミュニケーションが不足していた結果として，以下のような症例がたびたび認められた。

- 死亡直前まで漫然と化学療法を継続
- 死亡時に高カロリー過剰輸液により，高度の浮腫や肺水腫
- 在宅可能時期を逸する
- 無用な延命処置
- 大切な人の死に目に会えない
- 癌による死というより，飢餓による感染症死

栄養療法の適応の有無を知るためには，症例の生命予後期間をできるだけ正確に理解する必要がある。終末期の生命予後評価法には，palliative prognostic score[6]，palliative prognostic index[7]等がある（表3・4）。

palliative prognostic scoreは，臨床的な予後の予測，Karnofsky performance scale，食欲不振，呼吸困難，白血球数（/μL），リンパ球（%）の該当得点を合計する。臨床的な予後の予測が得点の多くを占めるため客観性は小さいが，予測精度が高い。

palliative prognostic indexは，客観症状に基づいて予測するため客観性は高いが，長期予後の予測精度は低い。主に3週間生存の予測に用いる。

ここで忘れてはならないことは，生命予後は至適栄養管理の遂行により改善できるということである。患者の苦痛に対処できていて，患者が希望する場合，終末期前期に食欲の改善を行い，栄養状態と免疫能を維持することで生命予後を延長することは，我々の重要な目標とすべきである。

予後評価の上で患者，家族に対して十分なインフォームドコンセントを行う。これらは緩和ケアチームのメンバーとともに行うことが有用である。主治医と患者だけで行うことは避けるべきで，患者を支える家族，病棟または在宅の担当

表3-1 palliative prognostic score

得点	30日生存確率（%）	生存期間の95%信頼区間（日）
0～5.5	＞70	67～87
5.6～11	30～70	28～39
11.1～17.5	＜30	11～18

臨床的な予後の予測の配分が大きいため客観性は小さいが，予測精度は高いといわれる．

（文献6より引用）

表3-2 palliative prognostic scoreの各項目の得点

臨床的な予後の予測	1～2週	8.5点
	3～4週	6.0
	5～6週	4.5
	7～10週	2.5
	11～12週	2.0
	＞12週	0
Karnofsky performance scale*	10～20	2.5
	＞30	0
食欲不振	あり	1.5
	なし	0
呼吸困難	あり	1.0
	なし	0
白血球数（/μL）	＞11,000	1.5
	8,501～11,000	0.5
	＜8,500	0
リンパ球（%）	0～11.9	2.5
	12～19.9	1.0
	＞20	0

*Karnofsky performance scale
・普通の生活・労働が可能．特に介護する必要はない：**80～100**
・労働はできないが，家庭での療養が可能．日常生活の大部分で症状に応じて介助が必要：**50～70**
・自分自身の世話ができず，入院治療が必要．疾患が速やかに進行している．動けず，適切な医療・介護が必要：**40**
・自分自身の世話ができず，入院治療が必要．疾患が速やかに進行している．全く動けず，入院が必要：**30**
・自分自身の世話ができず，入院治療が必要．疾患が速やかに進行している．入院が必要．重症で，精力的な治療が必要：**20**
・自分自身の世話ができず，入院治療が必要．疾患が速やかに進行している．危篤状態：**10**

（文献6より引用）

表4-1 palliative prognostic index

Palliative performance scale	10〜20	4.0
	30〜50	2.5
	≧60	0
経口摂取量（消化器閉塞のため高カロリー輸液を施行している場合は0点とする）	著明に減少（数口以下）	2.2
	中程度減少（減少しているが数口よりは多い）	1.0
	正常	0
浮腫	あり	1.0
	なし	0
安静時呼吸困難	あり	3.5
	なし	0
譫妄	あり（原因が薬物単独，臓器障害に伴わないものは含めない）	4.0
	なし	0

合計得点が6より大きい場合，患者が3週間以内に死亡する確率は感度80％，特異度85％，陽性反応適中度71％，陰性反応適中度90％である．客観症状に基づいて予測するため客観性は高いが，長期予後の予測精度は低い．3週間生存の予測に用いる．

（文献7より引用）

表4-2 palliative performance scale

	起居	活動と症状	ADL	経口摂取	意識レベル
100	100％起居している	正常の活動が可能．症状なし	自立	正常	清明
90		正常の活動が可能．いくらかの症状あり			
80		いくらかの症状はあるが努力すれば正常の活動が可能			
70	ほとんど起居している	何らかの症状があり通常の仕事や業務が困難		正常または減少	
60		明らかな症状があり趣味や家事を行うことが困難	時に介助		清明または混乱
50	ほとんど坐位か横たわっている	著明な症状がありどんな仕事もすることが困難	しばしば介助		
40	ほとんど臥床		ほとんど介助		清明または混乱，または傾眠
30			全介助	減少	
20	常に臥床			数口以下	
10				マウスケアのみ	傾眠または昏睡

（文献7より引用）

看護師に，緩和ケア専任看護師と緩和ケアの研修を修了した医師の同席が望ましい。必要であれば精神緩和担当医師によるサポートも加える。

4 終末期におけるチーム医療によるBSCの一環としての栄養管理

終末期後期の悪液質の栄養管理は他章にゆずる。

『終末期癌患者に対する輸液治療のガイドライン』[8]は，主に終末期中期以降〜後期における経口摂取困難な固形癌症例に対する輸液に関する有用な資料であり，参考にされたい。

本項では，主に終末期前期〜中期における栄養管理計画について記載する。

1）チーム医療と栄養サポート

福井大学NSTでは，13年前のスタート以来，サポート依頼（決して介入ではない）の主体は，主治医だけではなく，栄養士，看護師，薬剤師，検査技師等が誰でも行えるシステムを採っている。「低栄養状態の放置はオカレンス報告の対象」と明文化されており，気づいた医療者がサポート依頼を行う。チームは直ちに評価を行った上で主治医に情報を提供し，推奨する栄養法を伝える。

PCTの発足以来，PCTからのサポート依頼が増加している。NSTのチェアマンはPCTのメンバー（表5）も兼ねており，PCTにはNST専門療法栄養士も入っているので，緩和ケア症例検討会では常に栄養状態と栄養法のチェックも行われ，栄養サポートの必要な症例を抽出している。また，NST症例検討会には，緩和ケア専従看護師が参加し，緩和ケアの必要な症例の有無をチェックしている。経口摂取が困難な症例では，嚥下チームによる嚥下訓練や口腔ケアも必要である。

2）栄養管理におけるキャンサーボードの必要性

NSTとPCTが院内くまなく稼働することで，終末期癌症例に必要なBSCを行うにあたって，新たな問題点が明らかになった。

消化器外科，消化器内科以外の診療科，すなわち，婦人科，泌尿器科，耳鼻咽喉科，呼吸器外科，乳腺外科等において，局所再発や腹膜転移による消化管通過

キャンサーボード

表5 福井大学医学部付属病院緩和ケアチームのメンバー構成

医　師	看護師	その他
精神科医師2名 麻酔科医師2名 消化器外科医師2名 放射線治療医師2名 乳腺外科医師1名 泌尿器科医師1名	疼痛緩和認定看護師2名 化学療法認定看護師1名 癌相談専門看護師1名 地域連携専門看護師1名 病棟リンクナース12名 地域連携ナース1名	緩和専門薬剤師2名 栄養療法専門栄養士1名 検査技師1名 メディカルソーシャルワーカー2名 地域連携事務1名

チェアマンは精神科医

障害症例に対する処置（バイパス手術，人工肛門造設，ステント，胃瘻，腸瘻等）の適応があるにもかかわらず時期を逸して施行されず，経口摂取や在宅療養の可能な時期を逸した症例が存在していた。これに対しては，当該診療科と，消化器外科，内科，PCT，NSTの各職種が参加するキャンサーボードを積極的に開催し，集学的に患者を支えることが必要となってくる。

キャンサーボードを組織し開催することは，癌連携拠点病院認定の必須施設基準条件である。当院では，PCT主導のキャンサーボードを複数回開催し，PEG，腸瘻造設，人工肛門造設，バイパス手術，CVポート埋め込み等が実施されるに至っている。

5 終末期癌症例に対する栄養管理の実際

BSCの一環としての栄養管理は主に終末期前期～中期にかけての癌症例が対象となる。図2に低栄養をきたした終末期癌症例への対応を示す。基本的に，できるだけ経口で味わうことを，無理ならなるべく経腸栄養で，可及的に在宅での管理をめざすべきである。日本緩和医療学会『がん患者の消化器症状の緩和に関するガイドライン』(2011年版) を参照されたい（図3）[9]。

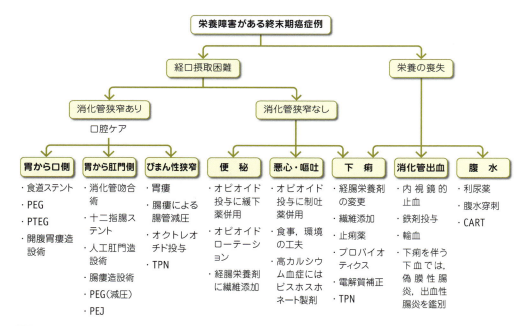

図2 終末期前期～中期における緩和ケアとしての栄養管理の手技
PEG：経皮内視鏡的胃瘻造設，PEJ：経皮内視鏡的胃瘻空腸瘻造設，PTEG：経皮経食道胃管造設，TPN：中心静脈栄養，CART：腹水濾過濃縮再静注法

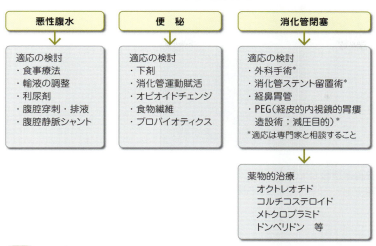

図3 消化管閉塞・腹水に対する治療

(文献9より改変引用)

1) 消化管の狭窄や閉塞による低栄養

　短期間なら経鼻胃管やイレウス管による減圧を行うが，治療による改善が見込めない場合は侵襲的治療を考慮する。経口摂取ができない場合，口腔内細菌が増加する。これは，誤嚥がなくても起こるいわゆる吸引性肺炎の原因になるので，絶食期間中は十分な口腔ケアが必要である。

①閉塞部位が胃から口側の場合

　食道狭窄では，食道ステントによる経口摂取の維持を図る。口腔から胃上部までの閉塞では，経皮内視鏡的胃瘻造設（PEG），経皮経食道胃管造設（PTEG）が経腸栄養ルートとして有用である。PEGは，細径の経鼻内視鏡が通過可能ならintroducer法による留置が可能である。上腹部の術後や胃切除術後では，PTEGや開腹胃瘻，腸瘻造設術を行う。小開腹で行うが，局所麻酔だけでは腹壁の緊張が取れず危険である。全身麻酔が困難なら腰椎麻酔でも可能である。

②閉塞部位が胃から肛門側の場合

　膵頭領域癌や局所再発など限局した閉塞の場合，その適応を十分考慮した上で積極的な消化管吻合を考慮すべきである。下部消化管の閉塞では人工肛門造設術の適応を考える。内視鏡的または開腹的胃瘻，腸瘻造設は，腸管の減圧に有効である。経皮内視鏡的胃瘻空腸瘻造設（PEG-J）（図4）は，幽門や十二指腸狭窄の場合，胃内の減圧をしながら，経腸栄養も可能である。また，2010年，十二指腸ステントが保険収載となったので，経口摂取の維持も考慮すべきである。

③びまん性の消化管閉塞

　腹膜転移による多発性，びまん性の消化管閉塞では，まず過剰な水分投与を避

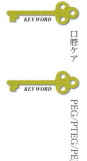

KEYWORD: 口腔ケア / PEG/PTEG/PEJ

KEYWORD: 十二指腸ステント

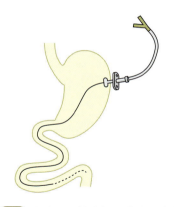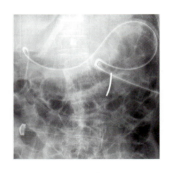

図4 経皮内視鏡的経胃瘻空腸瘻造設（PEG-J）
消化管閉塞部の口側の減圧ドレナージとともに肛門側腸管からの栄養管理も行える．

ける。経口摂取を維持するためには，オクトレオチド（サンドスタチン®）の持続皮下注0.3mg/日，または皮下注0.1mgを3回/日投与し，効果があれば1週間後から漸減する。効果が少なければベタメタゾンを6mg/日併用し，効果のある最小量まで漸減する。低残渣経腸栄養の経口摂取，成分栄養剤の経管栄養も考慮する。消化管が使用できなければTPNを行う。胃瘻，PTEGなどからの消化管減圧を考える。

2）消化管閉塞を伴わない消化器症状による低栄養

化学療法や放射線治療による悪心・嘔吐に対する対応，悪液質における対応は他章にゆずる。

腸管の閉塞の有無は常に念頭に置かなければならない。ここでは，緩和ケアに関連した症状とその対応について述べる。

①便　秘

あらゆるオピオイドで腸管の運動は抑制されるので，投与量にかかわらず，オピオイドの初回投与時から十分な説明の上で下剤を必ず併用投与する。経口モルヒネからオキシコドン，フェンタニル製剤へとオピオイドチェンジも考慮する。経腸栄養では食物繊維の量など成分も考える。

KEYWORD：オピオイドチェンジ

②悪心・嘔吐

原因検索が重要で，原因に応じた対応が必要である。オピオイドによる悪心に対しては，その初回投与から制吐薬を投与すべきである。特に初回投与時や増量時に発現するが，多くは一時的であり，対処可能であることを十分に説明しておく必要がある。

悪心の原因として高カルシウム血症は見逃してはならない。骨転移がなくても起こりうる。ビスホスホネート製剤を投与する。味覚や匂いに対する感受性が変

KEYWORD：高カルシウム血症

化するので，さっぱり味にする，冷たい食事を選ぶなどの工夫が必要である。

3) 栄養の喪失による低栄養

① 下 痢

経腸栄養時に下痢をみた場合は，栄養剤の成分，食物繊維の量などを考慮して変更する。

感染性腸炎の有無をチェックする。水溶性下痢では尿テステープで潜血，蛋白，糖を調べることは有用である。潜血陽性なら感染性腸炎を疑い，便の培養検査を行う。ビフィズス菌，酪酸菌，乳酸菌生菌製剤の投与が有効である。糖，蛋白陽性なら栄養剤の投与速度やアレルゲンを考慮する。発酵成分由来の栄養剤使用や食物繊維の添加を行う。

KEYWORD 感染性腸炎

大量腸切除による吸収面積の低下や癌によるリンパのうっ滞による下痢が疑われたら，消化薬と止痢薬を用い，成分栄養の使用，中鎖脂肪酸製剤の使用を考慮する。

② 消化管出血

内視鏡を行い，出血点がわかれば内視鏡的止血を行う。下痢を伴う下血では，偽膜性腸炎，出血性腸炎が疑われるなら大腸内視鏡，便培養を行う。クロストリジウムディフィシル抗原測定も併用するが，高齢者では無症状キャリアが4割にも達するので注意が必要である。

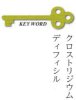
KEYWORD クロストリジウムディフィシル

③ 腹 水

低蛋白血症，肝不全による胸腹水は，栄養療法と利尿薬投与，腹腔静脈シャントで対処する。癌性腹膜炎による難治性腹水は，しばしば血性腹水であり，下大静脈の圧迫のために腎血流量の低下もあり，利尿薬の効果はわずかである。腹水の増加により，食欲の低下と消化管浮腫，圧による通過障害などから低栄養が助長される。また，腎血流低下，尿管圧迫による腎障害も招来する。腹水穿刺により一時的に腹圧は低下するが，低蛋白血症は亢進し悪循環から一気に低蛋白は増悪する。

癌性腹膜炎を含む難治性腹水の治療として，腹水濾過濃縮再静注法（CART）が有効な場合がある。先述の緩和医療学会のガイドライン[9]ではいまだ記載はないが，癌細胞は完全に取り除かれ，腹水中のアルブミンや，γグロブリンが血中に戻されるので，苦痛の軽減だけでなく低蛋白血症と免疫能の改善にも効果があると考えられる。

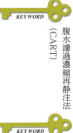
KEYWORD 腹水濾過濃縮再静注法（CART）

KEYWORD KM-CART

特に，要町病院腹水治療センターの松崎医師により開発されたKM-CARTは，特別な設備を必要とせず，過度な濾過圧で癌細胞からサイトカインが溶出することによる静注後の発熱等の有害事象は少ない。また，腹水濾過器の洗浄工程により血性腹水であっても大量かつ効率的に処理が可能であることから，今後主

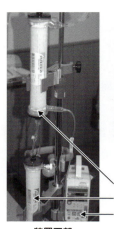
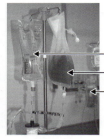

装置上部

装置下部

図5 KM-CART
KM式腹水濾過濃縮再静注法をベッドサイドで施行中．特別な装置を必要とせず，輸液ポンプと吸引装置があれば，在宅でも可能である．腹水に過度の圧をかけないので，サイトカインの溶出が少なく，静注時の発熱等が起こりにくい．また，腹水濃縮器を洗浄する工程により血性腹水であっても何度も濾過ができるので，効率的かつ経済的である．

表6 呼吸困難の治療

1. 酸　素
・低酸素血症を合併する場合
・低酸素血症がなくとも，使用後評価で患者が楽になる場合
2. 輸液の減量（胸水，気道分泌，肺水腫による呼吸困難を緩和）
・生命予後が数週間以下と考えられる患者
・500〜1,000mL／日以下に減量
3. 咳・痰への対処
4. 内因性のCO_2を軽減するために高脂肪・低炭水化物食

流になると考えられる．現在，腹水コントロールさえできればQOLの改善と在宅移行が可能と考えられる症例を選んで実施している．図5にベッドサイドでの施行状況を示す．

4）呼吸困難に対する栄養法（表6）

　表6に示す通り，輸液量を減らし，内因性のCO_2を減らすために高脂肪栄養を考慮する．

■ 文 献

1) Arends J, et al：ESPEN Guidelines on enteral nutrition：Non-surgical oncology. Clin Nutr 25(2)：245-259, 2006.
2) 厚生労働省：重篤副作用疾患別対応マニュアル（http://www.mhlw.go.jp/topics/2006/11/tp1122-1.html）
3) 全日本病院協会 終末期医療に関するガイドライン策定検討会, 編：終末期医療に関するガイドライン～よりよい終末期を迎えるために, 全日本病院協会, 2009, p1.
4) Mirhosseini N, et al：Parenteral nutrition in advanced cancer：Indications and clinical practice guidelines. J Palliat Med 8(5)：914-918, 2005.
5) 東口髙志, 他：全身状態に対する緩和ケア. 外科治療 96(5)：934-941, 2007.
6) Maltoni M, et al：Successful validation of the palliative prognostic score in terminally ill cancer patients. J Pain Sympto Manage 17(4)：240-247, 1999.
7) Morita T, et al：The palliative prognostic index：a scoring system for survival prediction of terminally ill patients. Support Care Cancer 7(3)：128-133, 1999.
8) 日本緩和医療学会「終末期における輸液治療に関するガイドライン作成委員会」編：終末期癌患者に対する輸液治療のガイドライン（2013年版）, 金原出版, 2013.
9) 日本緩和医療学会「緩和医療ガイドライン作成委員会」編：がん患者の消化器症状の緩和に関するガイドライン（2011年版）, 金原出版, 2011, p34.

〔片山寛次〕

9. 終末期の食事

Point

▶ 終末期の食事の目的には，①栄養状態の維持・向上，②QOLの維持・向上があり，特にQOLの維持が重要となってくる。
▶ 終末期の食のサポートは，変化する患者の身体・精神状況に対応して行う。

1 終末期における癌患者

終末期における癌患者は，病態の進行に従い，通常の栄養療法に反応しない不可逆的栄養である悪液質（cachexia）の状態に至る。さらに病態が進行し，不可逆的悪液質（refractory cachexia）に至った場合，余命3カ月未満とされている。このような状態では高度の代謝障害のため，経口摂取の低下が高頻度にみられ，低栄養を改善することは困難となってくる（栄養管理については88頁「終末期の栄養管理」を参照）。

低栄養の改善困難

2 摂食に影響を与える症状

経口による栄養摂取が難しい状態であっても，患者が望む食事を提供することは，患者の食べる喜びと，患者のサポートを行う家族にとってのグリーフケアとなり，重要である[1]。生活の質（QOL）の維持・向上を目的とした食事を考え，提供する。

食べる喜び
家族にとってのグリーフケア
QOLの維持・向上

食に対する患者の意見（重要と考えること，困難と感じること）を明らかにした報告[2,3]によると，主に悪心・嘔吐，眠気，腹部膨満などが挙げられ，これによりQOLの低下がみられた。腹部膨満の対策としては，輸液の減量（1,000mL/日未満）などにより改善を図る。その他，全身倦怠感，呼吸困難感なども多くみられる。

患者の具体的な意見を**表1**に挙げる。また，食が進まない理由には，①不安や恐れなど心理的な影響，②摂食・嚥下機能の障害，③治療や薬剤の影響，④体力の低下などが考えられる。

◎

患者が食事に求めること，食に関する思いなど，患者・家族による個人差や価値観の違いを理解し，個別の対応を行っていくことが重要である。

表1 終末期癌患者の食に対する意見

- 食べる気がしない，食べ物の話をしたくない
- 病院食に飽きた，食べたい物がない
- 吐き気や口の渇き，口内炎の痛みで食べられない
- 味がしない
- むせる，漏れる
- 起きていられない，食事に時間がかかる

　終末期の食は，①患者や家族の食に対する価値観，②病態進行に伴い変化する感情・身体・精神状況，などにより異なる。随時，栄養供給方法の見直しを行うことで，患者や家族の意向をふまえて総合的に検討し，患者個人に寄り添ったサポートを提供することが大切である。
　その対応として，以下に症例を提示する。

KEY WORD
食に対する価値観
病態進行に伴い変化する感情・身体・精神状況

症例① 76歳女性。悪性リンパ腫

主訴： 食欲不振
疼痛コントロールのため入院。付き添いの娘からは「体力が低下し会話も困難です。食事は配膳時に添える食札に要望を書きます」と連絡があった。卵焼きを希望されたため，「ふわふわの卵焼きをつくってみました。味は少し甘めにしました」とカードを添えて提供した。「久しぶりに『おいしい』という言葉を聞くことができました。さらに『懐かしい味がする』と言ってニッコリと笑いました。食べ物に関心がなかったのがやや前向きになり，会話ができました。大きな進歩だと思いました」とのことであった。

症例② 51歳女性。直腸癌，腹膜播種

主訴： 肛門部内側の痛み，食欲不振
再発と遠隔転移，腹膜への転移（腹膜播種）を認めた。患者の希望である「栄養不良で褥瘡や浮腫を発症せずに，きれいな最期を迎えたい」との強い気持ちに寄り添い，食べやすく，見た目のよい食事と，希望した飲みやすい栄養剤を提供した。また，花火が大好きな患者に，病院から花火の見える日に，花火に似せた酢の物を提供した（**図1**）。

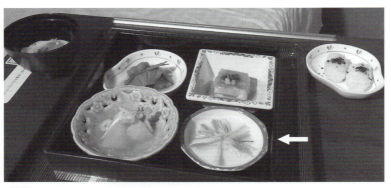

図1 花火に似せた酢の物の提供（矢印）

症例③ 40歳男性。胆嚢・胆管癌

主訴： 疼痛，嘔気

患者は口から食べることにこだわっていた。亡くなる前日までの6日間，30mL程度の生絞りオレンジジュースを口にでき，患者は安堵感を抱いているようであった。毎日，手渡すジュースを受け取り，手を合わせていた。口にした後は，ベッドサイドにしゃがみ込み嘔気のためごみ箱を抱きかかえていたが，母親は，食べれば嘔吐するが，本人の食べたいという欲求を叶えることができるなら，との気持ちであった。患者の欲求を叶えるよう，家族の意志をふまえながら病棟と一体となり見守ることができた（図2）。

嘔吐するために食べるような状況ではあるが，本人の満足感が得られ，家族の気持ちにも沿うことができた症例である。

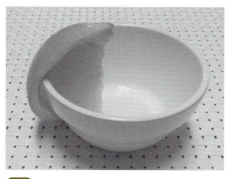

図2 生絞りオレンジジュース

症例 ④ 74歳女性。多発性骨髄腫

主訴: 疼痛コントロール，食欲不振

患者は疼痛コントロールと排便コントロールが不良，認知の低下，傾眠傾向も認め，日常生活動作（ADL）は低下した。家族は自宅に連れて帰りたい気持ちを強く持ち続けたが，食べられない患者への焦りの気持ちが募り「食べないと帰れないよ」と口調もきつく患者に当たった。

患者が岬でイカやさざえを販売していたこと，海が見たいであろうと家族が思っているとの情報を得て，さざえご飯を提供した。さざえは磯の香りがとても強く，海を思い起こし磯の味を感じたようであった。食事への前向きな姿勢がみられ，在宅支援も進んだ。

■ 文 献

1) 新城拓也，他：在宅療養をしていた終末期がん患者の介護者の食事・調理に関する負担感に関する調査．Palliative Care Res 10（4）：238-244，2015．
2) 研究代表者 東口髙志：平成24年度老人保健健康増進等事業（終末期がん患者の栄養管理に関わる調査研究事業）終末期がん患者の栄養管理に関わる調査研究事業報告書，2013．
3) 川口美喜子，他：がん専任栄養士が患者さんの声を聞いてつくった73の食事レシピ．医学書院，2011．

川口美喜子

癌と栄養管理AtoZ ● 第3章 癌患者の栄養管理

10. 癌患者の周術期栄養管理

Point

▶ 癌患者の多くに栄養障害を認め，周術期には適切な栄養管理が求められる。

▶ 術前，術後の栄養療法については，可能であれば経口あるいは経腸栄養を基本とし，それが難しい時は経静脈栄養の使用も考慮し，それぞれの症例に最適な栄養療法を選択することが望まれる。

▶ 近年，fast-track surgeryやERAS®（enhanced recovery after surgery）などの回復促進プログラムが提唱されてきている。術後の安静や周術期の絶飲食などの管理方法が見直されており，これらをより健全に発展させ，利用していくことが大事である。

1 癌患者の栄養障害と手術

担癌患者，特に進行癌患者においては代謝の変動や食欲不振，抑うつ状態，食物通過障害や消化吸収障害など様々な要因が低栄養を引き起こす。消化器癌の場合は手術による経口摂取の中断も，栄養障害の大きな原因のひとつである。癌手術という侵襲反応が生じている状態では，多少なりとも脂肪異化や熱量不足から来る蛋白異化は避けられない。

脂肪異化
蛋白異化

熱量不足から来る蛋白異化による糖新生を防ぐ意味で，栄養療法により，熱量を十分に投与し，抑えきれない蛋白異化によって失われた筋，あるいは内臓蛋白が同化に回る際の十分な材料を提供することは，術後の回復を促進することにつながり，重要である[1]。

2 術前栄養管理

周術期の栄養管理を行うために術前からの栄養障害のアセスメントを行うことが必要である。アセスメントの方法のひとつとしてSGA（subjective global assessment）が有用である[2]。

低栄養と判断された場合は，まず経腸栄養療法を施行するべきで，状況によっては経鼻栄養チューブによる経腸栄養投与も検討すべきである。経口摂取が不可能な場合，あるいは不十分な場合には経静脈栄養を考慮する。

術前低栄養は癌手術において合併症発生率や死亡率を増加させ，術前からの栄

養投与は術後の感染症などの合併症を改善すると言われている[3)4)]。待機手術が可能な場合，低栄養患者に対する1～2週間の栄養療法が周術期合併症を減少させると言われている[5)]。

合併症の改善

3 手術後の栄養管理

術後直ちに経口摂取が回復する婦人科手術のような場合は，短期間の末梢静脈栄養と手術直後からの早期経口摂取の開始は安全と言えるが，消化管手術においても早期経口経腸栄養群で通常の経口摂取群（排ガス後）に比べて，手術部位感染や死亡数が少ないとの報告がある[6)7)]。術後早期経口経腸栄養が急性期であっても生理的で推奨される。

術後早期経口経腸栄養

消化器癌術後の早期経口摂取（術後24～36時間までに開始）は大腸手術などでは受け入れやすいが，上部消化管に吻合部がある場合はまだ十分な報告があるとは言えないため，空腸瘻や吻合部を超えた経鼻チューブを用いることも考慮すべきである。また，嘔吐や経鼻胃管の再挿入のリスクが上がることも念頭において施行すべきである[8)]。術後ルーチンに中心静脈栄養（total parenteral nutrition：TPN）を使用することは，術後合併症を増加させるため推奨されない[9)]。

空腸瘻，吻合部を超えた経鼻チューブ

4 ERAS®における栄養管理

ERAS®（enhanced recovery after surgery）とは，論文化された科学的根拠をもとに，術後早期回復を目的に集約した新たな周術期管理の工夫である。2005年に発表された推奨プロトコールは，術前カウンセリングから術直前までの経口摂取，術中麻酔管理，薬剤，補液，体温管理，術後の疼痛管理，離床，食事，退院後のケアやプロトコール自体の監査まで，22項目に及ぶ（**表1**）[10)]。

入院前の十分な患者情報収集の際に栄養スクリーニングを行い，栄養不良患者には栄養計画を行い，努力目標の1つとする。腸管の不使用期間を極力短縮し，腸管粘膜萎縮予防と免疫能維持により感染性合併症を予防する。術前絶食の廃止や麻酔2時間前までの炭水化物飲料の負荷は，絶食ストレスの解消や術後インスリン抵抗性を改善する[11)]。

各国のガイドラインによる術前絶飲食期間を**表2**[12)]に，日本麻酔科学会のガイドラインによる術前絶飲時間を**表3**[13)]に示した。術後早期からの経口摂取を達成するため腸管蠕動促進，嘔気・嘔吐予防策の徹底や，術中補液の制限による腸管浮腫予防と腸管機能障害予防の対策などが示されている。

術後早期からの経口摂取

表1　ERAS protocol elements

	方　策	効　果
1	入院前の十分な情報提供と努力目標の確認	不安解消と行動目標の明確化
2	術前腸管前処置の廃止	脱水，電解質異常の回避
3	術前絶食の廃止	不安感の解消と術後耐糖能異常の軽減
4	プレメディケーションの廃止	術後抑制の軽減
5	低分子ヘパリンなどの少量使用	血栓形成の予防
6	抗菌薬単回投与	感染性合併症の回避
7	短時間作用麻酔薬の使用	早期離床の促進
8	硬膜外麻酔の有効利用	侵襲反応の軽減
9	手術創の短縮努力	疼痛軽減，呼吸機能改善
10	術後経鼻チューブ留置の廃止	無気肺，肺炎の回避
11	術中低体温の予防	創感染減少，循環系合併症低下
12	周術期補液過負荷の回避	腸管機能回復促進
13	不要なドレーンの排除	早期離床の促進
14	膀胱カテーテル使用期間の短縮	早期離床の促進
15	術後嘔気・嘔吐予防策の定型化	早期経口摂取促進
16	術後腸管運動促進	早期経口摂取促進
17	術後疼痛制御の徹底	侵襲反応の軽減，早期離床の促進
18	術後早期の経口あるいは経腸栄養の開始	感染性合併症の低下
19	早期離床促進プログラムの策定	筋力低下軽減，静脈血栓形成予防
20	退院基準の明確化	目標の明確化
21	退院後フォローアップの推進	不安の解消
22	臨床的アウトカムの報告義務	プログラムの評価，フィードバック効果

（文献10より引用）

表2　各国のガイドラインによる術前絶飲食時間

	飲　料	固形食	除　外
イギリス	3時間前	6時間前	救急/消化管疾患
カナダ	2時間前	6〜8時間前	
米　国	2時間前	6時間前	救急/消化管疾患
ノルウェー	2時間前	6時間前	救急/胃腸疾患
スウェーデン	2〜3時間前	前日深夜まで	救急/胃腸疾患
ドイツ	2時間前	6時間前	

（文献12より引用）

表3　術前絶飲食ガイドラインによる術前絶飲時間

摂取物	絶飲時間（時間）
清澄水	2
母　乳	4
人工乳・牛乳	6

（文献13より引用）

ERAS®が日本に普及する中で，実際の患者満足度を伴った身体的回復を促進するため，2012年から日本外科代謝栄養学会によるESSENSEプロジェクト（日本外科代謝栄養学会周術期管理改善プロジェクト）が推進されている。基本理念として，①生体侵襲反応の軽減，②身体活動性の早期自立，③栄養摂取の早期自立，④周術期不安軽減と回復意欲の励起が挙げられており，ERAS®の推奨する介入によって得られる「患者状態」を明確に意識することが中心的な方法論で，今後の成果が待ち望まれる[14]。

ESSENSEプロジェクト

症例 62歳男性。胸部下部食道癌

入院前経過：
身長157cm，体重47kg，体重減少2kg／月。3カ月前よりつかえ感を自覚し近医受診。上部消化管内視鏡検査を施行され，胸部下部食道に狭窄を伴う全周性腫瘍を認め，細径のファイバースコープのみ通過した。当院を紹介され，外来で経口流動食が1日500mL，500kcal処方されたが経口にての摂取量が不十分で，流動食も摂取不能となったため，栄養管理と精査を目的に入院した。胸部下部食道癌，cT3N1M0，ステージⅢと診断され，待機的手術が予定された。

入院後経過：
透視下に経鼻栄養チューブを挿入。1日に1,250kcal，1,250mLの経管栄養と経口補水液500〜1,000mLを術前日まで投与した。入院より3週間後に手術（胸腔鏡下食道切除術，腹腔鏡補助下胃管作成術，後縦隔経路再建術，チューブ空腸瘻造設術）を施行。1病日より空腸瘻を用いて経管栄養を開始。7病日に透視検査を行い，縫合不全や狭窄を認めないため，食事を開始した。術後14病日に退院した際は術後食7割摂取，

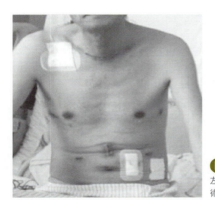

図1 術後7病日
左側腹部から腸瘻チューブが挿入されている．胸腔鏡手術，腹腔鏡補助下手術によって創の短縮が図られている．

空腸瘻より400kcal投与中であった（**図1**）。退院1カ月後に外来受診をした際に空腸瘻を抜去した。

治療ポイント：
進行食道癌による狭窄のため，食事摂取が不能になることがある。経鼻栄養チューブによる栄養管理を行いながら術前精査を行い，待機的な手術を施行した。術後経口摂取が進まないことが予想されるときは術中に空腸瘻を作成し，術直後から退院後の状態が安定するまでの期間，必要十分な経腸栄養を継続することが可能となる。

■ 文 献

1) 宮田 剛：重症患者になぜ栄養が必要なのか？ 人工呼吸 26(1)：54-58，2009.
2) Detsky AS, et al：Evaluating the accuracy of nutritional assessment techniques applied to hospitalized patients：methodology and comparisons. JPEN J Parente Enteral Nutr 8(2)：153-159，1984.
3) Bozzetti F：Rationale and indications for preoperative feeding of malnourished surgical cancer patients. Nutrition 18(11-12)：953-959，2002.
4) Klein S, et al：Nutrition support in clinical practice：review of published data and recommendations for future research directions. Clin Nutr 16(4)：193-218，1997.
5) Braga M, et al：ESPEN guidelines on parenteral nutrition：surgery. Clin Nutr 28(4)：378-386，2009.
6) Lewis SJ, et al：Early enteral feeding versus "nil by mouth" after gastrointestinal surgery：systematic review and meta-analysis of controlled trials. BMJ 323(7316)：773-776，2001.
7) Pearl ML, et al：A randomized controlled trial of early oral analgesia in gynecologic oncology patients undergoing intra-abdominal surgery. Obstet Gynecol 99(5 Pt 1)：704-708，2002.
8) Feo CV, et al：Early oral feeding after colorectal resection：a randomized controlled study. ANZ J Surg 74(5)：298-301，2004.
9) Braunschweig CL, et al：Enteral compared with parenteral nutrition：a meta-analysis. Am J Clin Nutr 74(4)：534-542，2001.
10) Fearon KC, et al：Enhanced recovery after surgery：a consensus review of clinical care for patients undergoing colonic resection. Clin Nutr 24(3)：466-477，2005.
11) Soop M, et al：Preoperative oral carbohydrate treatment attenuates immediate postoperative insulin resistance. Am J Physiol Endocrinol Metab 280(4)：E576-E583，2001.
12) 高橋伸二：麻酔前の絶飲食 「何も飲まないように！」から「炭水化物含有飲料を飲んで！」へ．LiSA 18(6)：554-558，2011.
13) 日本麻酔科学会：術前絶飲食ガイドライン，2012．(http://www.anesth.or.jp/guide/pdf/guideline_zetsuinshoku.pdf)
14) 宮田 剛，他：術後回復促進のためのエッセンス 日本外科代謝栄養学会ESSENSEプロジェクト．日本手術医学会誌 35(1)：13-17，2014.

中野 徹

11. 癌患者の在宅経腸栄養

Point

▶在宅経腸栄養の保険適用となるのは，原因疾患の如何にかかわらず，在宅経腸栄養以外では栄養の維持が困難な場合とされる。在宅での癌医療が重要な位置を占めるようになった今，「在宅での栄養状態の維持」は，癌治療ならびに在宅管理を継続する上で最優先されるべき課題である。

▶在宅経腸栄養は，在宅で終末期を迎えるにあたって，経口摂取ができない状態での栄養管理法の1つの選択肢となる。いかに経鼻，経胃腸瘻栄養カテーテルをうまく利用し，在宅患者の栄養状態を改善し，QOL向上に役立てるかを常に模索する必要がある。

1 在宅経腸栄養療法（home enteral nutrition：HEN）の一般的な適応

HENの大前提として，まず腸が安全に使用できることが必要である。食事が十分摂取できずに，入院期間がいたずらに遷延する症例や，在宅においても栄養摂取が不十分で低栄養状態となる危険性のある症例がHENの適応となる。

経腸栄養法は静脈栄養法に比べ，管理が簡便かつ安全で，重篤な合併症も少ない。静脈栄養でのbacterial translocationや免疫能の低下も回避できる。在宅の場合においても腸管が安全に使用できれば，HPNではなくHENを選択すべきである。

KEYWORD
管理の簡便さ・安全性
bacterial translocationの回避
免疫能の低下の回避

HENの適応としては，①摂食・嚥下障害：脳血管障害，神経筋疾患などによる嚥下障害症例，②炎症性腸疾患（クローン病），短腸症候群症例，③食事が十分摂取できない消化器手術後症例（食道癌・胃癌などの術後），④食事が十分摂取できない進行・再発癌患者などである。このうち，最も症例数が多いのは，脳血管障害の嚥下障害症例である[1]。その多くは寝たきりの高齢者で，経鼻的胃管を挿入するか，胃瘻を造設して，HENを行っている。嚥下障害に比較して頻度としては低いが，炎症性腸疾患，特にクローン病は重要なHEN適応症である[1]。経腸栄養剤を飲むこともあるが，患者自身で経鼻的にカテーテルを挿入し，夜間に栄養剤を注入することが勧められている。

癌患者に対するHENは，食事が十分摂取できない消化器癌手術後患者や進行・再発癌患者が適応となる。腹部手術時に経腸栄養カテーテルを留置し，術後に食事量が少ない症例にはHENを行うことにより，QOLを保つことができる[2]。一

方，癌が進行した状態で，食事摂取が不十分で低栄養状態になる危険性のある患者に対して，経鼻栄養カテーテルやPEGによる胃瘻から，在宅で経腸栄養を行うことがある。

2 消化器癌術後患者のHEN：術中空腸瘻造設（図1・2）による在宅・入院を通したシームレスな栄養管理法

1 術中の経腸栄養アクセスルートの作成

消化器癌の手術において，術後の経口摂取量が減ったり，低栄養状態が起こると判断された場合には，術中に経腸栄養のアクセスルートを作成することによって，術直後の経腸栄養ばかりではなく，在宅での栄養補助に経腸栄養の投与が可能となる[2]。消化器癌患者で，高齢者，術前から合併症のある例，癌の遺残が避

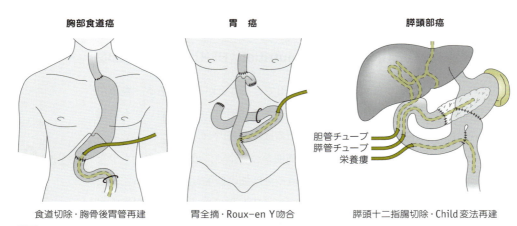

胸部食道癌　　　　　胃癌　　　　　膵頭部癌

胆管チューブ
膵管チューブ
栄養瘻

食道切除・胸骨後胃管再建　　胃全摘・Roux-en Y吻合　　膵頭十二指腸切除・Child変法再建

図1 消化器癌手術時の空腸瘻造設方法

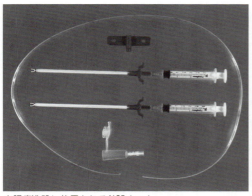

空腸瘻造設に使用されるNCJキット

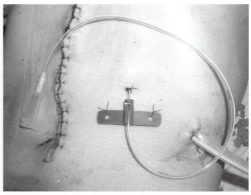

胃全摘時のNCJで造設した空腸瘻

図2 消化器癌手術時の空腸瘻造設の例
NCJ：needle catheter jejunostomy

けられない例，再発が必至の例などには，経腸栄養カテーテルを術中に留置することで，入院から在宅へのシームレスな栄養管理が可能となる[3]）。

筆者らは，胃癌，食道癌，膵臓癌手術症例には，術中に空腸瘻を造設している（**図1**）。空腸瘻はNCJ（needle catheter jejunostomy）キットを用いて作成している（**図2**）。

シームレスな栄養管理 術中の空腸瘻造設

2 術後の経口摂取量低下とHENの適応

胃癌症例では胃全摘，亜全摘などが，食道癌患者には開胸開腹下で，食道切除，胃管再建が行われるのが一般的である。このような手術が行われた場合，正常な胃がなくなってしまい，食物の貯留が困難になり，多かれ少なかれ経口からの食事摂取量は低下する。術後の食事摂取量が少ないために，栄養の摂取ができず，術後の入院期間が遷延することをしばしば経験する。

近年，高齢化社会に伴い，高齢者の胃癌，食道癌の手術が増加している。高齢者の胃全摘例や食道切除症例では，極端に経口摂取量が減り，食事だけでは十分な栄養が得られない症例も多い。いったん退院しても，毎日近くの医院や診療所で点滴を受けている例もみる。このような症例に対して，HENはよい適応となる（**図3**）。

胃癌・食道癌の増加

胃癌や食道癌の手術時に経腸栄養カテーテルを空腸に留置しておくことにより，術後の経腸栄養管理を可能にし，その後に食事摂取量が少ない場合にはすぐさまHENに移行することにより，退院が可能となる[4]）。このような症例は，癌の再発・再燃がなければ，時間経過とともに徐々に食事摂取量が増加していくので，経腸栄養補助を減らしていくことが可能である。術後の大部分の患者は在宅での経腸栄養補助の必要がなく，退院前に経腸栄養カテーテルを抜去している。HENに移行する患者は，胃全摘の場合は1/5程度であり，食道癌手術後ではそれより多い[4]）。

3 HENの練習

手術後，食事摂取量が少なく，HENの必要性があると考えられる症例は，なるべく早く，HENの練習に入るようにする。患者，家族および介護者にHENの趣旨と内容を病棟看護師および在宅看護部より説明する。その時点で訪問看護の必要性があるかを判断する。① 経腸栄養剤の調整法，保存法，② 栄養チューブとコンテナー，バッグ，ポンプなどの接続方法，③ 栄養剤の投与方法，注入速度の調節法，④ ポンプの操作法，充電法，接続の仕方など，⑤ 経腸栄養施行時の合併症とその症状，対処法，⑥ 入浴，シャワーの仕方，などを指導する。

退院直前には，経腸栄養剤の1日量も決定されるため，チューブセットの交換

輸液＋経腸栄養		経腸栄養＋経口食
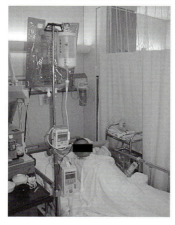	経口摂取量のチェック	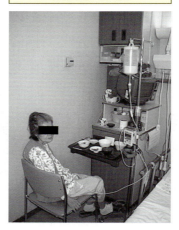

図3　消化器術後患者の在宅経腸栄養療法（術後栄養管理から在宅経腸栄養までの過程）

の方法，時刻を再確認し，薬剤，機材の調達と受け取りを確実に行う。また薬剤師による服薬指導も並行して行う。特に，患者や家族の戸惑いをなくすためにも，入院時に使用した器具やポンプと同じものを在宅でも使用できるようにしなくてはならない。経腸栄養剤のスタンドやポンプはレンタルを使用している。当院では，作成しているHENの指導要項パンフレットにしたがって，確実に，指導，機材調達を図っていくようにしている。

4　退院後の在宅経腸栄養

　退院後，HENは経口摂取の補助として施行される。日中は活動して，夜間にポンプを用いて40〜80mL/時間で栄養剤を注入し，1日400〜1,200kcalを経腸栄養で補っている。定期的な外来通院時に食事摂取量，体重変化などを観察し，投与量を調節している。癌再発がない患者であれば，多くの場合退院後徐々に経口摂取が増加し，HENの必要がなくなる。筆者らの胃癌術後の統計では，在宅栄養補助の期間は，退院後6カ月以内が40％，1年以内が75％である。しかし，3年以上の症例も10％弱認められる[4]。

　在宅でこのような空腸瘻の経腸栄養補助を行った患者の50％は，外来化学療法を施行している。癌患者の化学療法は入院から外来治療へと移行してきており，その治療の基盤として，栄養状態の維持は必要不可欠なものである。

　せっかく留置した経腸栄養カテーテルもいったん抜去してしまうと，1日で瘻孔は閉鎖してしまい，将来に起こりうる低栄養状態に対して栄養補助が不可能となってしまう。筆者は，一時的に使用しなくなった腸瘻の開存を維持するために，

在宅経腸栄養の練習（入院中）		在宅経腸栄養・夜間の栄養補助
↑	退 院	↑
NST		NST

在宅経腸栄養パンフレット，在宅経腸栄養チェックリスト
ポンプの貸し出し

　シリコンの細いボタンである「アナホジキ」を使用している（**図4**）。在宅において経口摂取が減り，経腸栄養の補助が必要になった時点で，「アナホジキ」を抜き，経腸栄養カテーテルを空腸に再び留置する。このようにすれば，術後，在宅，再発を通じて，栄養状態の面からの患者のQOLの維持が可能となり，在宅療養が継続できる[1]。

　以上のように，消化器手術時に経腸栄養カテーテルを留置することにより，経腸栄養による術後栄養管理に始まり，術後経口摂取不良の例では退院後は夜間のHENを施行することが可能である。この方法は消化器術後のシームレスな栄養補助を可能とし，術後の早期退院，外来での栄養状態とQOLの維持に有効な方法である。

3 進行・再発癌患者に対するHEN

　消化器癌が再発し，徐々に悪化していくと，食欲不振，経口摂取量の低下，低栄養状態となる。栄養状態が低下すると化学療法や放射線療法に対しても容易に副作用が起こるため，治療の継続のためにも，栄養状態の維持は必要である。サプリメント的に栄養剤の経口的な摂取ができればよいが，多くの場合，摂取ができないか，できたとしても，ごく少量に限られる。

　在宅経腸栄養を行うに際し，上記のような手術時に留置された空腸瘻が存在しない場合は，新たに腸管のアクセスルートを確保する必要がある。主な経管栄養ルートは，①経鼻胃管，②胃瘻（作成方法：PEG，外科手術による）[5]，③空腸

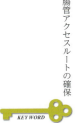

KEY WORD：腸管アクセスルートの確保

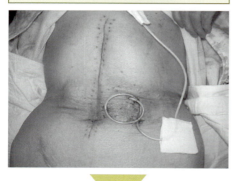
在宅経腸栄養：栄養改善時

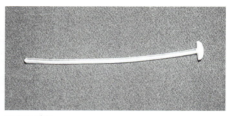
アナホジキ

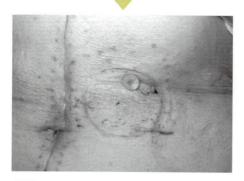

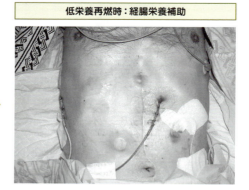
低栄養再燃時：経腸栄養補助

図4 経腸栄養中止時の空腸瘻の維持

瘻（作成方法：外科手術，PEG-Jなど）[6]，④食道瘻（作成方法：PTEG）[7]などである。上部消化管の手術が行われ，胃に切除が加えられている場合は，PEGが不可能のことも多く，そのような場合にはPTEGはよい適応である。また，外科的な空腸瘻の作成は局所麻酔でも可能なので，比較的容易に行える。

4 HENに必要な器具およびその取り扱い

　HENを効果的に行うためには，器具やその取り扱いに関する知識が必要となる。経腸栄養を施行するためには，栄養剤のほかに，チューブ（経鼻，経胃腸瘻チューブ），栄養剤を入れるコンテナー，ボトルやバッグ，それに付属するライン，経腸栄養用のポンプが必要である。経腸栄養用チューブ，バッグ，コンテナーなどは医療保険上，在宅経管栄養法用栄養管セットで算定され，経腸栄養用注入ポンプは注入ポンプ加算で算定される。

1 経腸栄養剤

　天然濃厚流動食と，人工濃厚流動食にわけられる。人工濃厚流動食はさらに，

①経腸栄養剤はアミノ酸を窒素源とする成分栄養剤，②ジペプチド，トリペプチドを窒素源とする消化態栄養剤，③蛋白質を窒素源とする半消化態栄養剤に分類される。成分栄養剤，消化態栄養剤，半消化態栄養剤の一部が薬品扱いで，天然濃厚流動食，半消化態栄養剤の一部が食品扱いとなっている。

現在，注入ポンプ加算（1,250点/月）と栄養管セット加算（2,000点/月）が算定できる在宅成分栄養経管栄養法指導管理料（2,500点/月）の保険適用としてHENに使用できる経腸栄養剤は医薬品扱いの成分栄養剤（エレンタール®）と消化態栄養剤（ツインライン®NF）のみとなっている。医学上の適応と医療保険適用とに若干のずれがあり，半消化態栄養剤にも在宅成分栄養経管栄養法指導管理料の保険適用を拡大すべきであろう。また，今後HEN症例の増加とともに，経腸栄養剤の宅配などのシステムも充実すべきである。

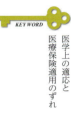

KEYWORD 医学上の適応と医療保険適用のずれ

2 注入ポンプ

経腸栄養用のポンプは国産，輸入を含め，数種類販売されている。胃瘻では重力で滴下してもよいが，空腸瘻では代用胃として注入ポンプを用い，少量持続投与が原則で，ボーラスでは容易に下痢を起こす。しかし，経腸栄養に空腸が慣れてくれば，間欠的な投与も可能となる。

注入ポンプを使うと体位や体動による注入速度の影響が少ないので，注入量が多い場合や，夜間就寝時に注入する場合，あるいはジャケット，ショルダーバッグなどの利用時にも使用する必要がある（図5）。

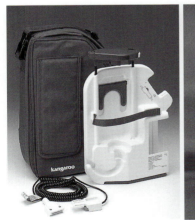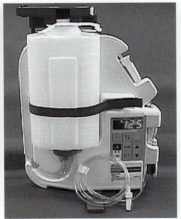

図5 持ち運びに便利なショルダーバッグ内に格納できる経腸栄養のセット

3 注入用バッグおよびシェーキングボトル

注入用バッグは数種類が入手可能であり，それぞれ注入ラインが接続されている。容量も500～1,200mLのものがあり，適切なものを使用する。この場合は，経腸栄養剤をあらかじめ調整しておいてからバッグに入れる手順となる。これに対して，シェーキングボトルは経腸栄養剤と適量の微温湯を入れ，シェイクすることにより調整し，そのまま注入ボトルとして使用できる。

バッグやボトルは洗浄・乾燥時の代替や破損を考えて複数個用意する必要がある。一部の液状経腸栄養剤はそのパックが注入バッグになるように工夫されているものもあり，細菌汚染予防や介護の軽減の面で工夫されている。

4 経腸栄養ボトルのスタンド（図6）

在宅で忘れてはならないのは，経腸栄養ボトルとポンプが付けられるスタンドである。自宅で鴨居などにボトルを吊す工夫もなされているが，トイレや外出を考慮に入れる際には，ポータブルのスタンドを利用するとよい。また，ボトルとポンプのスタンドがショルダーバッグに格納できるものも市販されている。

5 在宅での器具の洗浄

経腸栄養剤は細菌のよい培地でもあるので，器具の洗浄は確実に行わなくてはならない。HENでは器具や経腸栄養剤の清潔な取り扱いを注意深く指導する必

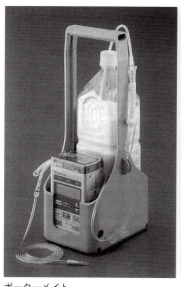
ポーターメイト

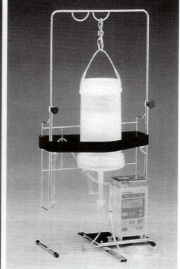
コンパクトスタンド

図6 在宅経腸栄養用のスタンド

要がある。

　筆者らが以前行ったボトル洗浄の研究では，流水での洗浄，熱湯での洗浄，中性洗剤のみでの洗浄では12時間で細菌が10^5/mL以上となったが，中性洗剤で洗浄後，次亜塩素酸ナトリウム溶液（ミルトン®など）に浸けるか，中性洗剤で洗浄し熱湯を通すと細菌増殖が抑えられ，新しいボトルとほぼ遜色がないことが判明した[8]。

　また筆者らの調査では，PEG施行患者のPEGのカテーテルの培養からMRSAや緑膿菌の細菌増殖がみられた例は，すべて推奨された洗浄法を施行していない例であった。患者や家族の指導では，中性洗剤で洗浄の後，次亜塩素酸ナトリウム溶液に浸し，自然乾燥することを勧めるべきである。

症例　78歳男性。噴門部進行胃癌，肝転移（術前診断）

主訴： 上腹部痛

入院時経過：

噴門部胃癌（StageⅣ），肝転移に対し胃全摘術，Roux-en Y吻合，肝部分切除を行い，手術中にNCJキットを用いて空腸瘻造設術を施行した（図2）。手術時に腹膜転移が発見された。術後は空腸瘻からの早期経腸栄養で管理。術後2週間後も，食事摂取が少なく，全粥2割程度しか摂取できなかった。夜間，注入ポンプを用いて10時間かけて800kcal，800mLの経腸栄養剤を注入する計画を立て，空腸瘻からの在宅経腸栄養の練習を開始した。同時にパクリタキセルとテガフール・ギメラシル・オテラシル（ティーエスワン®）の化学療法を開始した。

退院後経過：

退院後も食事摂取量は非常に少ない状態が続いた。計画通りのHENを行い，栄養状態を維持しつつ，外来化学療法を2週に1回行った。6カ月の間，無再燃で経過している。

治療ポイント：

上部消化管の食道癌，胃癌術後は，特に高齢者，StageⅣ以上，合併症併発例などで極端に食事摂取量が低下し，栄養サポートが必要な症例をしばしば経験する。手術中に空腸瘻を造設することにより，在宅でも空腸瘻からのHENを行うことができる。癌患者自身でポンプの使用，経腸栄養の調整，器具の洗浄などを行うことを入院中に指導し，スムースなHENへの移行を行うことが大切である。

■文 献

1) 丸山道生：腸ろうからの栄養管理．臨床栄養 102（3）：273-280，2003．
2) 丸山道生：空腸瘻．経腸栄養バイブル（丸山道生，編），日本医事新報社，2007，p134-137．
3) 丸山道生：在宅経腸栄養療法．経腸栄養バイブル（丸山道生，編），日本医事新報社，2007，p256-260．
4) 丸山道生：外来における栄養管理の現状—外科手術後患者の外来栄養管理．静脈経腸栄養 20（1）：13-19，2005．
5) 丸山道生：内視鏡的胃瘻造設術（PEG）と栄養管理．臨床栄養 102（4）：393-400，2003．
6) 丸山道生：腸管アクセス（経鼻胃管，PEJ，PTEGなど）および経腸栄養剤の汚染．臨床栄養 102（5）：529-536，2003．
7) 大石英人，他：食道瘻　経皮経食道胃管挿入術（PTEG）．外科 64（4）：434-438，2002．
8) 朝倉佳代子，他：経腸栄養ボトル及び経腸栄養剤の細菌汚染に関しての検討．JJPEN 19（2）：157-159，1997．

丸山道生

12. 癌患者の在宅静脈栄養

Point

▶在宅静脈栄養法を実施するにあたっては，患者，家族が十分に手技を修得可能で，安全に実施できることを確認し，院内外での管理体制が整っていることが不可欠である。

▶癌終末期においては代謝の変動などから，①pre-cachexia（前悪液質），②cachexia（悪液質），③refractory cachexia（不可逆的悪液質）の3期にわけられており，栄養療法が有効な時期から無効になる時期に徐々に変化する。したがって，投与エネルギー，投与水分など病態にあわせて計画・実施することが重要である。

1 在宅静脈栄養（HPN）

在宅静脈栄養（home parenteral nutrition：HPN）は，①消化吸収の機能障害があり，②在宅における長期の栄養療法を必要とする，場合に行われる。なかでも，在宅における高カロリー輸液を「在宅中心静脈栄養法」と呼ぶ。『在宅中心静脈栄養法ガイドライン』では，実施前提条件として以下が示されている[1]。

①原疾患の治療を入院して行う必要がなく，症状が安定しており（末期癌を除く），HPNによって生活の質（QOL）が向上すると判断される。

②医療担当者のHPN指導能力が十分で，院内外を含む管理体制が整備されている。

③患者と家族が中心静脈栄養（total parenteral nutrition：TPN）の理論やHPNの必要性を十分認識して，両者がHPNを希望し，家庭での輸液調整が問題なく，注入管理も安全に行えて合併症の危険が少ないと判断される。

在宅中心静脈栄養法

2 癌患者における在宅静脈栄養の特徴

癌患者におけるHPNは上記のごとく，短腸症候群などの良性疾患で施行する場合と異なり，安定した病態ではなく，進行性の病態のもとで施行しなければならない。そのため図1[2]のように，栄養療法が有効な治療法（QOL向上，余命延長）である時期（pre-cachexia）から，無効な時期を経て，QOLを悪化させる時期（refractory cachexia）へと徐々に変化する中で行われることが多く，病態に応じ治療内容を変える（いわゆるギアチェンジ）必要がある。

ギアチェンジ

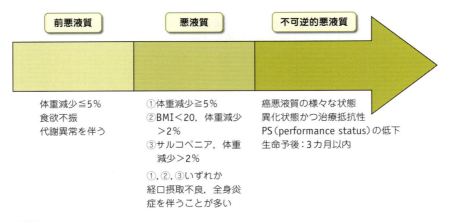

図1 HPN中に起こりうる癌悪液質の代謝変動からみた分類

（文献2より引用）

　2013年には，推定余命1カ月以内の患者を対象に『終末期がん患者の輸液療法に関するガイドライン』が改訂されている。web上でも閲覧可能であり，参考にされたい[3]。

3 輸液注入ルート

1 体外式

1) Broviac®またはHickman®カテーテル（図2）

　ダクロンカフ付きのシリコンラバー製で，皮膚トンネルを作り固定する。カフが皮下組織で固定されるため，自己（事故）抜去と，皮膚刺入部からの感染を防止できる。

2) 末梢静脈挿入型中心静脈カテーテル（PICC，図3）

　末梢静脈挿入型中心静脈カテーテル（peripherally inserted central venous catheter：PICC）は，上腕または前腕から挿入する中心静脈カテーテルで，挿入時の動脈穿刺，気胸などの合併症が少ない。挿入後の感染も少ない。

2 埋め込み式（中心静脈ポート，図4）

　カテーテル部を中心静脈に留置し，ポート部を前胸部皮下に留置する。腕の静脈から中心静脈にカテーテルを挿入し，腕の皮下にポートを留置する場合もある。使用時にヒューバー針を刺入する。非使用時にはカテーテルの露出もないため，入浴の際も邪魔にならずQOL向上を考えると選択されやすい。

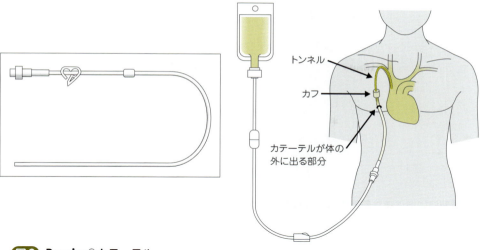

図2 Broviac® カテーテル
（株式会社メディコン：化学療法サポート［http://chemo-support.jp/］を元に作成）

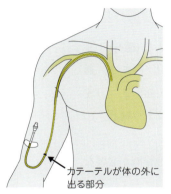

図3 末梢静脈挿入型中心静脈カテーテル（PICC）
（株式会社メディコン：化学療法サポート［http://chemo-support.jp/］を元に作成）

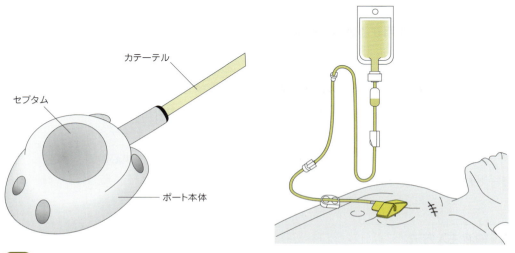

図4 皮下埋め込み型ポート（CVポート）
（株式会社メディコン：化学療法サポート［http://chemo-support.jp/］を元に作成）

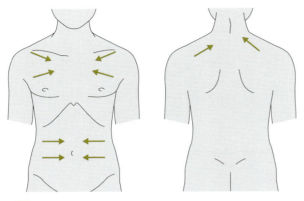

図5 皮下輸液法における注射針の挿入部位と挿入方向

（文献3より引用）

3 皮下輸液法

皮下静脈輸液は経静脈輸液が普及する前に行われていたが，近年では癌終末期の脱水治療として，再び見直されつつある。

前胸部，肋間，腹部または背部に翼状針またはテフロン針を刺入し（**図5**），①1mL/分の滴下速度（1.5L/日まで。刺入部が2箇所の場合は3.0L/日まで。通常は500～1,000mL/日程度）とし，②500mL/時間以下の投与速度で，③注射針，チューブの交換は1～4日ごとに行い，④生理食塩水，5%ブドウ糖液，1，3号液，各種リンゲル液などの等張液を用いる[3]。

禁忌は出血傾向がある患者や浮腫の強い患者である。また，急速輸液が必要な場合は有用ではない。当然ながら高カロリー輸液は使用できない。

KEY WORD：皮下静脈輸液

4 輸液ラインと使用する薬剤・器材

以下のものを使用する。

輸液製剤，輸液ポンプ，専用の輸液ライン（**図6**），ビタミン剤・微量元素製剤（ビタミン・微量元素添加のキット製剤の場合は不要），ヘパリン生食（フラッシュ用），消毒剤（0.5%クロルヘキシジンアルコール，または70%イソプロパノール，消毒用エタノール），綿棒，ドレッシング材，ヒューバー針（中心静脈ポートの場合），などである。

5 輸液注入方法

①持続注入法，②間欠注入法があるが，病態，投与必要量，患者の行動パタ

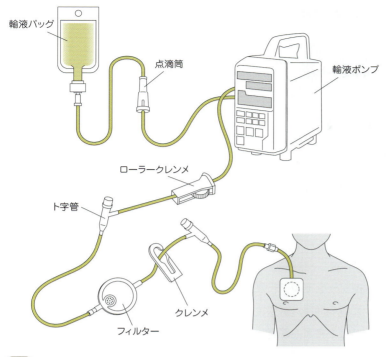

図6 HPN に使用する器材　　　　（テルモ株式会社資料を元に作成）

ーン，家族・本人の希望などを考慮して決める。

1　24時間持続注入法
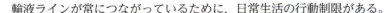

　24時間持続的に静脈内投与を行う方法で，生体の代謝の変動に与える影響が少ない。輸液ラインの交換は週1〜2回程度である。

　輸液ラインが常につながっているために，日常生活の行動制限がある。

2　間欠投与法

　1日のうち6〜12時間に限って注入する方法。残りの時間は輸液ラインから解放されるため，日常生活の行動がその間は制限されない。

　輸液ラインは毎日の交換が必要である。

6　患者・家族への指導

　在宅管理に向け，退院前に患者・家族への十分な指導が不可欠である。HPNの指導内容を**表1**に示す[4]。

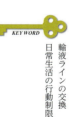

KEY WORD
輸液ラインの交換
日常生活の行動制限

表1　HPNの在宅管理に向けた患者・家族への指導内容

① 薬剤の管理方法・保管方法
② 輸液の準備と交換方法（輸液バッグの準備，手洗いや作業場所の準備）
③ 輸液バッグへの薬剤の混注方法（ビタミン剤・微量元素・その他の薬剤）
④ 輸液セットの取り扱い法（プライミングなど）
⑤ 携帯型輸液ポンプの使用方法
⑥ 輸液セットと中心静脈カテーテル
⑦ ヘパリンロックの方法
⑧ 側管からの薬剤注入法（脂肪乳剤など）
⑨ 入浴方法の指導
⑩ カテーテル刺入部の消毒方法
⑪ トラブルがあった時の対処方法
⑫ 使用物品の廃棄方法
⑬ 完全皮下埋め込み型カテーテルの消毒方法，ヒューバー針の取り扱い方法

（文献4より引用）

7 退院前カンファレンス

病院スタッフ（主治医，医療ソーシャルワーカー，退院調整看護師など）と在宅診療医との連携が必要で，患者の病態，家族背景などの情報を共有する。無菌調剤が可能な薬局も利用することを考え，確認しておく。

KEYWORD：病院スタッフと在宅診療医の連携

8 日常の管理

医療スタッフが訪問した時に，カテーテル関連の合併症（血栓，カテーテル感染，カテーテル位置異常など），代謝性合併症（高血糖，低血糖，電解質異常，脂肪酸欠乏症，微量元素欠乏症など）のチェックとともに，問診，触診からなる主観的包括的アセスメント（subjective global assessment：SGA）や採血結果などから栄養状態，悪液質の進行程度を判定する。おおまかな余命の判断も行う。

KEYWORD：カテーテル関連合併症　代謝性合併症

9 保険点数加算

在宅静脈栄養に関する保険点数は，下記が算定できる。
① 在宅中心静脈栄養法を行っている患者に対し，指導管理を行った場合：3,000点/月
② 輸液セット：2,000点
③ 注入ポンプ：1,250点

在宅中心静脈栄養に関する輸液セットは，1カ月の使用が6組までは「在宅中心静脈栄養法用輸液セット」として2,000点であるが，使用数が7組を超えると，7組目以降は，特定保険医療材料「在宅中心静脈栄養用輸液セット」として算定できる（本体1,490円，付属品：①フーバー針411円，②輸液バッグ406円）。

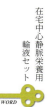

KEYWORD：在宅中心静脈栄養用輸液セット

| 症例 | 61歳男性。大腸癌，多発肝転移 |

臨床経過：
上行結腸癌術後の肝転移の診断で肝右葉切除を行った。中心静脈ポートを造設し，FOLFOX6療法を行ったが，半年後に残肝に多発転移が見つかった。FOLFIRI療法に加え分子標的薬を追加し，4th lineまでの化学療法を行ったが，肝切除後2年でPD（progressive disease）となり，BSC（best supportive care）の方針となった。外来で経過観察中，体重減少，食欲不振にて入院した。

入院時経過：
経口摂取を補う目的で1,500mL／日の高カロリー輸液（『終末期がん患者の輸液療法に関するガイドライン』では中心静脈を利用して10％を超える糖質濃度の維持輸液を投与することと定義）を開始した。患者本人が在宅での療養を希望されたため，本人，妻に在宅管理に必要な手技を指導し，往診専門のクリニックにHPNを依頼した。

在宅管理経過：
開始当初は1,500mL／日の高カロリー輸液を継続し，自宅周りの散歩などを行っていた。HPN開始後，1カ月を過ぎる頃から臥床する時間が多くなり，るい痩も著明となったため，1,000mL／日の中カロリー輸液（10％以下の糖質濃度の維持輸液）に変更した。さらに半月後には腹水も貯留し，下腿の浮腫もみられるようになり，傾眠傾向となった。輸液を500mL／日に減らして経過をみていたが，変更後10日で永眠された。

治療ポイント：
中心静脈ポートを使用してHPNに移行したが，悪液質の進行に伴い，輸液量を減少させた。HPNではカテーテルを含めた輸液管理に加え，悪液質の進行程度，余命の判断から点滴内容変更のタイミングを図ることが重要である。

■文 献

1) 在宅中心静脈栄養法マニュアル等作成委員会：医療者用 在宅中心静脈栄養法ガイドライン（総合健康推進財団，編）．文光堂，1995．
2) Fearon K, et al：Definition and classification of cancer cachexia：an international consensus. Lancet Oncol 12(5)：489-495，2011．
3) 日本緩和医療学会緩和医療ガイドライン委員会，編：終末期がん患者の輸液療法に関するガイドライン2013年版，金原出版，2013．
4) 井上善文：在宅中心静脈栄養法を診療報酬の面から考察する．静脈経腸栄養 19(1)：25-29，2004．

土屋　誉

13. アミノ酸インバランス療法

【Point】

▶「アミノ酸インバランス」は，摂取する窒素源の組成を変化させることで生体内における特定のアミノ酸の過剰/減少を起こし，病態の治療に利用する試みである。

▶ S-1に葉酸を追加した新規開発中抗癌剤の胃癌に対する臨床試験が進行中で，その結果が待たれる。

1 アミノ酸インバランス療法

「アミノ酸インバランス」とは，摂取する窒素源の組成を変化させることにより，生体内で特定のアミノ酸の過剰もしくは減少を起こし，それを種々の病態の治療に利用する試みである。インバランスによる非可逆的な失調ではなく，特定のアミノ酸の過剰または減少による可逆的な代謝失調を起こすことを目的としている。急性リンパ性白血病の治療においてアスパラギナーゼが使用されるが，これは血中のL-asparagineを分解することでアスパラギン需要の高い腫瘍細胞を代謝失調状態にして効力を発揮する治療法である。

わが国では，様々なアミノ酸を含まない製剤によるアミノ酸インバランス療法が実験的に試みられてきたが，この中で五関らにより，含硫アミノ酸を排除したアミノ酸輸液で細胞増殖が障害されることから，硫黄（S）抜き，すなわちメチオニン欠インバランス療法（RT療法）として癌治療に対する臨床応用が試みられていた。食事内容の制限だけで有効なアミノ酸インバランス状態を起こさせることは難しいことから，RT療法ではシステインを含んでいない総合アミノ酸製剤をもとに，メチオニンを含まないアミノ酸製剤AO-90を作製し，これを唯一の窒素源として投与した。

さらに，経口的な食物摂取を禁止して中心静脈栄養（total parenteral nutrition：TPN）により窒素源以外の糖質，脂質をはじめビタミン，ミネラル，電解質などといった，生体の必要とする物質を十分に補うことにより人工的にメチオニン欠乏状態を導入した。この結果，一定期間であればTPNを用いることで非可逆的な変化を起こすことなく，生体内で十分なメチオニンの減少を起こすことに成功した。さらに，RT療法に化学療法を併用することで，切除不能進行胃癌症例で化学療法の効果増強が得られることが明らかにされた[1]。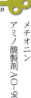

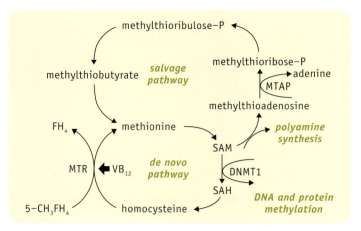

図1 メチオニンの代謝（salvage pathway と *de novo* pathway）

DNMT1：DNA methyltransferase 1. MTR：methionine synthase.
SAM：S-adnosylmethionine. SAH：S-adnosylhomocysteine.
MTAP：methylthioadenosine phosphorylase. FH$_4$：tetrahydrofolate

　メチオニンは蛋白合成，DNAのメチル化，ポリアミンの合成などにおいて重要な必須アミノ酸であり，メチオニンを減らすことは，特に生育・増殖にメチオニンが不可欠とされている癌の増殖を制御するのに有効と考えられている。組織培養においてメチオニンを欠いた培養液中では，種々のメチオニン依存性の癌細胞はメチオニンを合成できないために死滅することが示されている。

　この癌増殖におけるメチオニン依存の機序に関しては，salvage pathway といわれるポリアミン合成と関連した代謝経路内のMTAP（methylthioadenosine phosphorylase）の活性や，細胞内でホモシステインからメチオニンを合成する，いわゆる *de novo* pathway 内のMTR（methionine synthase）の活性，MTRの補酵素となるビタミンB$_{12}$の代謝などに問題を有するなど，各種の異常が指摘されているものの（図1），いまだ明らかでない部分も多い[2]。

2 メチオニン制限と化学療法の併用効果

　メチオニン制限と化学療法の併用効果については，葉酸代謝と関連して以下の機序が考えられている。

　①腫瘍内のメチオニン濃度の低下が，癌細胞内でのメチオニン合成を活発化する。

　②methionine synthase 活性が上昇し，この酵素に共役しているメチル葉酸からの活性葉酸の合成が盛んになる。

　③その結果，腫瘍内メチレン葉酸濃度を高め，thymidylate synthase（TS），

活性葉酸

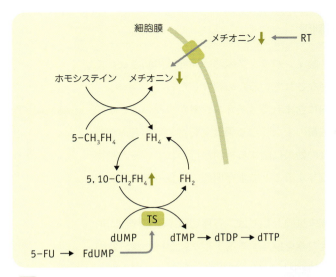

図2 メチオニン制限と5-FUの併用によるbiochemical modulation
TS：thymidinylate synthase

　FdUMP（フルオロデオキシウリジン一リン酸），メチレン葉酸コンプレックス生成を促進し，TS阻害率を高め，DNA合成障害を増強し，腫瘍増殖を抑制する（図2）。

　フルオロウラシル（5-FU）-ホリナート（LV）療法では活性葉酸を投与することで5-FUの効果を増強するが，RT療法ではメチオニン制限を行うことで生体内の活性葉酸の合成を増加させ，5-FUの増感効果を獲得している。またメチオニン制限により癌細胞にて，細胞周期のS/G2期におけるブロックが生じたとの報告もあり，メチオニン制限により抗癌剤がより効果的に作用する状況が生じている可能性も考えられる[3]。

3 RT療法の効果とその開発状況

　RT療法は市販を前提に開発が進められ，切除不能進行再発胃癌に対してRT療法群と通常のTPN群にわけて各々14日間のTPN管理を行い，マイトマイシン（MMC），5-FUを投与する臨床試験が行われた。CR＋PRの有効例は，RT療法群では26.3％とコントロール群での8.1％に比べ有意（$p=0.013$）に高く，50％生存日数も180.5日と，コントロール群の11.5日より有意に延長した。

　RT療法は以上のような効果が臨床的に確認されたが，第Ⅱ相臨床試験まで行われた段階で，残念ながら開発が中止されたまま現在に至っている[4]。

4 海外におけるメチオニン摂取制限

このように，わが国におけるアミノ酸インバランス療法の開発は中断されたままであるが，海外では異なった展開がなされているため紹介したい。

豆類は，肉類と比較すると蛋白質内に含まれるメチオニン量が少ないことが知られており，結果的にメチオニン摂取量の少なくなる菜食主義者の平均寿命が長いことが注目され，メチオニン制限食の効果に関する検討が行われている。動物実験レベルではメチオニン制限食を投与することで生存期間の延長や老化予防が可能であったとの報告もある[2)5)]。

豆類に含まれる蛋白質量

メチオニン制限の癌治療における臨床試験としては，各種切除不能転移性固形腫瘍患者を対象に，メチオニン制限食のみを投与する第Ⅰ相試験が行われ，血中メチオニン濃度は最初の2週間で58％減少したが，アルブミンやプレアルブミンの濃度には変化を認めず，栄養状態は維持しえたことから，経口食によるメチオニン制限は転移性固形腫瘍患者に対して安全かつ継続可能であると結論づけられている[6)]。

経口食によるメチオニン制限

フランスからは，2週間のメチオニン制限食にFOLFOX6を平均3コース併用投与した11例の臨床試験の報告がある。メチオニン制限食により血中メチオニン濃度が1日目に58％に低下したと報告されている。治療効果の評価が可能であった4例のうち3例でPR，残る1例はSD(stable disease)相当の効果が得られたことから，本療法は有望な治療法であり，メチオニン制限食と化学療法の併用についてさらに臨床試験での検討を行うべきと結論されている[7)]。

メチオニン制限食＋FOLFOX6

5 メチオニン分解酵素による展開

経口的なメチオニン摂取制限を行ったとしても，実際にはメチオニンは体内でもホモシステインから合成される。そのため，十分なメチオニン濃度の低下を得るためには，わが国で行われたRT療法のように経口摂取の完全な中断を行うことや，何らかの方法による血中メチオニンの分解が必要になる。

1973年に，血中メチオニンを分解するメチオニン分解酵素(methioninase)が*Clostridium sporogene*から発見され，その後*Pseudomonas putida*より安定した活性を発揮する酵素が見出された。methioninase遺伝子を導入した大腸菌によって合成されたメチオニン分解酵素が細胞レベルでは多種の腫瘍細胞株に増殖抑制効果を呈することが明らかにされ，臨床使用をめざして開発が続けられている[8)]。

メチオニン分解酵素(methioninase)

以上，わが国で開発されたメチオニン制限を中心としたアミノ酸インバランス療法について述べた．昨今の抗癌治療はもっぱら分子標的薬がtopicを集めている一方，5-FU，テガフール・ギメラシル・オテラシル（S-1）といった現在広く使用されている薬剤は作用機序が葉酸代謝と強い関連を有する．

　S-1に葉酸を追加した新規開発中抗癌剤の胃癌に対する臨床試験が進行中であり，その結果によってはわが国において開発された化学療法とメチオニン制限の併用は再び注目される可能性があるものと考えられる．

新規開発中抗癌剤（S-1＋葉酸）

■文　献

1) 五関謹秀，他：抗癌化学療法におけるアミノ酸インバランス輸液．JJPEN 13(3)：211-220，1991.
2) Cavuoto P, et al：A review of methionine dependency and the role of methionine restriction in cancer growth control and life-span extension. Cancer Treat Rev 38(6)：726-736，2012.
3) Goseki N, et al：Synergistic effect of methionine-depleting total parenteral nutrition with 5-fluorouracil on human gastric cancer：a randomized, prospective clinical trial. Jpn J Cancer Res 86(5)：484-489，1995.
4) 田口鉄男，他：進行・再発胃癌に対するAO-90（メチオニン欠如アミノ酸輸液）の後期第Ⅱ相試験（外科部会）．癌と化学療法 22(6)：743-764，1995.
5) He YC, et al：Effect of complex amino acid imbalance on growth of tumor in tumor-bearing rats. World J Gastroenterol 9(12)：2772-2775，2003.
6) Durando X, et al：Optimal methionine-free diet duration for nitrourea treatment：a Phase I clinical trial. Nutr Cancer 60(1)：23-30，2008.
7) Durando X, et al：Dietary methionine restriction with FOLFOX regimen as first line therapy of metastatic colorectal cancer：a feasibility study. Oncology 78(3-4)：205-209，2010.
8) Tan Y, et al：Broad selective efficacy of recombinant methioninase and polyethylene glycol-modified recombinant methioninase on cancer cells *In Vitro*. Anticancer Res 30(4)：1041-1046，2010.

〈長濱雄志，五関謹秀〉

14. 癌の予防や治療に関するサプリメント

【Point】

- ▶癌の予防や治療に関するサプリメントの有効性のエビデンスで明確になっているものは，現時点ではほとんどないと言ってよい。
- ▶癌の治療・治癒の効果を暗示している製品の多くは，サプリメントと認識されている錠剤やカプセル状を呈する，「いわゆる健康食品」である。
- ▶患者は医療関係者にサプリメントの利用を伝えず，医療関係者は患者にその利用を質問しないといった状況がある。両者の積極的なコミュニケーションにより，科学的根拠のある治療にサプリメントが悪影響を及ぼすことがないようにしたい。

1 サプリメントの名称と製品の実態

1 サプリメント製品の名称と患者の認識

　サプリメントとは，一般に栄養補助食品や健康補助食品あるいは健康食品と呼ばれる製品の中で，特定成分が濃縮された錠剤やカプセル状の製品が該当すると考えられている。しかし，日本では「サプリメント」という言葉に明確な定義がないことから，想定する製品は人によって異なっている[1]。

サプリメントの定義

　たとえば，ゼリーやスナック菓子，飲料といった明らかに通常の食品形態をした製品をサプリメントと認識している人がいれば，医薬品として流通している総合ビタミン剤などをサプリメントと思っている人もいる。ちなみに，米国では「従来の食品・医薬品とは異なるカテゴリーの食品で，通常の食品と紛らわしくない錠剤・カプセル等の形状のもの」がdietary supplement，ヨーロッパでも同様のものがfood supplementと定義されている。

　日本ではサプリメントという製品に対する認識が人によって異なることから，医療関係者が患者からサプリメントに関する相談を受ける際，患者が話している"サプリメント"がどのような製品であるかを確認することが肝要である。

2 国が機能や特別の用途への表示を認めている製品

　人が経口摂取するもので，医薬品（医薬部外品も含む）以外のものはすべて食品と判断されている。そして，通常の食品に，医薬品のような身体の構造や機能

に影響する表示をすることは，原則として認められていない．ただし，保健機能食品（栄養機能食品，特定保健用食品，機能性表示食品の総称）と特別用途食品については，限られた範囲で保健機能や特別の用途に適する表示を国が例外的に認めている（許可・承認等は2009年9月より厚生労働省から消費者庁へ）．機能性表示食品は，2015年4月から施行された食品表示法（消費者庁所管）により，国ではなく事業者の責任で食品の機能性の表示が認められている食品である．

機能性表示食品

このようなことから，健康効果等を標榜している製品は，国が機能等の表示を制度化して認めている製品と，それ以外の製品（いわゆる健康食品）に二分できる（表1）．ちなみに，癌の治療・治癒の効果を暗示している製品の多くは，サプリメントと認識されている錠剤やカプセル状の「いわゆる健康食品」となっている．

「特定保健用食品」は，健康が気になり始めた者が表示されている保健効果を期待して利用する食品であり，その利用対象者は病者ではない．「栄養機能食品」

表1 健康効果や保健効果を標榜した食品

1. 国が機能等の表示を認めている製品

特別用途食品		乳児，妊産婦・授乳婦，病者など，医学・栄養学的な配慮が必要な対象者の発育や健康の保持・回復に適するという，特別の用途の表示が国によって許可された食品．
保健機能食品	特定保健用食品	特定の保健の目的が期待できることを表示した製品で，特保（トクホ）とも呼ばれる．国がヒトでの保健効果および安全性を最終製品として審査・許可．現時点で許可されている製品のほとんどは明らかな食品形態． 注：制度が創設された時の分類の関係上，特別用途食品の1つでもある．
	栄養機能食品	国の定めた規格基準でビタミンやミネラルなどの栄養素に栄養機能が表示できる製品．現時点で規格基準が定められているのはビタミン13種類とミネラル6種類（亜鉛，カルシウム，鉄，銅，マグネシウム，カリウム），n-3系脂肪酸のみ．国への届け出や審査は不要で，製造者の自己認証により表示されている．2015年4月から鶏卵を含めた生鮮食品にも表示ができるようになった．製品の形状は，錠剤・カプセル状から，通常の明らかな食品形態まで多様．
	機能性表示食品	販売前に安全性および機能性の根拠資料などを消費者庁に届けることで，国の審査・許可を受けずに事業者の責任において，科学的根拠に基づいた機能性が表示できる食品．文献のレビューを根拠として表示することも可能である．病者・未成年者・妊産婦などは利用対象者でない．

2. 国が機能等の表示を認めていない製品（いわゆる健康食品）

機能性食品	食品の三次機能（体調調節作用）に着目し，その機能性を標榜した食品全般が該当．ヒトでの科学的根拠が曖昧なものが多い．1の"機能性表示食品"は国が制度化した食品名で，この"機能性食品"とは同等ではない．
栄養補助食品	米国の制度で用いられている"dietary supplement"の日本語訳と考えられるもの．国が制度化・定義しているものではない．
健康補助食品	栄養成分の補給や健康の保持・増進および健康管理の目的で摂取される食品として，公益財団法人日本健康・栄養食品協会が提唱しているもの．
サプリメント	一般には米国の"dietary supplement"のように特定成分が濃縮された錠剤やカプセル形態のものが該当．ただし，日本では言葉に明確な定義がないため，想定する製品は人によって様々．
無承認無許可医薬品（違法な製品）	行政の検査によって違法に医薬品成分が含有されていたり，医薬品のような病気の治療・治癒をうたった製品であることが判明したもの．

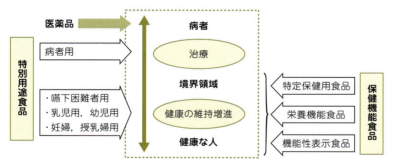

図1 特別用途食品，保健機能食品（特定保健用食品，栄養機能食品，機能性表示食品）とその想定される利用対象者の関係

（消費者庁：[http://www.caa.go.jp/foods/pdf/syokuhin66.pdf] 掲載資料を元に作成）

は，通常の食事からでは該当成分の摂取量が不足していると考えられる者が，その成分を補給・補完する目的で利用することを想定した食品である。「機能性表示食品」は，疾病に罹患していない者が対象となっており，疾病に罹患している者・未成年者・妊産婦（妊娠を計画している者を含む）・授乳婦は対象となっていない。また特別用途食品や栄養機能食品，および，アルコール飲料・脂質やナトリウム等の過剰摂取につながる食品は，該当しない。

このように，国が認めている保健機能食品や特別用途食品であっても，医薬品のような「病気を治療する」「予防する」「診断する」といった表現をすることはできない。これは，そのような製品があくまで食品の1つであることを明確にし，医薬品と誤認されることを避けるためである。保健機能食品や特別用途食品と，それぞれの食品の想定される利用対象者の関係は **図1** の通りである。

2 医薬品とサプリメントの違い

サプリメントは錠剤やカプセル状を呈しているため，医薬品と誤認あるいは混同されることが多い。しかし，食品に分類されているサプリメントと医薬品では，**表2**のように，製品の品質（有効成分量や有害物質の混入の有無），有効性や安全性に関する科学的根拠の質と量，利用環境という3点で大きな違いがある。

たとえば，医薬品は一定の純度の成分が含有されるように品質が確保されて製造されているが，サプリメントでは含有成分の純度が製品によって様々で，必ずしも品質が確保されている保証はない。同じ名称のサプリメントでも，有効成分量がかなり異なる製品，有害成分が無視できない量で混入している製品もある。

また，サプリメントでは医薬品のような崩壊試験が実施されていない製品があり，そのような製品では，目的とする成分の必要量が消化管から吸収されるかど

KEY WORD
品質
有効性・安全性
利用環境

表2 医薬品と，食品として流通しているサプリメントとの主な相違点

	医薬品	サプリメント
製品の品質	同じ品質のものが製造・流通．製品は，製造管理および品質管理の基準（GMP，適正製造規範）に基づいている．	「同じ名称」でもまったく品質の異なるものが存在．良いといわれている原材料が有効な摂取量を考慮せずに複数添加されている．
有効性と安全性に関する科学的根拠の質と量	病者を対象とした安全性・有効性の試験を実施．臨床試験のガイドラインがある．	病者を対象とした試験は実施されていない．安全性試験が実施されていたとしても対象は健常者．
利用環境	医師・薬剤師により，安全な利用環境が整備されている．	原則として製品の選択・利用は消費者の自由．

うかが不明である。

サプリメントの中には成分名のみの表示で，含有量表示のないものがある。そのような製品では適切な摂取量が正確に判断できない。表示されている成分の含有量と内容量が一致しないサプリメントについては，既存の学術情報を製品に外挿することが難しく，結局は製品が有効とも安全とも判断することができない。このようなケースは，天然・自然を強調して利用者に安全性を暗示している天然植物エキスなどを添加した製品でよくみられる。

医薬品では病者を対象とした多くの安全性や有効性の試験が実施されているが，サプリメントではヒト試験がほとんど実施されておらず，安全性試験が実施されていたとしても，その対象者は健常者である。したがって，病者が利用した時にどのような悪影響が発現するかについてはまったく不明である。

3 癌とサプリメント

1 患者のサプリメント利用実態

癌患者は，科学的根拠に基づく治療が困難と思われる状況にあったり，放射線療法や化学療法などで耐えられない副作用を受けたりすることがある。そのような状況で，魅力的な効果を標榜・暗示したサプリメントに注目してしまう。

国内の癌患者を対象として実施された調査では，癌患者の約4割以上が何らかのサプリメントや健康食品を利用しているという結果が示されている[2]。しかし，現状においてサプリメントが適切に利用されているとは言えず，むしろ科学的根拠に基づいた治療の妨げになっていることが多い。

そのような問題が起きる最も大きな原因は，不確かな情報の氾濫である。サプリメントが利用される際に参考にされている情報は，科学的根拠がきわめて乏しく，安全性に対する配慮がなされていないものが多い[3]。具体的には，友人・知

KEY WORD
不確かな情報の氾濫

人・親戚，インターネット上の商品販売サイト，あるいは一般書籍の情報である。一方で医療関係者から提供されている情報はほとんど参照されていない。

癌患者の利用体験談を書籍にまとめ，それがサプリメントの販売に利用されていた事例（いわゆるバイブル商法）では，掲載されていた体験談が捏造であったことが発覚した。患者が「食品は安全で，医薬品は副作用がある」と誤解し，医薬品による科学的根拠に基づく治療を放棄したことで，病状が悪化して取り返しがつかなくなった事例もある。

2 癌とサプリメントに関する有効性のエビデンスの現状

癌の予防や治療に関するサプリメントの有効性のエビデンスで明確になっているものは，現時点ではほとんどないといってよい。

抗酸化に関与するβ-カロテン，ビタミンE，ビタミンC，セレンなどの癌予防効果が注目されているが，それらの有効性は明確でなく，むしろ過剰に摂取した条件では有害であるといった現象も認められている。

癌の治療や治癒の効果についても，サプリメントの有効性を支持する明確な根拠は現時点では得られていない。たとえば，ビタミンEやCなどの抗酸化サプリメントが，化学療法や放射線治療によるフリーラジカルの影響を低減して治療効果を高めるという報告もあれば，逆に低下させてしまうという報告もある。

天然の植物成分を含むサプリメントが，癌の治療や治癒の効果を示すという情報がインターネットなどで流されているが，それらを含むサプリメントのヒトで実施された信頼できる科学的研究情報はきわめて少ない。その原因の1つとして，天然植物では有効成分がいまだに明確に特定できているものが少なく，特定されていたとしても植物の産地・収穫時期によって有効成分の含量が一定しないことが挙げられる。天然の植物などは細菌汚染している可能性も高く，製品の品質には特に注意が必要である。青酸配糖体の1つであるアミグダリンの事例では，以前は米国やメキシコを中心に癌の治療に使われていた時期もあったが，その後に実施された臨床研究から，「癌の治療，改善および安定化，関連症状の改善や延命に対していずれも効果がなく，むしろ青酸中毒を起こす危険性がある」という結論が出され，その注意喚起情報が政府機関から出されている[4]。

KEYWORD
ヒト試験データ
摂取量と生体影響
（dose-response）

サプリメントのエビデンスで不足している情報として，信頼できる研究デザインで実施されたヒト試験データと，安全で効果的な摂取に必要な摂取量と生体影響（dose-response）に関するデータがある。サプリメント中の有効成分が，微量しか含まれていなくても有効性が期待でき，また多量に摂取しても安全といった誤解があるのは，摂取量と生体影響のデータや考え方が乏しいためである。

癌患者は，良いと噂されているサプリメントをいくつも摂取する傾向がある

が，複数の製品を摂取することの有効性はまったく検証されていない。複数のサプリメントの摂取は，有害影響が発現した時の原因の特定を困難にし，実施されている科学的根拠に基づく治療に影響する要因も複雑にしてしまう。また複数のサプリメントを摂取することにより通常の食事の摂取量が低下し，本来必要とされる栄養成分が不足することにもなってしまう。

以上のようなサプリメントに関する基礎的な情報，有害情報ならびに，製品に利用されている成分に関する現時点の有効性・安全性情報については，「健康食品」の安全性・有効性情報（http://hfnet.nih.go.jp/）から閲覧できる。また，癌の補完・代替医療に関する情報は，「統合医療」情報発信サイト（http://www.ejim.ncgg.go.jp/）から提供されている。

KEYWORD 複数のサプリメントの摂取

4 サプリメント利用に際して留意すべき事項

サプリメントは「良い・悪い」と両極端に判断できるものではなく，「誰が，どのような製品を，どのような目的と期間で利用するか」によって，有益にも有害にもなる。サプリメントについて最も明確にしておくべきことは，サプリメントは医薬品ではなく，あくまで食品の1つであり，患者の自己判断で治療や治癒を目的に利用できるものではないということである。医師に黙って患者が自己判断でサプリメントを利用すると，科学的根拠に基づく治療が阻害されることになってしまう。

癌患者は低栄養状態になる可能性が高く，また通常の食品から必要なビタミンやミネラルなどの栄養成分が摂取できない状況にある。そのような際には，医療関係者の管理下で品質の確かなサプリメントを使用して，不足している栄養成分を補給することは有益と考えられる。また，患者がサプリメントの利用を希望し，製品の有効性や安全性の現状について十分に理解しているなら，その利用をまったく否定することもできない。ただし，サプリメントの利用はあくまで補足的であり，利用によって有害影響が発現しないことが前提である。

癌患者がサプリメントを利用したことで受ける有害影響としては，抗癌剤とサプリメント成分の相互作用がある。抗癌剤は生体に対して強い作用を及ぼすことから，相互作用の影響は通常の医薬品の場合よりも大きい。抗癌剤とサプリメントの相互作用は，抗癌剤の消化管からの吸収部位，薬物代謝酵素の部位，薬理作用を発現する部位で想定され，特に薬物代謝酵素を介した影響が大きい。

セイヨウオトギリソウ（St. John's wort）は，うつに対する効果が示されているサプリメント素材であるが，多くの医薬品代謝に関与する肝臓薬物代謝酵素CYP3A4を誘導し，薬効を減弱させることが知られている[5]。同様の相互作用は，他のサプリメント成分でもありうるが，現時点ではほとんどわかっていない。

KEYWORD 相互作用

表3 サプリメントと抗癌剤の相互作用の可能性

サプリメントの成分	抗癌剤	併用による影響
ビタミンA	パクリタキセル（抗悪性腫瘍薬）	骨髄抑制等の副作用が増強するおそれがある。肝臓薬物代謝酵素（p450-CYP2C8，CYP3A4等）の阻害により，パクリタキセルの代謝が阻害され，パクリタキセルの血中濃度が上昇する可能性がある。
	トレチノイン（急性前骨髄球性白血病治療薬）	トレチノインはビタミンA活性代謝物であるため，作用が増強される可能性がある。
薬物代謝酵素を誘導するセイヨウオトギリソウ（St. John's Wort，セント・ジョーンズ・ワート）	イリノテカン塩酸塩水和物（I型DNAトポイソメラーゼ阻害型抗悪性腫瘍薬）	イリノテカンは主にカルボキシルエステラーゼにより活性代謝物（SN-38）に変換されるが，CYP3A4により一部無毒化される。St. John's WortによりCYP3A4が誘導されるとイリノテカンの活性代謝物（SN-38）の血中濃度が低下し，作用が減弱するおそれがある。
	イマチニブメシル酸塩（抗悪性腫瘍薬：チロシンキナーゼインヒビター）	主に薬物代謝酵素チトクロームP450（CYP3A4）で代謝されるので，CYP酵素を誘導するセイヨウオトギリソウ（St. John's Wort）含有食品との併用により，本剤の代謝が促進され，血中濃度が低下する可能性がある。
エストロゲン様の作用を有する成分（イソフラボンなど）	タモキシフェンクエン酸塩（抗エストロゲン剤）	イソフラボンはエストロゲン様作用を持っているため，タモキシフェンの抗エストロゲン作用が減弱する可能性が考えられる。

（『JAPIC医療用医薬品集2016』，『Clinical guide to Oncology Nutrition（2nd ed.）』chapter16より作成）

現在知られている抗癌薬とサプリメントの相互作用は，**表3**の通りである。この例においても，市販されているサプリメントの品質が多様であることから，相互作用の有無を正確に判断することはかなり難しい。そのため安全性を考えれば，癌患者がサプリメントと抗癌剤を併用することは避けるのが賢明といえる。

　患者は医療関係者にサプリメントの利用を伝えず，医療関係者は患者にその利用を質問しないといった状況がある。そのため，患者と医療関係者の間のより積極的なコミュニケーションが求められている。コミュニケーションがうまくいけば，患者が現代の科学的知識では理解できない不確かな情報に惑わされることはなく，またサプリメントに関する誤認や誤解を正すことができ，実施されている科学的根拠のある治療に，サプリメントが悪影響を及ぼすこともない。

KEYWORD 患者と医療関係者の積極的コミュニケーション

■文献

1) 佐藤陽子，他：薬剤師，栄養士，一般人のサプリメント利用行動と意識の実態に関する検討．臨床栄養 111(5)：675-684，2007．
2) Hyodo I, et al：Nationwide survey on complementary and alternative medicine in cancer patients in Japan. J Clin Oncol 23(12)：2645-2654, 2005.
3) 梅垣敬三：サプリメントの安全性と品質．薬事 50(7)：1019-1024，2008．
4) Moertel CG, et al：A clinical trial of amygdalin (Laetrile) in the treatment of human cancer. N Engl J Med 306(4)：201-206, 1982.
5) Hu Z, et al：Herb-drug interactions：a literature review. Drugs 65(9)：1239-1282, 2005.

〔梅垣敬三〕

15. 癌の補完代替医療（漢方薬）と栄養療法

Point

▶ 癌の侵襲的治療を行う場合，栄養療法や漢方治療による守りの治療を併せて行っていくことは，肉体的にも精神的にも負担を軽減することにつながる。

▶ いくつかの漢方処方を知るだけでも，十分に臨床医療で活用することは可能である。副作用や禁忌をよく知った上での漢方応用が望まれる。

1 補完代替医療とは

　癌患者から「この中国の漢方薬は，癌に良いと聞いたのですが？」と聞かれたことがある医療従事者は多く，その返答に難渋した経験を一度はお持ちのことと思う。まず，補完代替医療として「漢方薬」を理解し活用するためには，「補完代替医療とは？」を最初に理解する必要があり，次に日本で使われている「漢方薬」について知識を整理することが大切となる。

　日本補完代替医療学会，厚生労働省がん助成金研究班，米国国立補完代替医療センターそれぞれの定義は，以下の通りである。

・日本補完代替医療学会（http://www.jcam-net.jp/）
　「現代西洋医学領域において，科学的未検証および臨床未応用の医学・医療体系の総称」

・厚生労働省がん研究助成金（課題番号：17-14）「がんの代替療法の科学的検証と臨床応用に関する研究」班および独立行政法人国立がん研究センターがん研究開発費（課題番号：21分指-8-4）「がんの代替医療の科学的検証に関する研究」班編集「がんの補完代替医療ガイドブック」第3版（www.shikoku-cc.go.jp/hospital/guide/useful/newest/cam/dl/pdf/cam_guide(3rd) 20120220_forWeb.pdf）
　「補完医療とは，私たちが受けている現代西洋医学を補う『補完する』医療。代替医療とは，現代西洋医学に取って代わる，言葉通り『代替する』医療」

・米国国立補完代替医療センター（National Center for Complementary and Alternative Medicine：NCCAM）（http://nccam.nih.gov/）
　「一般的に従来の通常医療とみなされていない，様々な医学・健康管理システム，施術，生成物質など」

表1 補完代替医療（CAM）の分類（米国NCCAMによる：2012.2.1時点）

分類と名称	内容
天然産物 （natural products）	ハーブ，ビタミン，ミネラル，栄養補助食品，プロバイオティクスなど
心身医療 （mind and body medicine）	瞑想，ヨガ，鍼灸，深呼吸訓練，催眠療法，イメージ療法，漸進的弛緩法，気功，太極拳など ※アーユルベーダ医療（インド伝統医学）や中国伝統医学の概念が背景にある
手技療法と身体技法 （manipulative and body-based practices）	脊椎の徒手整復術（マニピュレーション），マッサージ療法など ※カイロプラクティックやオステオパシー医学の概念が背景にある
その他 （other CAM practice）	運動療法（ピラティス，ロルフィングなど），エネルギー療法（レイキ，ヒーリングタッチなど），ホメオパシーなど

複数のカテゴリーに該当するCAMもある．
（厚生労働省がん研究助成金「がんの代替療法の科学的検証と臨床応用に関する研究」班，独立行政法人国立がん研究センターがん研究開発費「がんの代替医療の科学的検証に関する研究」班：がんの補完代替医療ガイドブック第3版，2012）

　補完代替医療は，現代西洋医学以外の医療を示す言葉として使われており，多種多様な治療法が含まれる．米国NCCAMでは，天然産物（natural products），心身医療（mind and body medicine），

手技療法と身体技法（manipulative and body-based practices），その他（other CAM practice）に分類されており，そのうち漢方薬治療は法律上は医薬品ではなく，現時点ではハーブ，食品とされている（**表1**）．

　日本で漢方薬は一般的に，薬剤（医療用医薬品，一般用医薬品，民間薬）と食品（サプリメント，健康食品，トクホなど）が混在し，誤解が生じやすい．補完代替医療における漢方および漢方薬は，このうち，食品を意味する．

2 漢方薬とは

　日本伝統医学を「漢方」と呼び，中国伝統医学は「中医学」，韓国伝統医学は「韓医学」といい，その理論体系と治療方法はそれぞれ独自のものがある．

　「漢方」において，治療として用いる生薬で構成された処方を漢方薬と呼び，日本では日本薬局方に収載されている176種の生薬と，収載されていない80品目以上の生薬が使用されている．しかし，中国では300種以上の生薬が使用されており，中国と同名で呼ばれている生薬でも使用する部位が異なったり，植物自体が異なることもある（**表2**）[1]．

　また，実際に使用されている処方の生薬構成，生薬量，使用方法も異なる．

KEY WORD
漢方
中医学
韓医学

表2 日本と中国での同名異物品生薬

生薬	日本	中国
インチンコウ	花穂	綿インチン
ケイシ	桂枝	肉桂
ボウイ	Sinomenium acutum REHDER et WILSON	Stephania tetrandra S. MOORE
コウボク	Magnolia obovata THUNB	Magnolia officinalis REHDER et WILSON
トウキ	Angelica acutiloba KITAGAWA	Angelica sinensis DIELS

　日本の安全基準は厳しく，海外で使われている医薬品が国内で使用制限があるように，生薬についても国内で使用禁止になっているものがあるので注意が必要である。

　日本で医師が処方している漢方薬はすべて保険医療制度に基づいた医療行為として認められているものであり，安全性が保証されている。しかし，海外からの輸入薬品については，安全性を担保するものはない。

　つまり，「この中国の漢方薬は，癌に良いと聞いたのですが？」という問いに対しては，癌患者個人として使用することは認められているが，医療として安全性や有効性を保証するものはなく，個人の責任において使用するにとどめるものと説明するしかない。

3 癌患者への漢方医学の応用と栄養診断

　栄養管理として，1日必要エネルギー量を考え，炭水化物，蛋白質，脂質などの成分比を決めていくことは重要であり，漢方医学による栄養療法を同時に行うことも可能である。漢方医学に食事養生が不可欠であることから，漢方医学が持つ独特の漢方理論を併用することにより，癌患者へのより深い理解と納得が得られるものと考える。

　そもそも漢方医学で用いる生薬は食品由来のものが多く，たとえば外科手術後の腸閉塞症治療として用いられる「大建中湯」の構成生薬は，サンショウ，ニンジン，カンキョウ（ショウガを乾燥させたもの），コウイ（麦芽糖）であり，すべて日常の食卓に上がるものである（表3）。

　漢方医学による栄養状態の診断方法として取り入れやすい理論は，「気血水」と「寒熱」である。以下，気血水を中心に解説する。

KEY WORD　気血水　寒熱

表3 大建中湯の構成生薬，有効成分，薬理作用

生薬	有効成分	薬理作用
山椒	dl-limonene, citronellal, sanshool, sanshoamide, xanthoxylin, xanthoxin, sanshotoxin, タンニン	環状ヌクレオチドに対する作用，抗腫瘍活性，免疫活性，局所麻酔，子宮に対する作用，蛋白質消化，血流増加，抗菌
紅参	ginsenoside Ro, Ra〜Rn, 20-glucoginsenoside-Rf, panaxynol（falcarinol）, β-elemene, panaxacol, dihidropanaxacol, panaxydol, b-sitosterol, b-sitosterol glucoside, panaxan A〜H, D-glucose, D-fuructose, sucrose, maltose, trisaccharide A, B, C, アミノ酸，ペプチド，塩基性物質（choline），ビタミンB群，ATP, arginine	中枢興奮，中枢抑制，抗ストレス・抗疲労，強壮，男性ホルモン増強，脳血流量増加，抗炎症，血圧降下，血糖降下，脂質代謝改善，抗潰瘍，抗腫瘍，抗老化，免疫賦活，肝障害抑制，向精神
乾姜	zingiberene, β-pinene, camphene, limonene, cineole, geraniol, borneol, nerol, zingerone, 〔6〕-shogaol, zingerone	鎮痛，鎮痙攣，鎮咳，血圧下降，強心，鎮吐，胃腸運動調節，抗消化性潰瘍，腸管内輸送促進，利胆，肝障害予防・改善，抗炎症，紫外線による皮膚障害抑制，プロスタグランジン生合成阻害
膠飴	maltose, dextrin, 蛋白質，脂肪	

4 気血水による栄養診断と治療

　気血水の概念については，様々な説明がなされている。「気」は体を巡る作用で目にみえないもの，「血」は体を巡る目にみえるもので赤い液体，「水」は体を巡る目にみえるもので透明な液体とされている[2]。

1 気虚（ききょ）

　「気虚」とは，気そのものが弱まり種々の機能が低下している，いわゆる元気のなくなった状態である。これには癌と診断されたことによる精神的負担から起こる食欲低下，術後の全身衰弱による食事摂取量減少，補助療法の副作用による経口摂取不良などの病態も含まれる。

　化学療法の副作用により起こる食欲低下は，物理的な消化管の狭窄や閉塞状態がないと判断された場合には消化管機能低下を考える。一方，長期治療による全身倦怠感（気分が悪い，食後眠くなる，体がだるい，疲れやすい）や，精神的負担（元気がない，やる気が出ない）による経口摂取の減少のような状態を「気虚」と呼ぶ。気虚と診断された場合の治療には，補気剤としての漢方薬を用いる（表4）。補気剤とは，言葉通り「気」を補う処方である。

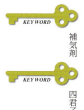

補気剤

四君子湯

1）四君子湯

　別名補気湯とも呼ばれ，人参・甘草・生姜・白朮・茯苓・大棗という生薬からなる。生姜（ショウガ）と大棗（ナツメグ）は昔，患者の家に食用として置いてあったため，この2生薬を除いた4生薬を指して四君子湯と呼ぶ。使用目標としては，

表4 気虚に用いる代表的な補気剤

処　方	構成生薬	効能または効果
四君子湯（シクンシトウ）	人参・甘草・生姜・白朮・茯苓・大棗	胃腸虚弱, 慢性胃炎, 胃のもたれ, 嘔吐, 下痢
六君子湯（リックンシトウ）	人参・甘草・生姜・白朮・茯苓・大棗・陳皮・半夏	胃炎, 胃アトニー, 胃下垂, 消化不良, 食欲不振, 胃痛, 嘔吐
補中益気湯（ホチュウエッキトウ）	人参・甘草・生姜・白朮・大棗・陳皮・黄耆・当帰・升麻・柴胡	夏やせ, 病後の体力増強, 結核症, 食欲不振, 胃下垂, 感冒, 痔, 脱肛, 子宮下垂, 陰萎, 半身不随, 多汗症

胃腸虚弱で体力, 気力の衰えた人に用いる. 全身倦怠感が強く, 食欲不振があり, 痩せて顔色の悪い人が多い. 心窩部不快感, 悪心, 嘔吐, 腹鳴・下痢を伴うこともある[3]．

2）六君子湯

四君子湯に半夏, 陳皮を加えたものである. 使用目標は, 食欲不振, 食後の胃もたれ, 胃部不快感, 胃腸虚弱で冷え症の人, 全身倦怠感, げっぷ, 嘔吐などである. 陳皮に含まれるヘスペリジンによる5-HT$_4$受容体を介した胃排泄能調節作用[4], Hespatamethoxyflavoneによる5-HT$_{2B/2C}$を介した血漿アシルグレリン濃度増加による食欲促進作用[5], 脳内グレリン受容体増加によるニューロペプチドY発現による中枢性摂食行動の調整[6]などが報告されている.

3）補中益気湯

医薬の王様という意味から医王湯の別名がある. 使用目標は気力・体力が衰え, 倦怠感が強く, 疲れやすい人に用いる. 食後の眠気, 寝汗などを伴うこともある. 以前から化学療法の副作用軽減目的で投与されており, いくつかの報告がある[7]～[9]. また, 消化器癌術前投与によって手術侵襲に対する反応を軽減し, 術後の回復を促進するとの報告がある[10].

2　血虚（けっきょ）

術後の貧血や, 化学療法・放射線療法に伴う骨髄抑制や脱毛, 栄養不良に伴う貧血など, 顔色が悪く, 皮膚に潤いがなく, かさつくような状態を「血虚」という.
「血虚」とは血液が不足していること, つまり貧血を意味する. 血虚と診断された場合の治療には, 四物湯の関連漢方薬を用いる（表5）. 実際には, 四物湯単独で用いることは少なく, 四物湯に四君子湯と黄耆, 桂皮を加えた十全大補湯や人参栄養湯を用いることが多い.

1）十全大補湯

気虚と血虚がある場合に選択肢となる. 使用目標は体重減少, 皮膚乾燥などの

表5 血虚に用いる代表的な四物湯の関連漢方薬

処　方	構成生薬	効能または効果
四物湯 （シモツトウ）	人参・甘草・生姜・白朮・茯苓・大棗・当帰・芍薬・川芎・地黄	産後あるいは流産後の疲労回復，月経不順，冷え症，しもやけ，しみ，血の道証
十全大補湯 （ジュウゼンタイホトウ）	人参・甘草・白朮・茯苓・黄耆・桂枝・当帰・芍薬・川芎・地黄	病後の体力低下，疲労倦怠，食欲不振，寝汗，手足の冷え，貧血
人参養栄湯 （ニンジンヨウエイトウ）	人参・甘草・白朮・茯苓・黄耆・桂皮・当帰・芍薬・地黄・遠志・陳皮・甘草・五味子	病後の体力低下，疲労倦怠，食欲不振，寝汗，手足の冷え，貧血

肉体的な衰えを伴う場合であり，化学療法中の患者によくみられる病状に一致する．十全大補湯は胃癌と大腸癌の化学療法による白血球減少症に対して，白血球減少開始時期を延長し，減少開始時期から最低値までの期間も長くする[11]．また，胃癌術後補助化学療法（UFT投与）中の患者において，十全大補湯併用群では非併用群に比較して，サプレッサーT細胞の比率が3カ月間にわたり低下，細胞傷害性T細胞が1カ月後に増加，さらに食欲不振や全身倦怠感などの自覚症状を改善し有用であるとの報告がある[12]．

ここで大切なのは，下痢傾向がある場合は，十全大補湯の投与について注意が必要なことである．

2）人参養栄湯

気虚と血虚がある場合に選択肢となる．使用目標は健忘，眠りが浅い，動悸などの症状や，息切れ，咳嗽，喀痰などの呼吸器症状に寒気，四肢の冷えなどが伴う場合である．化学療法や放射線療法の骨髄抑制軽減作用[13)14)]や，栄養状態および全身状態の改善作用[9)15)]が認められている．

人参養栄湯

3 水毒（すいどく）

癌患者にみられる四肢・体幹の浮腫や胸水，腹水など，3rd spaceへ逃げた水分の貯留している場合を「水毒」という．「水毒」とは，血液以外の体液がもともとあるべきところへ過剰に存在するか，本来ない場所に存在する病態をいう．

水毒に関連する症状には，これ以外にも排尿障害，唾液・涙液・鼻汁・発汗なども含まれ，自覚症状としてめまい，頭重感，口渇，こわばり，水様性喀痰，下痢，動悸，耳鳴り，腹鳴，体が重い，がある[1)]．

水毒と診断された場合の治療方法としては，補剤（四君子湯，六君子湯，補中益気湯，十全大補湯，人参養栄湯）や五苓散などの漢方薬を用いる．これらには，茯苓（ブクリョウ），沢瀉（タクシャ），猪苓（チョレイ）などの利水剤と呼ばれる生薬が含まれている．

補剤
五苓散

5 漢方薬の副作用および禁忌

　癌患者の栄養療法において，漢方を用いることは有用である．しかし，漢方薬の副作用や禁忌を知らずに使用することは避けるべきである．

　生薬の副作用からみて注意すべき投与は，虚血性心疾患を有する症例への麻黄を含む処方，偽アルドステロン症，ミオパシー，不整脈を有する症例への甘草を含む処方，小児への附子を含む処方，便通異常を有する症例への大黄，芒硝を含む処方などである（**表6**）．この中でも甘草は多くの漢方処方に含まれる生薬であるので，1日量が2.5g以上にならないように注意する．

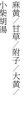

KEYWORD 麻黄／甘草／附子／大黄／小柴胡湯

　オキサリプラチン，アブラキサン，タキサン系薬剤などの副作用軽減に用いられる牛車腎気丸には，附子が含まれる．附子は，トリカブトから抽出されたアコニチンを主成分とする薬草である．附子による薬理作用のT_{max}は1時間以内で，8時間以内に体内から排出される．このため投与後の副作用モニタリングは，内服後30分とし，動悸，のぼせ，悪心などの出現を観察するとよい．

　漢方薬の禁忌について，よく知られているのが小柴胡湯である．1996年に間質性肺炎が社会的問題となったが，以下の3点の条件がある（詳細は，小柴胡湯の添付文書を参照）．

1. インターフェロン製剤を投与中の患者
2. 肝硬変，肝癌の患者［間質性肺炎が起こり，死亡等の重篤な転帰に至ることがある．］
3. 慢性肝炎における肝機能障害で血小板数が10万/mm³以下の患者［肝硬変が疑われる．］

表6 生薬の主成分と副作用

生薬	主要活性成分	作用	主な副作用症状	注意を要するポイント
マオウ	エフェドリン	交感神経興奮，中枢興奮	不眠，動悸，頻脈，興奮，血圧上昇，発汗過多，排尿障害	循環器疾患患者や高齢者への投与，交感神経興奮薬との併用
カンゾウ	グリチルリチン酸	カリウム排泄促進，ナトリウム再吸収促進	血圧上昇，浮腫，体重増加，脱力感，四肢の痙攣，麻痺，不整脈	血清カリウム値の定期的なチェック，漢方薬の多剤併用，利尿薬やグリチルリチン酸製剤との併用
ブシ	アコニチン類	神経毒	動悸，のぼせ，舌のしびれ，悪心	ブシ中毒
ダイオウ	センノシド，アントラキノン類	瀉下	下痢，浮腫	過剰投与
ボウショウ	硫酸ナトリウム	瀉下	下痢，浮腫	過剰投与

（文献2より引用）

甘草についても禁忌がある。

1. アルドステロン症の患者
2. ミオパシーのある患者
3. 低カリウム血症のある患者

［1～3：これらの疾患および症状が悪化するおそれがある。］

癌患者へ外科的治療，薬物療法，放射線療法などの侵襲的治療を行う場合，栄養療法や漢方治療によって守りの治療を併せて行っていくことは，肉体的にも精神的にも負担を軽減することにつながる。

これまでの医療では専門分野の知識を求め，横断的な知識による治療を併せて行うことに壁があった。今後は栄養療法ばかりでなく漢方治療も活用することにより，さらに癌治療に寄与することができる治療体系を確立できると考えられる。そのためには漢方医学の知識を身につける必要があるが，今回取り上げたいくつかの漢方処方を知るだけでも十分に臨床医療で活用することは可能である。漢方応用のこれからの大きな発展に期待したい。

症例　45歳女性。乳癌

主訴：食欲低下

治療経過：

右乳癌（Stage 0），乳房温存手術，センチネルリンパ節生検，術後放射線治療，ホルモン療法を開始した。

術後から続く食欲低下により，体重減少を認めている。術前45kgであった体重は，現在43kg（1.5カ月間）である。理学的所見並びに血液検査などでは，明らかな栄養障害を疑う所見はない。しかし，朝起きると身体がだるく，仕事から帰宅すると疲れて横になることが多いため，漢方医学による治療を希望して来院された。

漢方治療経過：

初診時，顔色が悪く，覇気がない。腹部所見では，心窩部に軽度の抵抗を認める。六君子湯エキス剤を1日3回，内服を開始した。このとき，空腹時に内服することを指示した。

内服開始後，1週間後には，朝の身体のだるさがなくなり，朝食を必ず食べるようになった。2週間後には，疲れにくくなり，体重が徐々に増え始めた。

4週間後には，術前の体重に戻り，顔色も良くなったため，内服を終了した。

治療ポイント：

栄養評価では異常を認めない病態においても，漢方医学診断では，病態の変化を評価することが可能である．本人の自覚症状や身体的変化について，漢方医学診断によって病態を明らかにする．このとき必要な知識は，難しい漢方医学理論ではなく，performance status（PS）による評価を応用すると良い．低侵襲な検査および治療でも，患者へ精神的あるいは肉体的負担がかかる．場合によっては，病名の告知や病態の説明だけでPSが低下する．このとき，PSによる5段階評価では診断できないわずかな変化をとらえることで，漢方治療を行う．

今回の症例は，PS 0あるいは1と診断されるが，臨床的に栄養評価を行って問題がない場合は，PS 0となる．しかし，漢方医学診断では，本人の自覚ならびに生活状態を勘案すると，PS 0.2あるいはPS 0.4の状態と考えられた．この変化を漢方医学では「気虚（ききょ）」と診断することができる[16]．

気虚に用いる漢方薬の六君子湯は，中年女性の精神的症状を伴う食欲低下に有効である．六君子湯をはじめ，気虚に用いる漢方薬は，特に空腹時に内服させると効果が発揮される．漢方薬に含まれる有効成分が食物繊維に吸着されることが知られているので，上部消化管に食物がない時間帯を選択させることが重要である．

■ 文 献

1) 日本東洋医学会学術教育委員会，編：入門 漢方医学，南江堂，2002, p18.
2) 日本東洋医学会学術教育委員会，編：専門医のための漢方医学テキスト，南江堂，2009.
3) 秋葉哲生：活用自在の処方解説，ライフ・サイエンス，2009, p156-157.
4) Hayakawa T, et al：Liu-Jun-Zi-Tang, a kampo medicine, promotes adaptive relaxation in isolated guinea pig stomachs. Drugs Exp Clin Res 25(5)：211-218, 1999.
5) Takeda H, et al：Rikkunshito ameliorates the aging-associated decrease in ghrelin receptor reactivity via phosphodiesterase Ⅲ inhibition. Endocrinology 151(1)：244-252, 2010Jan (Epub 2009Nov).
6) Yakabi K, et al：Rikkunshito and 5-HT2C receptor antagonist improve cisplatin-induced anorexia via hypothalamic ghrelin interaction. Regul Pept 161(1-3)：97-105, 2010Apr (Epub 2010Feb).
7) 乾 宏行, 他：補中益気湯による肺癌化学療法の副作用軽減効果．漢方と最新治療 2(1)：56-60, 1993.
8) 森 清志, 他：肺癌化学療法の全身倦怠感に対する補中益気湯の有用性．Biotherapy 6(4)：624-627, 1992.
9) 大原 毅, 他：補中益気湯，人参栄養湯のテガフールとの併用療法に関する有用性の検討．薬理と治療 21(11)：4423-4434, 1993.

10）斎藤信也，他：胃癌・大腸癌の手術侵襲に対する漢方補剤TJ-41の効果について．日本臨床外科学会雑誌 67（3）：568-574，2006．
11）鈴木眞一，他：癌化学療法患者における十全大補湯（TJ-48）の白血球減少症に及ぼす効果の検討．Progress in Medicine 15（9）：1968-1971，1995．
12）今野弘之，他：胃癌術後補助化学療法における十全大補湯併用による免疫能改善効果．Biotherapy 11（2）：193-199，1997．
13）山本　宝，他：女性性器癌患者の癌化学療法または放射線療法施行中の自・他覚症状，骨髄機能に及ぼす人参養栄湯の臨床評価について．Oncology & Chemotherapy 10（2）：126-134，1994．
14）長谷川和男，他：制癌剤の副作用軽減に対する漢方製剤（人参養栄湯，十全大補湯）の併用臨床効果．和漢医薬学雑誌 11（3）：181-187，1994．
15）荒木靖三，他：大腸癌術後に及ぼす漢方方剤の免疫学的検討．新薬と臨牀 41（7）：1670-1676，1992．
16）今津嘉宏，編：がん漢方，南山堂，2012，p36-48．

今津嘉宏

実践臨床
Q&A

実践臨床Q&A ● 第1章 アセスメント

Q1. 癌治療における栄養指標とは？

Answer

▶ 通常の栄養管理に用いられる指標と同様であるが、癌の進行度や患者の病態、それに伴う合併症や併存疾患の有無を十分に考慮する。

▶ 癌に対する治療（手術・化学療法・放射線療法）とそれらの施行時期との関連を十分に考慮して、値の推移や変化率にも注目し、栄養指標を解釈する。

▶ 癌患者では、体重など一部の栄養指標が、治療の継続性や予後の指標になることが最近明らかになっている。したがって、栄養指標を悪化させない管理が、結果的に長期予後向上に繋がる可能性がある。

1 癌患者に用いられる栄養指標

癌患者の栄養状態は治療前にまず評価され、その結果は、治療が可能かどうかの判断、あるいはその後のQOLの予測に必要である。基本的には通常の患者に用いられる各種栄養指標、すなわち、体重、血清アルブミン値、コレステロール値、コリンエステラーゼ値といった比較的半減期の長い栄養指標で客観的に栄養状態を評価することが多い。また、小野寺[1]のprognostic nutritional index（10×血清アルブミン値＋0.005×総リンパ球数）のように複数の項目からなる栄養指標が、耐術あるいは予後の予測に有用であることも知られている。これらの指標は、担癌状態の患者の栄養指標として考える。

しかし、食道癌や胃癌による狭窄や出血、大腸癌による腸閉塞といった消化管の通過障害をきたすような病態では経口摂取困難で、初診時の状態のまま治療を開始することは危険であり、何らかの栄養サポートにより栄養状態を改善してから治療を行うべきである[2]。こうした症例では、適宜、血清トランスサイレチン（プレアルブミン）、トランスフェリン、レチノール結合蛋白などのrapid turnover protein（RTP）値を併用して、急速な栄養状態の変化や栄養療法の効果判定をタイムリーかつ正確に把握する。

血清アルブミン値は最も一般的に用いられる指標であるが、脱水やマラスムス型の栄養不良では見かけ上、低くならないこともある。また、半減期が約3週間で、短期の栄養介入の評価には適切ではない。肝硬変を伴う肝細胞癌や、ネフローゼ症候群などを伴う腎腫瘍などでは、アルブミン合成・排泄といったアルブミン代謝

動態が大きく変化するので，栄養状態の指標とはならない点に注意が必要である。

　担癌であることも栄養状態に影響を及ぼす。たとえば，腫瘍組織からはIL-6などの様々なサイトカイン，代謝制御因子，炎症反応を惹起する因子などが分泌される。そのため癌患者では，IL-6やCRPなどの炎症指標の値がエネルギー消費量の増加と深く関連し，間接的に栄養状態に関係する指標になりうる。炎症指標であるCRPと栄養指標であるアルブミンの値で示されるグラスゴー予後スコア（Glasgow prognostic score：GPS）は，近年注目されている癌患者の予後指標である（155頁「グラスゴー予後スコアとは？」を参照）。

IL-6
CRP
Glasgow prognostic score (GPS)

2 癌に対する治療と栄養指標の評価

　癌患者では，癌に対する治療も患者の代謝動態に影響する。癌治療としては，手術・化学療法・放射線療法が中心となるが，耐術あるいは治療継続のためには治療前から栄養状態の低下を防ぐことが重要[2]であり，栄養指標は治療完遂のための目標として有用である。

　最近では，胃癌術後のテガフール・ギメラシル・オテラシル（S-1）補助化学療法継続のために，術後1カ月間の体重あるいはlean body mass（LBM）の減少抑制が重要であることが報告された[3)4)]。一方で，治療後，特に術後の体重のように栄養指標が予後予測に役立つ場合も報告されている[5]。このように，特に癌患者の栄養指標は，治療の種類・時期などとの関連も考えて，ある1点の値だけではなく，治療経過中の値の推移や変化率にも注目して評価する必要がある。

体重
lean body mass (LBM)

　また，それぞれの癌治療は生体代謝に影響するだけでなく，食欲不振・腹痛・下痢といった消化器症状などの副作用を伴う場合も多く，これだけでも患者の栄養状態は大きく変化する。食事が摂れなくなると比較的急速に栄養状態が悪化することもあるので，経口摂取状況は頻回に監視する必要があり，RTPなどの鋭敏な指標も適宜用いて必要な栄養サポートを行う[2]。

　外科手術後の合併症発生時も，急速に栄養状態が悪化する可能性がある。特に縫合不全や肺炎などの感染性合併症をきたした場合には，発熱や炎症反応によりエネルギー消費量が著明に増加するので，適宜RTPを含む栄養指標や炎症指標による栄養評価を行い，合併症の治療のために必要十分なエネルギーを投与する必要がある。

感染性合併症

　また，手術での遺残を含めて，癌の切除・縮小をめざす積極的な治療がこれ以上ない，といった場合は担癌状態と認識し，全身状態と推測予後，さらに可能な緩和医療に応じて栄養指標ならびにそのモニタリングの頻度を設定し，長期的に栄養評価を行う必要がある。

担癌状態

■文 献

1) 小野寺時夫,他:Stage 4・5(5は大腸癌)消化器癌の非治癒切除・姑息手術に対するTPNの適応と限界.日本外科学会雑誌.85(9):1001-1005,1984.
2) 日本静脈経腸栄養学会,編:静脈経腸栄養ガイドライン第3版,照林社,2013,p333-343.
3) Aoyama T, et al:Body weight loss after surgery is an independent risk factor for continuation of S-1 adjuvant chemotherapy for gastric cancer. Ann Surg Oncol 20(6):2000-2006,2013.
4) Aoyama T, et al:Loss of lean body mass as an independent risk factor for continuation of S-1 adjuvant chemotherapy for gastric cancer. Ann Surg Oncol:Dec 17, 2014 (Epub ahead of print).
5) D'Journo XB, et al:Prognostic impact of weight loss in 1-year survivors after transthoracic esophagectomy for cancer. Dis Esophagus 25(6):527-534,2012.

鍋谷圭宏

実践臨床Q&A ● 第1章 アセスメント

Q2. グラスゴー予後スコアとは？

Answer

▶ グラスゴー予後スコアは，癌悪液質を反映する指標である。

▶ その内容は，CRPのカットオフ値を10mg/L，アルブミンのカットオフ値を3.5g/dLとしてスコア化し，CRP高値でアルブミン低値を2点，CRPのみ高値を1点，他を0点とスコア化したものである。

▶ 癌悪液質の早期診断による栄養療法介入など，癌患者のための支持療法の指標として有用である。

1 グラスゴー予後スコア（GPS）の臨床的意義

　グラスゴー予後スコア（Glasgow prognostic score：GPS）は，グラスゴー大学外科のDonald C. McMillan氏が提唱した，血中のCRP値とアルブミン値を組み合わせたスコアリングシステムで，様々な原発性悪性腫瘍のみならず，転移性乳癌，転移性腎臓癌，転移性食道・胃・肺癌などの転移性悪性腫瘍においても，臨床病期とは独立した予後因子であることが示されている[1]。当初は単なる癌の予後因子としてとらえられ，その意味するところは明らかにされていなかったが，最近になって癌患者の全身性炎症反応をもとにした低栄養状態，すなわち「癌悪液質」と呼ばれる病態を反映する指標であることが示された[2]。

癌悪液質の指標

2 GPSと癌悪液質

　一般に癌悪液質は，「癌に伴う，単なる栄養補給では改善できない，骨格筋の喪失を伴う低蛋白・低カロリー栄養障害」と定義され[3]，生活の質（QOL）の低下のほか，癌治療効果の減弱，化学療法における副作用の危険性増大，生存期間の短縮などがもたらされる[4]。

　悪液質の重症度は，5％以上の体重減少に加え，体蛋白を中心とするエネルギー貯蔵の減少の程度で分類されるが，食欲不振，代謝異常，筋肉量・筋力低下，生理機能障害も加味され評価される。Fearonらは，5％以上体重減少をきたしている進行膵癌の患者群170名を，①10％以上の体重減少，②全身性炎症反応亢進（CRP＞10mg/L），③食事摂取量の低下（＜1,500kcal）の3点を基準と

し，悪液質の分類を試みた．その結果，①を除く2要因がそれぞれ不良な予後と関連し，3要因すべてを満たすと死亡率が5倍になり，QOLも著しく損なわれることが判明した[5]．

GPSはこの分類をさらに単純化したもので，CRPのカットオフ値を10mg/L，アルブミンのカットオフ値を3.5g/dLとしてスコア化し，CRPが高値，アルブミンが低値のものを2点，CRPのみ高値を1点，他を0点とスコア化した．そして3万人を超える悪性腫瘍患者を対象とした臨床研究を施行し，GPSが病期に依存しない独立した予後因子になることを実証した[6]．

筆者らが日本人大腸癌患者300名を対象として検討したところ，アルブミンのカットオフ値は3.5g/dLであったが，CRPのカットオフ値は5mg/Lであった[7]．それらをもとに4群に分類したところ，比較的早期の癌においても10%程度に悪液質が発症していた[8]．

> **KEYWORD**
> CRPカットオフ値10mg/L
> アルブミンカットオフ値3.5g/dL

3 GPSの分子生物学的背景

CRPはマクロファージや脂肪細胞によって産生されたIL-6が肝細胞に働きかけて産生させる急性相蛋白（acute phase proteins：APPs）のひとつで，それ自体が補体や異物，損傷組織などに結合し，マクロファージの貪食作用を活性化させる．

一般に，CRP値の上昇は血中のIL-6濃度の上昇に相関するため，癌患者のCRP値は循環血液中のIL-6量を反映している．CRPは炎症に伴い6時間以内に正常域を超え，48時間でピークとなり，さらにその半減期は一定であることから，その慢性的な上昇は，持続的に上昇しているIL-6産生量，すなわち原因病変の炎症の程度を示すと言われている[9]．さらにIL-6の増加は，APPsの動態に端的に表れ，増加するAPPs（positive APPs）が悪液質の指標で，その代表格がCRPであり，逆に減少するAPPs（negative APPs）の代表格がアルブミンである．

したがって，GPSはAPPs動態の偏りを示すスコアリングシステムであり，癌の臨床病期とは独立したIL-6に由来する癌患者全身性の代謝異常，すなわち癌悪液質の存在を間接的に示す指標と言える．

> **KEYWORD**
> 急性相蛋白（APPs）

> **KEYWORD**
> positive APPs
> negative APPs

4 GPSの臨床応用の可能性

GPSは単なる癌患者の予後指標ではなく，癌悪液質を早期に診断し，栄養療法の介入など，積極的治療の適応基準を決定するスコアリングシステムであり，

癌患者のための支持療法の指標として有用であると考えられる。

■文 献

1) McMillan DC：The systemic inflammation-based Glasgow Prognostic Score：A decade of experience in patients with cancer．Cancer Treat Rev 39(5):534-540,2013.
2) McMillan DC：An inflammation-based prognostic score and its role in the nutrition-based management of patients with cancer．Proc Nutr Soc 67(3):257-262, 2008.
3) Fearon KC：The 2011 ESPEN Arvid Wretlind lecture：cancer cachexia：the potential impact of translational research on patient-focused outcomes．Clin Nutr 31（5）：577-582, 2012.
4) Karlberg HI, et al：Hypaeralimentation in cancer．West J Med 136（5）：390-397, 1982.
5) Fearon KC, et al：Definition of cancer cachexia：effect of weight loss, reduced food intake, and systemic inflammation on functional status and prognosis．Am J Clin Nutr 83（6）：1345-1350, 2006.
6) McMillan DC：The systemic inflammation-based Glasgow Prognostic Score：a decade of experience in patients with cancer．Cancer Treat Rev 39(5):534-540, 2013.
7) Koike Y, et al：Preoperative C-reactive protein as a prognostic and therapeutic marker for colorectal cancer．J Surg Oncol 98（7）：540-544, 2008.
8) 三木誓雄，他：がん免疫栄養療法．静脈経腸栄養 28（2）：597-602, 2013.
9) Ito H, et al：Profile of circulating levels of interleukin-1 receptor antagonist and interleukin-6 in colorectal cancer patients．Scand J Gastroenterol 34（11）：1139-1143, 1999.

〔三木誓雄〕

実践臨床Q&A ● 第1章 アセスメント

Q3. 癌患者におけるNSTの役割とは？

Answer

▶ NSTの普及は，いわゆる「癌難民」の減少にも寄与している。
▶ 進行癌でも適正な栄養療法が必要で，治療過程に合わせた投与ルートと投与量を設定する。
▶ 終末期には，許容範囲が減り，過剰な栄養投与に陥ることがあるので，内容を切り替えるタイミングの判定が重要である。

1 栄養サポートチーム（NST）の設立

　多職種協同で栄養支援を行う栄養サポートチーム（nutrition support team：NST）は，主に医療機関，特に病院に多く設置されている。総合病院では，各科疾患の急性期から，慢性疾患の診断治療過程で栄養療法に携わることになる。
　癌の診療はかつて，癌専門病院等で診断や治療の一部，特に始まりの部分が行われ，比較的早期に退院し，地域に戻ることを目標としていたが，地域医療機関の受け入れが悪く，いわゆる「癌難民」が生まれた経緯がある。現在では，地域の一般病院でもNSTが設立され，癌の専門家とともに，薬物療法などの治療やリハビリテーションに携わることにより，この難民は減ってきた。この過程の中で栄養療法はきわめて重要であり，予後の改善に従い，癌患者の割合は年々増加していくことが予想される。
　手術や化学放射線療法などを行う癌専門病院等では，NSTが編成されていても，対象が入院患者に限定されていると，関わる期間が短いために十分なサポートができないケースが多い。入院前と退院後，転院時の申し送り，通院中の指導や在宅療養支援へのシームレスな移行が大切である。

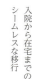

入院から在宅までのシームレスな移行

2 NSTが知っておくべき癌の基本知識

　①早期癌の患者は通常の栄養療法で十分であるが，検査や手術など医療行為に基づく食事制限が栄養不良のもととなっている場合がある。
　②食止めは1日でも栄養状態に影響を及ぼす。食止め後に通常以上の摂食が十分期待できる患者では食止め解除後の経口摂取に期待できるが，多くの患者では摂食が不十分であることを認識し，患者の意欲やベッド周囲の環境に気を配る。

食止め

③ 短期間の補助としては末梢輸液などが有効であるが，必ず理想とする摂取栄養素量を計算し，現状の把握をする。

④ 癌患者に適正な栄養療法を行った場合，癌が予想以上に発育して全身状態を悪化させるというエビデンスはない。体重が減少する症例の予後は悪く，原因の多くは栄養療法の不備である[1]。

⑤ 化学療法などは副作用で栄養状態を悪化させる可能性があるが，効果が現れると，栄養状態が改善する。

⑥ 食欲の低下には悪心・嘔吐以外の要因も存在するので，細かく評価する[2]。

⑦ 終末期の癌では栄養障害の発症が多く，癌悪液質の状態に陥っていることが多いが，それまでは進行癌といえども一般の症例と同様に過不足のない熱量や各種栄養素の投与を行う。

⑧ 癌悪液質の状態では，体脂肪量の減少と筋肉量の減少が進行するが，これを栄養補給でくいとめるのは困難である。しかし，慢性炎症と同様の病状も並存していることがあるので，n-3系多価不飽和脂肪酸を中心とした，炎症を抑制するようなpharmaconutrition（薬理的特徴を持った栄養療法）が期待される

⑨ 癌の診断がついたら緩和ケアが始まる。

3 具体的なNSTの役割

NSTは医師，管理栄養士，薬剤師，看護師，臨床検査技師，理学療法士，作業療法士，言語聴覚士など多職種が協同して以下の業務を行う。

定期的に回診し，症例検討会で話し合い，方針を決定していく。入院期間が短いので，E-mailやPHSなどを使って，担当医や担当看護師と密な連携をとる努力が重要である。また，NSTは以下のそれぞれの局面で下記に示すように，他のチーム医療と協同して活動する必要性が高くなってきた。

1) 栄養スクリーニング

癌患者は基本的に，栄養不良状態であるか，またはそのリスクを持っているので，ほとんど全員が対象となる。したがって，栄養スクリーニングそのものには大きな意義はない。

2) 栄養アセスメント

栄養状態の指標には特定のものはなく，評価がやや難しいが，栄養法の評価は比較的簡単である。経口摂取が不十分で，経管栄養や静脈栄養など特殊栄養法を行っている症例ではNSTがサポートを開始し，内容をチェックする必要がある。

3) 診断時

基礎疾患の把握を行い，検査による食止めの際には補助を行う。不安や恐怖な

どから経口摂取量が減ることもあるので，経口摂取を無理に増加させないことも大切である．静脈栄養や経管栄養法など，いろいろな補助栄養法があることを説明しておく．

4）手術前

栄養アセスメントに基づき，栄養不良がある時には補助栄養を行う．投与ルートに制限があることも多いので，症例ごとに方法を検討する．消化管の通過障害がある時には使用できる部位を検討し，可能な範囲でカテーテルを留置する．

短期間であれば，末梢静脈からの静脈栄養（peripherally parenteral nutrition：PPN）も有効である．中長期にわたる場合は，経管栄養ルートを造設し，十分な経腸栄養を行う．術後に順調な回復をめざすためには術前からのimmunonutritionが有効である．

また，この時期には，周術期管理チーム，術前呼吸器リハビリテーションチーム，周術期口腔ケアチームとの協力体制の良否が患者の術後経過に影響する[3]．

KEY WORD: 多くのチームとの協力体制

5）術　後

手術侵襲に伴う生体反応によって，栄養法や内容を考慮する．術直後は投与された栄養素が有効に利用されない時期があるので，過度の投与を避ける．中等度以上の手術では，3～7日後に目標値に達するように段階的に投与量を設定する．血糖値や体重などモニターするパラメーターを明確にする．

また，この時期には，周術期管理チーム，呼吸ケアチーム，リハビリテーション部門との連携をスムースにする努力が必要となる．

6）化学療法時

特別な栄養補助は不要であるが，通常の栄養法が困難な症例と薬物の副作用で栄養摂取が困難となった症例には補助栄養を行う．また，2クール以上の化学療法が計画されている時，前回の副作用を調査し，2クール目の投薬が開始される前に，十分な栄養量が投与されるように設定する．

また，治療と並行して，緩和ケアチーム，感染対策チームの意見を参考にする姿勢が求められる．副作用対策として，皮膚科など，関係診療科との協力体制も重要である．

7）放射線治療

腹部に照射される場合，放射線性腸炎や腸閉塞などによって，経口摂取や経腸栄養が不十分となる症例がみられる．適正な静脈栄養を行い，栄養障害でのQOL低下を起こさないように準備することも重要である．この放射線の影響は照射が終了した後も進行性に続くことがあるので，長期間にわたる栄養補助療法を念頭に置き，説明も十分に行う必要がある．

8) 慢性期,癌進行期,終末期

　癌が進行してくると疼痛や消耗によって栄養管理が困難となってくる。経口摂取が困難となり,耐糖能の異常や脂肪量と筋肉量の減少が顕著となり,通常の栄養療法が効果を発揮しなくなる。

　終末期には,必要熱量の減少に代表されるように,許容範囲が減り,過剰な栄養投与に陥ることがあるため,緩和ケアチーム,褥瘡ケアチームなどと相談し,内容を切り替えるタイミングの判定が重要である[4)5)]。

■文献

1) August D, et al : Section V : Administration of Specialized Nutrition Support. Guidelines for the Use of Parenteral and Enteral Nutrition in Adult and Pediatric Patients. JPEN 26 (suppl. 1) : 82SA-83SA, 2002.
2) 日本医師会,監:4. 消化器症状 (2) 食欲の低下. がん緩和ケアガイドブック. 日本医師会, 2008, p66-67.
3) 北　貴志, 他:大阪警察病院における周術期管理チームの立ち上げとその効果. 日本手術医学会誌 35 (1) : 48-54, 2014.
4) 東口髙志, 他:全身症状に対する緩和ケア. 外科治療 96 (5) : 934-941, 2007.
5) 林　達彦:癌悪液質症例に対する栄養療法 癌緩和ケアにおける栄養療法の考察. 臨床外科 66 (6) : 782-790, 2011.

鷲澤尚宏

実践臨床Q&A ● 第2章 癌患者と手術

Q4. 胃癌術後の栄養代謝障害とは？

【Answer】

▶胃の貯留能，消化機能の低下による栄養代謝障害が発生する。

▶経口摂取量の低下に伴う全般的な栄養障害のほかにも，胃切除に特有な栄養代謝障害も発生する。

1 小胃症状

　胃切除により経口摂取量が減少し，幽門側胃切除症例では術前の70〜80％程度の摂取にとどまることが多い。胃全摘ではさらに摂取量は減少する。術前と同程度の食事が摂取可能な症例でも体重増加がみられないことが多く，胃切除後は摂取量の低下のみならず，消化吸収障害が発生する。

　栄養素の吸収とエネルギー消費の差は体重の変化となって現れるので，体重の変化をみることが重要である。術前からの体重減少は10〜15％以上に及ぶことも稀でなく，胃全摘症例で顕著である。消化薬の投与，食事回数の増加，補助食品の摂取などの対応で可及的に摂取カロリーを増やし，消化吸収を促進させるように指導する。

　しかし，術前の状態には戻らないことをよく説明することも重要である。

KEYWORD: 体重変化　消化薬の投与　食事回数の増加　補助食品の摂取

2 ダンピング症候群

　胃の貯留能が障害され，小腸内に多量の食物が流入することによって前期および後期ダンピング症状が発生する[1]。

　幽門側胃切除症例および健常人に75g OGTTを行ってダンピング誘発試験を行った結果を示す[2]。胃切除症例ではダンピング症状発生の有無にかかわらず，負荷後は急速に血糖値が上昇し，2時間値は約50mg/dLと低血糖を示した（図1）。健常人では血糖値が100mg/dLを下回ることはなかった。このことは，胃切後はグルコース吸収速度，インスリン分泌反応が変化することを表している。同時に測定したヘマトクリットから循環血漿量の変化を計算すると，胃切除症例では負荷後直ちに約10％の低下がみられた（図2）。それに伴い，脈拍の上昇もみられ，特にダンピング症状を呈した症例で脈拍の上昇が著明であった（図3）。

KEYWORD: グルコース吸収速度　インスリン分泌反応　循環血漿量　脈拍

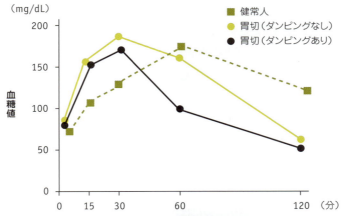

図1 75g OGTT（ダンピング誘発試験）後の血糖値の変化

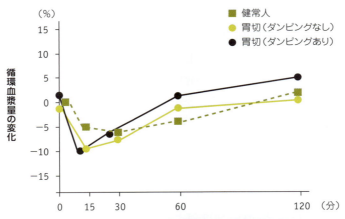

図2 75g OGTT（ダンピング誘発試験）後の循環血漿量の変化

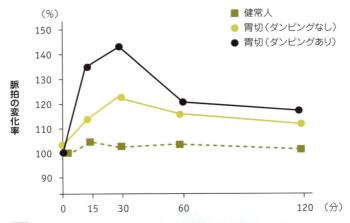

図3 75g OGTT（ダンピング誘発試験）後の脈拍の変化

ダンピング症状がある場合は，多量の食物の小腸内への急速な流入を防ぐため，食事をゆっくりと食べることを心がける。後期ダンピング症状発生時は吸収の良い糖分を摂取することにより血糖値が上昇し，症状は軽快する。α-グルコシダーゼ阻害薬の投与も行われることがある。

3 骨代謝障害

　胃切除症例の約40％に骨代謝障害が出現すると言われている。骨代謝障害はカルシウムおよびビタミンDの吸収障害によって生じる。カルシウムは十二指腸，上部空腸で吸収されるが，胃切除後には摂取不足や胃酸分泌低下による吸収障害が起こる。ビタミンDは脂溶性ビタミンで，胃切除後に吸収が障害される。骨障害は部分切除よりも胃全摘例で，Billroth-ⅠよりBillroth-Ⅱ再建で発生頻度が高いとされている。

カルシウム
ビタミンD

　胃切除症例の長期生存例の増加に伴い，骨代謝障害は大きな意味を持ってきており，臨床症状の顕在化しない症例の早期診断と予防的治療が必要となる[3]。不足症例にはビタミンDおよびカルシウムの投与が行われる。

4 鉄欠乏性貧血

　鉄は空腸上部で吸収されるが，胃酸によるイオン化が必要である。胃酸分泌を行う壁細胞は幽門腺との境界部に最も高密度に存在しているが，幽門側胃切除後はその領域が切除されることから，90％ほど減酸される。胃全摘の場合は当然無酸となる。したがって，胃切除後は鉄吸収障害による鉄欠乏性貧血を生じることが多い。食事指導で改善しない場合には鉄剤が投与される。

鉄

5 巨赤芽球性貧血

　ビタミンB_{12}は胃の壁細胞から分泌される内因子と結合し，回腸で吸収される。胃切除後は内因子の分泌が低下し，吸収障害が起こる。巨赤芽球性貧血はビタミンB_{12}欠乏によるDNA合成障害から発生し，幽門側胃切除で約30％，胃全摘で約70％にみられると言われている。

ビタミンB_{12}

　1日の推奨必要量は2.4μgと言われており，肝臓に大量に貯蔵されているため，B_{12}の吸収障害が起こっても4～5年は欠乏症状は起こらないとされている。しかし，筆者らの検討では，術後5年未満の胃全摘症例では既に70％でビタミンB_{12}の血清レベルは低下しており，術後早期からのチェックが必要である[4]。

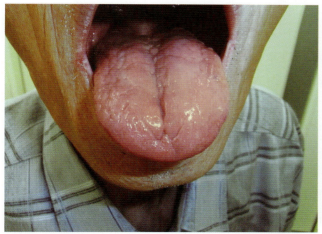

図4 Hunter舌炎

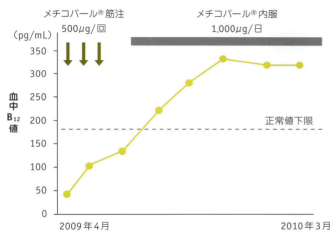

図5 胃切除後ビタミンB_{12}低下症例における補充療法の効果

　ビタミンB_{12}の低下症例では巨赤芽球性貧血の発生頻度は半数以下である。そのためMCVだけのチェックでビタミンB_{12}の低下を推定することは困難で，血清ビタミンB_{12}の測定が必要である。欠乏症状は巨赤芽球性貧血のほかに，めまい，食欲不振，体重減少，気力の低下，筋力低下，しびれなど多岐にわたるため，症状の慎重な聴取が重要である。

　Hunter舌炎は舌乳頭の萎縮，発赤がみられ疼痛を伴う（**図4**）。ビタミンB_{12}の補充は最初の2週間は連日または週2～3回筋注し，その後維持療法として2～3カ月に1度の筋注が勧められている。

　しかし，経口投与による効果も報告されており[5]，筆者もメコバラミン製剤（1錠，500μg含有）1日2回投与にて十分な血清ビタミンB_{12}濃度の維持が可能で

あることを確認している。経口投与は，少なくとも2カ月に1回（500μg）の注射よりも効果的である。メコバラミン製剤（メチコバール®）注射から服用に切り替えて血中ビタミンB_{12}が正常化した1例を示した（**図5**）。ビタミンB_{12}不足症例は生涯にわたる補充療法が必要である。

◎

　胃癌術後の経過観察期間は再発の点からは5年とされており，無再発症例は5年以降の通院の頻度は低下する。しかし，胃切除に伴う代謝栄養障害は継続し，術後経過が長くなるにつれて臨床症状を呈する頻度が高くなるため，5年以降もフォローアップが必要である。特に胃全摘症例は上記の栄養障害の発生頻度が部分切除に比して高いため，長期間の経過観察および治療が必要となる。

術後5年以降のフォローアップ

■文　献
1) 渡部洋三：ダンピング症候群．胃手術後障害のすべて（青木照明，他），南江堂，1987，p126-166.
2) 土屋　誉，他：消化性潰瘍手術例の検討．磐城共立病院医報 12（1）：23-36，1991.
3) 鈴木　裕，他：胃切後骨障害．CLINICIAN 47（490）：389-395，2000.
4) 土屋堯裕，他：胃切除患者におけるVit. B_{12}測定の必要性．静脈経腸栄養 25（1）：311，2010.
5) 織畑道宏，他：胃切除後および胃全摘患者に対するビタミンB_{12}の経口投与の有効性．日消外会誌 34（5）：439-444，2001.

土屋　誉

実践臨床Q&A ● 第2章 癌患者と手術

Q5. 胃癌術後患者の食事は？

Answer

▶ 胃癌治療のために行われる胃切除術後には，様々な後遺症が現れる。小胃症状，早期・晩期ダンピング症候群，消化吸収障害，嗜好の変化などである。

▶ 胃切除後の食事摂取に関しての注意点は，食事の回数を増やす，よく噛んでゆっくり食べる，固形物を先に摂り，水分は少なめにする，などである。

1 胃手術後の「詰まり」

162頁「胃癌術後の栄養代謝障害とは？」で述べられているように，胃切除後は様々な栄養代謝上の変化が起こる。小胃症状，ダンピング症候群，消化吸収障害などがあるが，そのほかにも，食事を摂っている時に「詰まり」症状を呈することがある。

これは，胃全摘や胃切除で食道と空腸，胃と十二指腸などを吻合する場合に，連続した蠕動運動が吻合部で途絶えるため，この消化管運動のアンバランスが「詰まり」症状を引き起こす。いったん「詰まり」が起こった場合は，それ以上の食事摂取を止め，安静にする。時間が経てば，また食事が摂れるようになる。

消化管運動のアンバランス

2 嗜好の変化

胃の手術後は食べ物の嗜好が変わったり，味がわからなくなったりすることがある[1]。切除後の再建により消化吸収のパターンが変化し，中枢神経の食欲を司る部分の働きにも変調をきたすためである。

特に多いのは，脂っこいものが食べられなくなることで，術後は消化吸収が悪くなり，むかつきや嘔吐を引き起こす。脂肪を摂るためには，植物性油を少しずつ使用すること，消化しやすい生クリーム，マヨネーズ，バターなどの乳化された脂肪を料理に使うことなどを心がける[2]。

植物性油
乳化された脂肪

3 食事上の注意点

胃術後患者の一般的な食事の注意点は，下記の通りである。

1 食事の回数を多くする

1回の食事量を減らし，1日5～6回にわけて食べるようにする．個人差はあるが幽門側切除では3カ月程度で，全摘では半年～1年程度で，もとの食事のスタイルに戻っていくと考えられる．

2 よく噛んでゆっくり食べる

よく噛むと唾液が多く分泌され糖質の消化の第一段階が促進され，食べ物を粥状にする胃の働きの代わりとなり，腸の負担を軽くする．食べ物が詰まる感じも軽減される[1]．

3 固形物を先に，液体は後に摂る

牛乳やスープなどは先に飲むと満腹になり，エネルギーの高い固形食が入らなくなりがちである．このため，固形物を先にゆっくり食べることが勧められる．また水分を多めに摂るとダンピング症候群が起こりやすくなるため，水分は少しずつ摂るようにする[2]．

■ 文 献

1) 検見崎聡美，他：回復を促す食事の進め方．胃・腸 手術後の人の食卓（林田康男，他監），保健同人社，2000，p17-32．
2) 河村一太：胃腸手術後の人の食事の実際．胃腸手術後の人の食事，女子栄養大学出版，2005，p85-101．

丸山道生

実践臨床Q&A ● 第2章 癌患者と手術

Q6. 術後の窒素バランスとは？

Answer

▶生体における窒素の摂取量と排泄量の差である。生体の蛋白代謝の観点から，同化状態か，異化状態かを判断する指標となる。

▶窒素バランスの近似値は，蛋白・アミノ酸投与量と24時間蓄尿からの尿素窒素量より算出される。

1 窒素バランスの概念

体全体の蛋白質のオーバーオールの代謝は，窒素バランスに集約される。窒素バランスは単純なコンセプトで，窒素のトータルな摂取量と排泄量の差である[1]。生体の蛋白代謝の観点から，同化状態か異化状態かを判断し，蛋白投与が適切かどうかを判断する。その値が正・負・ゼロで，蛋白の同化・異化・平衡が表される。

窒素バランスは，摂取した蛋白質の含有窒素量，尿からの排出，糞便からの排出，皮膚からの排出を正確に評価することで決定され，以下の式で表せる。

窒素バランス＝窒素摂取量－（尿窒素排出量＋便窒素排出量＋皮膚窒素排出量）

栄養不良状態の患者は窒素バランスが負の状態で，排出量に見合う摂取量が不十分だったり，異化亢進を起こすような状態であったりするため，窒素排出量が増えている。早めに窒素バランスを改善することが栄養管理の重要な役割である。

通常の状態では，投与した総窒素量と排泄された総窒素量はほぼ同量で，平衡が保たれている。重症患者や術後の回復期，成長期の小児，妊婦などは，同化状態であるため，正の窒素バランスを示す。重症患者の急性期，手術直後の侵襲期の蛋白質の消耗状態など，蛋白質やエネルギーが不足している状態では，異化が亢進し，負の窒素バランスを示す[2]。

KEY WORD 蛋白の同化・異化・平衡

2 窒素バランスの算出法

蛋白質やアミノ酸の代謝により生じた窒素を含有する最終代謝産物は，80～90％が尿中の尿素（urea）の窒素として排出される。尿素以外の内因性窒素化合物は，クレアチニン6.4％，アンモニア7.4％，尿酸2～3％，その他1～2％で

あり，その量は窒素として1日総計2gに相当し，ほぼ一定である。また，糞便中と皮膚の爪，毛，フケなどから失われる蛋白質の窒素量は合わせて1日2gで，ほぼ一定と考えられている[3]。

尿中の尿素窒素（UUN）が尿中排泄量の大半を占めることからUUNを測定し，その総計に尿素以外の尿中窒素排泄量2gと糞便・皮膚排泄2gを加えた値を，「総窒素排泄量」の近似値として算出する方法がとられている（①の式）。また，蛋白質・アミノ酸1g当たり約16％の窒素を含有しているため，蛋白・アミノ酸投与量を16％の逆数6.25で除すことにより「総窒素投与量」の近似値とする。

なお，②の式も使用されることがある。

①窒素バランス（g）＝蛋白（アミノ酸）投与量（g）／6.25－（尿素窒素量（g）＋4（g））
②窒素バランス（g）＝蛋白（アミノ酸）投与量（g）／6.25－尿素窒素量（g）×5／4

これらの計算式はあくまで近似値である。この計算法では摂取蛋白量が過大に，排泄量が過少に評価される危険性があったり，体内の尿素プールを考慮に入れていないなどの批判もある。この式から窒素バランスをみるためには，正確な24時間蓄尿が必要であり，クレアチニン・クリアランス（Ccr）が50mL/分以上の腎臓機能が保たれていることを確かめる。

算出された窒素バランスの値はあくまでも近似値ではあるが，蛋白代謝の状態を経時的にとらえ，現段階の生体内の代謝が異化・同化のどちらの方向に向かっていくかを判断できる点に，この重要性が見出せる。そのため，手術や熱傷などの侵襲による生体の代謝状態の観察には優れていると考えられる。

3 手術と窒素バランス

手術などの侵襲が加わると，生体は生体内の蛋白質を利用してエネルギーを得て，異化が亢進する。侵襲に関連した窒素喪失は，加えられた侵襲の重篤レベルに応じて増大する。術後の回復は，この異化亢進状態をいかに早く同化状態に移行させるかにかかっている。そのため，術後患者の窒素バランスの観察が重要となる。

術後の窒素バランスを用いた臨床例として，胃癌術後の早期経腸栄養の報告を挙げる[4]。術後早期の耐糖能低下時に利用能が低下する糖質に代えてペプチド，アミノ酸をエネルギー源として供給することで，より理想的な術後早期経腸栄養管理を期待できるという仮説のもとに行われた。蛋白質を強化したNPC/N（非蛋白カロリー/窒素比）の低い経腸栄養剤で早期経腸栄養を行うことにより，早期の窒素バランスの改善が示された臨床検討である。

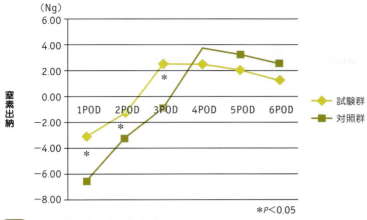

図1 試験群と対照群の窒素バランス

　胃癌手術時に空腸瘻を置き，1PODより早期経腸栄養を行う。10mL，20mL，40mL，60mL/時間と1日ごとに投与速度を漸増する。NPC/Nの低い栄養剤を使用する群（試験群）では，1〜3PODでNPC/Nが50，4〜5PODで100，6POD以降は150の経腸栄養剤を使用し，対照群では1PODからNPC/Nが150の経腸栄養剤を使用した。結果として，1〜3PODの窒素バランスは試験群で有意に改善し，術後3PODで正の窒素バランスを得ることができた（**図1**）。血中の尿素窒素や血糖値には両群で差はなく，窒素バランスを用いることで，試験群の優位性が確かめられた。

文献

1) Sobotka L, et al：Some laboratory measurement of response to nutrition clinical studies. Basics in clinical nutrition 3rd ed（Sobotka L, et al, eds.），ESPEN，2004，p283-288.
2) 秦　葭哉，他：栄養状態の評価．臨床栄養医学（日本臨床栄養学会，編），南山堂，2009，p9-36.
3) 池田健一朗，他：栄養アセスメントの実際．Med Pract 26（臨時増刊号）：30-38，2009.
4) 丸山道生，他：NPC/Nを変化させる術後早期経腸栄養法の試み．静脈経腸栄養 25（1）：313，2010.

〈丸山道生〉

実践臨床Q&A ● 第3章 癌患者と経口摂取

Q7. 癌患者における経口補充栄養(ONS)の有効性は？

Answer

- 経口補充栄養（oral nutritional supplements：ONS）は癌患者全般に対して栄養摂取およびQOLの改善が認められる。
- 緩和ケアにおいてもONSは有効であるが，病期に応じてアセスメントが必要である。
- 手術後，特に胃全摘出後の体重減少，あるいは放射線治療・化学療法による有害事象に対する支持療法としてONSの有用性が報告されている。

1 ONSとは

経口摂取可能な患者の栄養サポートとして食物栄養強化だけでは不十分な場合に経口補充栄養（oral nutritional supplements：ONS）が試みられる。ONSは「食事に加えて特別に医学的な目的のある栄養剤の補助的な経口摂取」と定義される。米国において4,400万件を解析した報告では，ONSは入院期間の短縮，総医療費の削減，再入院率の低下などの効果をもたらすことが示されている[1]。

ONSは形状，成分に規定はなく，一般的には1日200～600kcal程度を提供して患者のペースで適宜摂取してもらう。経管栄養でも用いられる標準的な医薬品経腸栄養剤や濃厚流動食を経口的に摂取する形で行われることが多い。

KEYWORD 入院期間の短縮 総医療費の削減 再入院率の低下

KEYWORD 医薬品経腸栄養剤 濃厚流動食の経口摂取

2 癌患者とONS

栄養管理の大原則は経消化管投与であり，癌患者においても周術期から終末期まで可能な限り経口摂取が望ましい。『静脈経腸栄養ガイドライン』[2]では癌治療施行時の栄養療法は「経腸栄養剤の経口摂取によって必要量が充足できるよう，経口摂取を優先的に選択する（エビデンスレベルAⅡ）」と記載されている。そのため，癌患者の様々な病態においてONSが用いられる。

実際，栄養障害を伴う癌患者全般に対するONSの有効性を検討したメタアナリシスでは，栄養摂取および生活の質（QOL）の改善が認められている[3]。

KEYWORD 経口摂取の優先

1 緩和医療とONS

1）病期に応じたアセスメント

『静脈経腸栄養ガイドライン』[2]では緩和医療における栄養管理方法について「可能な限り経口摂取あるいは経管栄養を選択する（AⅠ）」としており，ONSが日常的に活用されている。ただし，緩和医療ではQOLの最大化を優先すべきであり，病期に応じて個別にアセスメントすることが重要である。

早期緩和医療においては適切な栄養サポートによりQOLや予後の改善効果が期待できるためONSの有効性が期待されるが，最終末期である不可逆的悪液質の状態になると栄養状態の改善は望めず，栄養剤の経口摂取自体がかえってQOLの低下をまねく恐れがある場合，必ずしもONSは推奨されない。

QOLの最大化

2）EPAが強化された栄養剤の効果

炎症緩和効果を持つEPA（エイコサペンタエン酸）などn-3系脂肪酸を強化した栄養剤が発売され，癌への有効性を期待してONSとして活用する機会も増えているが，実際の効果については議論の余地がある。『静脈経腸栄養ガイドライン』[2]では「EPAは悪液質への進行を遅らせる可能性がある（BⅡ）」「EPAを強化した栄養補助食品は，悪液質を伴う膵癌患者で栄養状態の悪化を抑制する可能性がある（BⅡ）」と記載されている一方，実際に体重減少を伴う進行癌で確実な有効性が示されているのは現時点では膵癌のみであり，EPA強化経口栄養補助食品の効果を比較したメタアナリシスにおいても癌悪液質に関連した症状緩和に有意な差はなかったとの記載がある。

悪液質を伴う膵癌患者

欧州臨床栄養代謝学会（ESPEN）のガイドライン[4]では「免疫賦活栄養剤としての周術期での使用を除いてはEPA付加の有効性の証明は不十分」として，むしろ標準的栄養剤の使用を推奨している。もちろんEPA付加製剤が積極的に否定されることはないが，緩和ケアにおいては患者の嗜好を優先すべきかもしれない。

免疫賦活栄養剤としての周術期での使用

2 消化管手術とONS

消化管手術後，退院後数カ月間ONSを行うランダム化比較試験（RCT）に関するシステマティックレビューが報告されており，栄養摂取量および蛋白摂取量の増加，栄養障害のある患者では体重減少の軽減などの有効性が認められている[5]。ただし，解析されたRCTはいずれも対象疾患が限定されておらず，主な疾患が下部消化管であり，上部消化管に特化した研究は含まれていない。

そこで，上部消化管手術こそ術後食事摂取量が低下し，栄養状態に負の影響がもたらされると考えた筆者らは，東京大学と台湾大学の共同研究によって胃

上部消化管手術
胃全摘例

癌術後に3カ月間ONSを行うRCTを実施した。胃全摘を行った症例において，ONSを行った群は対照群と比較し，有意に体重減少が軽減した。なお，幽門側胃切除では有意差はみられなかった[6]。

また，免疫賦活栄養剤を消化管手術の周術期に用いると，術後感染率の低下や入院日数の短縮がみられることが知られている[7]が，効果が得られるには1,000mL／日以上の摂取が必要と考えられ，ONSとして日常診療で行うにはコンプライアンスや費用対効果の面で課題が残る。

KEYWORD：コンプライアンス／費用対効果

3 化学療法，放射線療法とONS

化学療法や放射線治療を行うと副作用によって栄養摂取が低下することが多い。その対策としてONSを活用する研究が散見される。

頭頸部腫瘍に対する放射線治療の際にONSを行うと，蛋白摂取量が有意に増加し，QOLが改善すると報告されている[8]。最近では，消化器癌化学療法施行中に口内炎を発症した症例において，成分栄養剤を1 pack／日経口摂取し，口内炎が有意に改善したという複数の後ろ向き研究も報告されている[9,10]。

KEYWORD：口内炎の改善

■文献

1) Philipson TJ, et al：Impact of oral nutritional supplementation on hospital outcomes. Am J Manag Care 19(2)：121-128，2013.
2) 日本静脈経腸栄養学会，編：静脈経腸栄養ガイドライン第3版，2013，QR39.
3) Baldwin C, et al：Oral nutritional interventions in malnourished patients with cancer：a systematic review and meta-analysis. J Natl Cancer Inst 104(5)：371-385，2012.
4) Arends J, et al：ESPEN Guidelines on Enteral Nutrition：Non-surgical oncology. Clin Nutr 25(2)：245-259，2006.
5) Lidder PG, et al：Systematic review of postdischarge oral nutritional supplementation in patients undergoing GI surgery. Nutr Clin Pract 24(3)：388-394，2009.
6) 畑尾史彦，他：胃癌術後における経口的栄養補充Oral nutritional supplements(ONS)の前向きランダム化比較試験．日外会誌115(臨増2)：214，2014.
7) Cerantola Y, et al：Immunonutrition in gastrointestinal surgery. Br J Surg 98(1)：37-48，2011.
8) Langius JA, et al：Effect of nutritional interventions on nutritional status, quality of life and mortality in patients with head and neck cancer receiving (chemo) radiotherapy：a systematic review. Clin Nutr 32(5)：671-678，2013.
9) 中山昇典，他：消化器癌化学療法における口内炎に対するエレンタール（ED）の有用性の検討 ED併用群とED非併用群との比較 後方視的検討．外科と代謝・栄養47(4)：105-110，2013.
10) 緒方 裕，他：成分栄養製剤エレンタール投与による大腸癌化学療法誘発口内炎の予防効果．癌と化学療法39(4)：583-587，2012.

畑尾史彦

実践臨床Q&A ● 第3章 癌患者と経口摂取

Q8. 癌患者のサプリメント相談への対応は？

Answer

▶癌患者に関わる医療職は，現在市販されている，いわゆる抗癌サプリメントに関する知識を持つ必要がある。

▶個々のサプリメントに関する情報は信頼できるインターネットなどのデータベースを利用するとよい。

1 癌患者のサプリメント利用の実際

　健康食品やサプリメントはドラッグストアなどで容易に手に入り，最近の健康志向も追い風となって，多くの人が利用している。本邦のアンケート調査では，癌患者の半数くらいが健康食品やサプリメントを利用しているという結果を得ている。また，欧米の統計ではサプリメントやハーブを含めた代替医療を癌患者の70～80％が利用しているという報告もある[1]。サプリメントは非常に広く使用されているにもかかわらず，多くの患者はその使用を主治医に相談しておらず，健康食品を利用している患者の72％に及ぶとの報告もある[2]。

　癌患者へのサプリメントの有用性に関しては，臨床的データや作用メカニズムなどの解明があいまいなものが多く，化学療法などの従来の癌治療とサプリメントを同時に使用した場合の副作用や相乗作用などの臨床データもほとんどないため，エビデンスに基づいたサプリメントの使用を，医療者側から積極的に勧めることは困難である。また，健康食品の誇大広告や悪質な業者などがさらにそのイメージを悪いものにしている。

　本邦の臨床腫瘍医の8割以上が，癌のために使用される健康食品には有効性が乏しいと考え，抗癌薬との相互作用を危惧しているという。しかし一方では，癌の再発予防のために免疫力を維持・増強させたり，手術や化学療法などの癌治療による侵襲で低下した体力や免疫力を改善させたりするために，機能性食品やサプリメントを利用することは理論的には有用であるとの考えもある。実際の癌患者からの健康食品に関する相談に対して的確に指導することは非常に難しいのが現状である。

KEY WORD エビデンスの不足

2 癌患者に利用されている健康食品やサプリメント

　現在，癌予防や癌治療の目的で市販されているサプリメントの作用には，①免疫力の活性化・増強，②抗酸化作用，③新生血管阻害作用，④アポトーシス誘導作用，⑤腸内環境改善作用，⑥栄養補充・体調改善，などがある[3]。

　β-グルカン多糖類であるアガリクス，メシマコブなどは，免疫能を高めて，癌細胞の発生や癌細胞自体を排除する作用があるとされる。カロテノイド，ビタミンC，ビタミンE，コエンザイムQ_{10}，セレン，亜鉛などにはフリーラジカルを消去する抗酸化作用があり，それによって癌の進展や発生を阻止すると考えられている。サメ軟骨，サメ肝油，ウコンなどには新生血管の増生を阻止する働きがあり，癌の成長を抑える作用があるとされている。またフコイダン，n-3系多価不飽和脂肪酸(DHA，EPA)には癌細胞のアポトーシスを誘導する作用があると考えられている。食物繊維や乳酸菌製剤は腸内環境を改善し，免疫能を改善して癌治療に応用しようというものである。

　以上のような作用は細胞培養や実験動物で示されているが，癌の予防や治療に関しての実際のヒトでの臨床的データに乏しい。

ヒトでの臨床的データ

3 癌予防・治療に対するサプリメント使用の問題点

　サプリメントや健康食品には自然や天然といったイメージがあり，安全で副作用がないと一般的に考えられている。しかし，肝障害をはじめとして様々な健康被害も報告されている。代表的な抗癌サプリメントであるアガリクスの服用によると考えられる肝障害も報告されている[4]。

　抗酸化作用のあるβ-カロテンは癌予防効果が期待され，米国を中心に大規模臨床試験が行われた結果，喫煙者の場合は肺癌の罹患率を上昇させ，危険性が高まることが確認されている。また飲酒により，β-カロテンが逆に酸化作用を増すことが示されている。喫煙や飲酒は，癌以外の循環器疾患に関しても，β-カロテンが有害に働くという結果が出ている[5]。

　β-グルカンなどの免疫賦活作用のある物質は，癌の再発予防や延命につながると考えられていて，非特異的な免疫療法薬のかわらたけ多糖体製剤(クレスチン®)やレンチナン®などが薬品として市販されている。しかし，マクロファージなどの免疫細胞を賦活して，過剰なサイトカイン産生刺激が引き起こされ，炎症による組織障害，局所の免疫抑制などによる癌増殖の可能性も考えられている。また，リンパ性白血病や悪性リンパ腫などのリンパ球系の悪性腫瘍の場合は，免疫賦活作用のあるサプリメントは腫瘍を増殖・悪化させる可能性も指摘されている[6]。

大豆の癌予防効果や再発予防効果は，胃癌，乳癌，前立腺癌などで知られている。抽出された大豆イソフラボンは，エストロゲン作用のあるフィトエストロゲン(phytoestrogen)サプリメントで，乳癌の発生を予防するが，乳癌発生後は，癌細胞の増殖に促進的に働く可能性が示唆されている[5]。乳癌治療後でタモキシフェンなどの抗エストロゲン剤を使ったホルモン療法を施行している患者は，大豆イソフラボンのようなフィトエストロゲン作用のあるサプリメントは摂取しないほうが無難である。

　化学療法や放射線療法施行時に，抗酸化作用のあるサプリメントを併用することには賛否両論ある。抗癌薬の効果増強，副作用軽減の報告もあるが，化学療法・放射線療法ともにフリーラジカルを利用した細胞障害により癌細胞を攻撃する治療法であるため，フリーラジカルを消去する抗酸化サプリメントは，その治療効果を減弱するとの報告もあり，過剰な摂取は推奨されない[6]。

　欧米でポピュラーなハーブであるセント・ジョーンズ・ワートはチトクロームP450酵素やP糖蛋白を誘導し，シクロスポリン，イリノテカンなどの作用を減弱するため，化学療法時には避けたほうがよいことになっている[5]。

　サプリメントやハーブを利用している癌患者で，副作用が予想される場合を抽出した報告では318例中164例(52%)が健康食品を利用しており，そのうち半分はサプリメントとハーブの両方を使用していた[7]。健康食品を利用している患者のうち20例(12.2%)に健康食品による副作用の可能性があると警告が発せられた。一番多かったのは免疫力を強化するというハーブのエキナセア(Echinacea)で，悪性リンパ腫などの免疫細胞の腫瘍には使用すべきではないとされる。

　以上のように，サプリメントの相談を受けるには，それぞれのサプリメントと癌治療における個別の知識が必要とされる。

サプリメントと癌治療における個別の知識

4 サプリメントの指導の実際

　癌患者が外来などで健康食品などの代替医療を行いたいと相談することはしばしばある。その対処法の1例を挙げる[6]。

　①医療者は，まずは，患者の考えと選択を尊重する態度で接し，エビデンスに基づいたアドバイスを行うよう心がける。

　②医療者は，健康食品やサプリメント等の代替医療は奇跡的に効くということはありえないこと，そして，最近の研究では，代替医療は癌の悪化を抑えるより，癌関連の症状の緩和がその作用の中心であることをまず説明する。そして，患者の求めている代替医療が患者ケアの一部分として受け入れることは可能と考

代替医療

えていることを伝える。

　③個々のサプリメントに関しての相談の前に，一般的なサプリメント使用時の注意点を示し，その使用には慎重になるべきであることを確認する。自然食品，健康食品といっても必ずしも安全を意味しておらず，悪質な業者もいるため，そのサプリメントの信用性を確認する。たとえば，製造，販売会社名やその会社にお客様対応窓口があるかなどをみる。

　④健康食品やサプリメントが放射線療法や化学療法の効果を増強するか減弱するかを予想することは，十分なエビデンスがないため困難であること，さらなる情報が得られるまで，現段階では癌治療との併用を避けることが無難であることを説明する。

　⑤このような一般的な情報の後に個々のサプリメントについての説明を行い，そのサプリメントの作用とエビデンスのない使用を避けるべき状況を説明する。

　⑥患者があるサプリメントの使用を選択した場合，フォローアップが必須である。医療者は副作用のサインや従来の癌治療との相互作用を注意深く観察する。

◎

　個々の健康食品やサプリメントに関しての情報は，国立健康・栄養研究所や日本サプリメント協会のデータベースで得られる。

KEY WORD: 国立健康・栄養研究所，日本サプリメント協会

〔インターネット情報源〕

「健康食品」の素材情報データベース（国立健康・栄養研究所）
　　（http://hfnet.nih.go.jp/contents/indiv.html）
　　800種類以上の健康食品素材に関する詳細な情報を閲覧でき，情報はいずれも現時点で得られる科学論文の内容を忠実に表現している。素材の概要や特質，「循環器・呼吸器」などの身体の部位ごとの有効性の評価と，その根拠となる文献を明示している。また，過剰摂取による副作用など，安全性に関する情報や，医薬品との併用による相互作用についても解説している。

サプリメントデータベース（日本サプリメント協会）
　　（https://www.j-supplements.com/supplement-db/）
　　「素材から検索」「症状から検索」の2つの手段で検索できる。「素材から検索」と「症状から検索」は互いに関連事項をリンクしている。素材については，効能の解説と摂取方法を掲載している。

　その他に，ナチュラルメディシン・データベース日本対応版（日本健康食品・サプリメント情報センター，http://www.nmdb.jp/nmdb20150820/#）などがある

■文 献

1) Richardson MA, et al：Complimentary/alternative medicine use in a comprehensive cancer centre and the implication for oncology. J Clin Oncol 18(13)：2505-2514, 2000.
2) Kessler RC, et al：Long-term trends in the use of complementary and alternative medical therapies in the United States. Ann Intern Med 135(4)：262-268, 2001.
3) 福田一典：サプリメントの使い方・選び方：悪性腫瘍. 薬局 55(5)：1856-1864, 2004.
4) 小島眞樹, 他：健康食品であるアガリクスで肝障害を呈した1例. Minophagen Med Rev 49(3)：176-178, 2004.
5) Norman HA, et al：The role of dietary supplements during cancer therapy. J Nutr 133(suppl)：3794s-3799s, 2003.
6) Weiger WA, et al：Advising patients who seek complementary and alternative medical therapies for cancer. Ann Intern Med 137(11)：889-903, 2002.
7) Werneke U, et al：Potential health risks of complementary alternative medicines in cancer patients. Br J Cancer 90(2)：408-413, 2004.

〈丸山道生〉

実践臨床Q&A ● 第3章 癌患者と経口摂取

Q9. 癌患者とEPAとは？

Answer

▶ エイコサペンタエン酸（eicosapentaenoic acid：EPA）の抗炎症作用や抗癌作用に関して，近年多くの研究がなされている．これらの研究は細胞や動物実験では良好な結果が多く報告されており，実臨床に応用可能であるのか今後さらなる研究が期待される．

▶ 癌患者の栄養状態を良好に保ち，手術療法・化学療法・放射線療法の効果をより高めることが患者のQOLを良好に保つことにつながり，今後ますます癌患者の栄養療法の必要性は高くなっていくであろう．

▶ EPAの抗炎症作用，癌患者の代謝異常に対しEPAの果たす役割は重要である．

1 n-3系とn-6系の多価不飽和脂肪酸

脂肪酸は二重結合の有無や数，位置によって分類される．炭素－炭素二重結合を2個以上含む多価不飽和脂肪酸は，二重結合の位置からn-3系多価不飽和脂肪酸，n-6系多価不飽和脂肪酸と呼ばれる．これらの多価不飽和脂肪酸は体内で生合成できないため，摂取する必要がある．すなわち，必須脂肪酸と呼ばれるものである．

多価不飽和脂肪酸
必須脂肪酸

必須脂肪酸については1928年のEvansとBurrの発見にさかのぼる．彼らは，脂質を取り除き，ビタミンAとDとを加えた人工飼料を与えたラットにおける成長率の低下と生殖能力の欠如を発見した．その後，これはリノール酸，α-リノレン酸，アラキドン酸を食物に加えることで改善することがわかった[1]．現在ではこの症状は必須脂肪酸の欠乏症状と考えられている．

多価不飽和脂肪酸はそれ自体が生理活性を持つわけではなく，代謝産物であるプロスタノイドなどが生理活性を発揮する．とりわけEPAに関しては，非炎症誘発性プロスタノイド，ロイコトリエンが産生されると言われている（**図1**）[2]．近年は脂肪酸代謝物の包括的メタボローム解析が行われ，分子レベルでの研究が行われており，抗炎症作用に関係する物質が明らかにされてきた[2]．

2 EPAの作用

EPAが注目されたのは1970年代のグリーンランドでの疫学調査で，EPAを

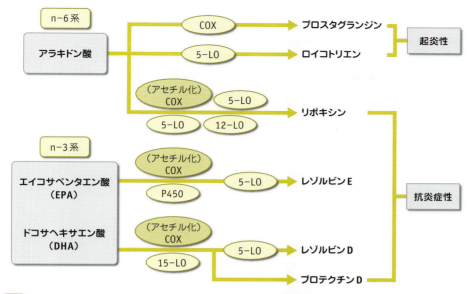

図1 n-3系とn-6系不飽和脂肪酸から産生される脂質メディエーター

n-6系のアラキドン酸からは主に起炎性に働くプロスタグランジンとロイコトリエンに加え，抗炎症性のリポキシンが生成する．n-3系のEPAからはレゾルビンEが，DHAからはレゾルビンDとプロテクチンDなどの抗炎症性脂質メディエーターが生成する．
COX：cyclooxygenase．LO：lipoxygenase

（文献2より引用）

多く摂取する人々には急性心筋梗塞の発症が少なかったとの報告である[3]．その後，食事からのn-3系多価不飽和脂肪酸の摂取が報告での死亡リスク低下を示すという疫学研究が数多く報告された．

EPAの持つ作用を解明する上で注目すべき報告として，Kangらのfat-1マウスを用いた研究がある．哺乳動物はn-3系多脂肪酸を産生することはできない．しかし，線虫（Caenorhabditis elegans）にはfat-1遺伝子があり，n-6系不飽和脂肪酸をn-3系多価不飽和脂肪酸に変換することができる．彼らはこの遺伝子をマウスに導入し，fat-1トランスジェニックマウスを作製した[4]．このマウスは大腸炎に対する保護作用，急性炎症モデルにおける肝障害抑制作用，メラノーマの発育阻害，大腸腫瘍の発育抑制，NF-κB（nuclear factor-kappa B）の抑制，TGF-β（transforming growth factor beta）の高発現，iNOS（nitric oxide synthase）の抑制，前立腺癌の発育抑制，乳癌リスクの減少などが報告されており[5]，今後さらに研究が進められるであろう．

fat-1遺伝子

EPAの癌に対する作用としては（**図2**）[6]，抗炎症作用，抗癌作用，蛋白質分解誘導因子（PIF）の活性の低下が挙げられる．抗炎症作用は癌患者において産生が高まっているIL-1，IL-6，TNF-α（tumor necrosis factor）などの炎症性サイトカインの産生低下により発揮する．

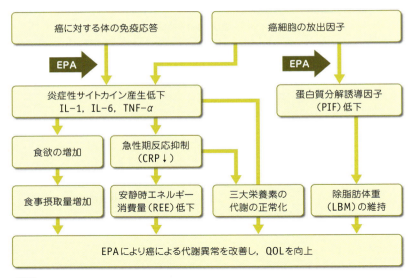

図2　EPAの作用機序
EPAは炎症性サイトカインの産生を抑制し，またPIFの放出を低下させ癌による代謝異常を改善する．

（文献6より引用）

3 癌患者におけるEPAの役割

1 術期のEPA含有経腸栄養剤の投与

いくつか注目すべき臨床試験での報告がある．まず，食道癌手術における周術期のEPA含有経腸栄養剤の投与は有効であるとした論文[7]である．これは1日当たり2.2gのEPAを含む経腸栄養剤と，含まない経腸栄養剤とのランダム化二重盲検試験である．手術前5日間と術後21日間の投与でEPA群はfat massの減少は認めたものの，fat free massは維持された．これに対し，対照群ではfat free massの減少が平均で1.9kgあった（$p=0.03$）．このことより，EPA含有経腸栄養剤の投与は従来の経腸栄養剤に比べ，体重減少を抑制すると言える．

体重減少の抑制

2 EPA，DHAの投与

EPAとDHAを投与した研究では以下のような報告がある[8)~10)]．頭頸部および食道癌患者の化学放射線療法中におけるEPA，DHA含有経腸栄養剤の効果に関する研究報告[8]によると，前向き無作為二重盲検多施設共同研究で行われた試験において化学放射線療法前後での生化学的調節法（biochemical modulation：BCM）変化はEPA，DHA含有経腸栄養剤の群が0.82±0.64kg

EPA, DHA含有経腸栄養剤

減少であったのに対し，従来の経腸栄養剤群（対象群）は2.82±0.77kg減少（$p=0.055$）と，統計学的に有意差は認めないものの，EPA，DHA含有経腸栄養剤の群において減少は少ない傾向にあった．また，栄養状態の指標としてKondrup score[9]の改善を比較すると，EPA，DHA群は対象群に比べ有意に改善していた（$p=0.0165$）．主観的包括的アセスメント（subjective global assessment score：SGA）も同様に，有意に改善が認められた（$p=0.0065$）．

さらに別の報告では，手術不能非小細胞肺癌患者に対して，化学療法施行中にEPA，DHAを投与する二重盲検プラセボ対照試験[10]では，プラセボ群に比べてEPA，DHA投与群はCRP，IL-6が有意に低い値であった．体重変化についてはEPA，DHA投与群において有意な体重増加を認め，プラセボ群においては体重増加を認めなかった．

これらの報告より，EPA単独もしくは，EPA，DHAともに投与した場合においても癌患者の体重減少には有効に作用すると考えられる．その機序として考えられることは先に述べたが，EPAは癌の進行により亢進する炎症反応に対し，これを抑制する．癌細胞より放出される蛋白質分解誘導因子（proteolysis inducing factor：PIF）を抑制するなどにより，代謝異常を改善しうるのではないかと考えられる（図2）．

4 おわりに

EPA含有経腸栄養剤を用いた栄養療法は，患者の栄養状態を良好に保ち，現行の治療の治療効果を高めることが期待できる．さらには，EPAの抗炎症作用，抗癌作用を期待しうる．癌患者における代謝変化，すなわち炎症の発現と筋蛋白の崩壊に対して，EPAの果たす役割は非常に大きく，今後ますますその重要性が認識され研究が進むことを期待している．

■文 献

1) Murray R, et al：26. Cholesterol synthesis, transport, & excretion/27. biosynthesis of the nutritionally nonessential amino acids. Harper's Illustrated Biochemistry 29th ed，2012，McGraw-Hill Medical，p250-270.
2) 竹山廣光，他：脂質メディエーター．静脈経腸栄養 29（1）：5-10，2014.
3) Bang HO, et al：Plasma lipid and lipoprotein pattern in Greenlandic West-coast Eskimos. Lancet 1（7710）：1143-1145，1971.
4) Kang JX, et al：Transgenic mice：fat-1 mice convert n-6 to n-3 fatty acids. Nature 427（6974）：504，2004.
5) Kang JX：Fat-1 transgenic mice：a new model for omega-3 research. Prostaglandins Leukot Essent Fatty Acids 77（5-6）：263-267，2007.

6) 岡田祐二,他:体重変化に対する戦略-EPAの効果.臨床栄養 120(7):885-889,2012.
7) Ryan AM, et al:Enteral nutrition enriched with eicosapentaenoic acid (EPA) preserves lean body mass following esophageal cancer surgery: results of a double-blinded randomized controlled trial. Ann Surg 249(3):355-363,2009.
8) Fietkau R, et al:A disease-specific enteral nutrition formula improves nutritional status and functional performance in patients with head and neck and esophageal cancer undergoing chemoradiotherapy : results of a randomized, controlled, multicenter trial. Cancer 119(18):3343-3353,2013.
9) Kondrup J, et al:Nutritional risk screening (NRS 2002):a new method based on an analysis of controlled clinical trials. Clin Nutr 22(3):321-336,2003.
10) Finocchiaro C, et al:Effect of n-3 fatty acids on patients with advanced lung cancer:a double-blind, placebo-controlled study. Br J Nutr 108(2):327-333,2012.

溝口公士,竹山廣光

実践臨床Q&A ● 第3章 癌患者と経口摂取

Q10. 癌患者と抗酸化物質とは？

Answer

▶酸化ストレスでは活性酸素産生系と消去系のバランスが不均衡となり，脂質や蛋白質変性およびDNA損傷を引き起こして細胞や組織が損傷され，癌や生活習慣病，老化等，様々な疾患の原因となりうる。

▶抗酸化物質は，生体の酸化ストレスあるいは活性酸素を捕捉して無害化を行う反応に関わる物質であり，栄養素としての抗酸化物質の疫学的な調査結果では，癌発生予防効果についてはまだ明らかではない。

▶癌患者の予後を改善する抗酸化物質や投与方法は，現時点では明らかではない。

1 活性酸素と酸化ストレス

　活性酸素（reactive oxygen species：ROS）には酸素フリーラジカル，ヒドロキシルラジカル，スーパーオキシドアニオン，過酸化水素などが含まれ，1日に細胞当たり約10億個発生すると推察されている。ROSは細胞傷害を引き起こす原因となるため，細胞内ではROSを除去・消去する酵素が存在しており，代表的なものとしてスーパーオキシドジスムターゼ（superoxide dismutase：SOD），カタラーゼ（catalase：CAT）やペルオキシダーゼ（peroxidase）が挙げられる。

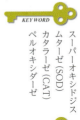
KEYWORD: スーパーオキシドジスムターゼ（SOD）カタラーゼ（CAT）ペルオキシダーゼ

　酸化ストレス（oxidative stress）ではROS産生系と消去系のバランスが不均衡となり，脂質や蛋白質変性およびDNA損傷を引き起こして細胞や組織が損傷される。その結果，癌や生活習慣病，老化等，様々な疾患の原因となりうると考えられている[1]。

KEYWORD: ROS産生系と消去系のバランス

2 抗酸化物質

　抗酸化物質（antioxidant）は，生体の酸化ストレスあるいはROSを捕捉して無害化を行う反応に関わる物質であり，①酵素系（enzymatic antioxidant）と，②非酵素系（non-enzymatic antioxidant）にわけられ，酵素系は抗酸化酵素と，呼ばれており，SODやCATが含まれる[2]。

KEYWORD: 酵素系 非酵素系

　非酵素系は，代謝系（metabolic antioxidant）[3]と栄養素系（nutrient

表1 抗酸化物質（antioxidant）の分類

1. 酵素系（enzymatic antioxidant）：抗酸化酵素

スーパーオキシドディスムターゼ（SOD）
カタラーゼ（CAT）
ペルオキシダーゼ（peroxidase）
グルタチオンペルオキシダーゼ（GPx）
グルタチオンレダクターゼ（GRx）

2. 非酵素系（non-enzymatic antioxidant）

a）代謝系（metabolic antioxidant）
　複合脂質（リポ酸）
　グルタチオン
　尿酸
　ウロビリノーゲン
　ビリルビン
　ユビキノール（コエンザイムQ_{10}）
　メラトニン

b）栄養素系（nutrient antioxidant）
　カロテノイド
　α-カロテン
　β-カロテン
　リコペン
　ビタミン類
　ビタミンC
　ビタミンE
　微量元素
　セレン
　マグネシウム
　亜鉛
　ポリフェノール
　フラボノイド
　レスベラトロール

antioxidant）にわけられる[1]（**表1**）。栄養素としての抗酸化物質の疫学的な調査結果では，カロテノイド，ビタミンC，ビタミンE，ポリフェノールなどの抗酸化物質を含む野菜や果物の摂取により，肺癌や消化器癌の発生を抑制することが示されてきている[4)5)]。一方，ビタミンA，ビタミンC，ビタミンEやセレンなどは，単独または組み合わせで投与しても，肺癌の予防や肺癌死亡の予防に効果を示すエビデンスは十分ではない[6]。さらには消化器癌の予防に際し抗酸化物質投与は効果がなく，むしろ死亡率が増加した[7]などの報告もあり，抗酸化物質の癌発生予防効果についてはいまだ明らかでない。

KEY WORD
カロテノイド
ビタミンC
ビタミンE
ポリフェノール

3 癌患者に対する抗酸化物質の効果

癌患者に対して抗酸化物質を投与することによる腫瘍増殖抑制や予後改善効果が期待されてきた。以前の筆者らの検討では，ラット乳癌モデルにおける抗酸化成分含有栄養剤投与による癌増殖抑制効果は明らかではなかったが，摂食量は増加し，さらにROS消去系酵素であるSODやCAT活性が維持されている可能性

が示された[8]。

　癌患者に対する抗酸化物質の効果を確認するために臨床試験もいくつか行われている。前立腺癌患者において，ビタミンAやβ-カロテンは有効でなかったが，ビタミンE（α-tocopherol）は生存率を改善したという報告はある[9]。しかし，癌患者の予後を明らかに改善する抗酸化物質や投与方法は現時点では明らかではない。

　厳密には抗酸化物質には分類されないが，現時点で癌治療に有効な可能性がある栄養素の1つとして，n-3系多価不飽和脂肪酸であるエイコサペンタエン酸（eicosapentaenoic acid：EPA）やドコサヘキサエン酸（docosahexaenoic acid：DHA）が挙げられる。EPAやDHAは強力な抗炎症作用を示すレゾルビン（resolvin）の前駆物質である。EPAとビタミンEの経口投与により生存期間を延長したとする無作為比較試験の報告もある[10]が，EPA単独の効果は不明である。DHAは経口サプリメントにより再発乳癌患者での生存率の改善が報告されている[11]。しかし，EPAやDHAの癌治療としての明らかな有効性については，メタ解析では示されていない。

エイコサペンタエン酸（EPA）
ドコサヘキサエン酸（DHA）

■文　献

1) Gupta RK, et al：Oxidative stress and antioxidants in disease and cancer：a review. Asian Pac J Cancer Prev 15（11）：4405-9440，2014.
2) Halliwell B：Biochemistry of oxidative stress. Biochem Soc Trans 35（Pt 5）：1147-1150，2007.
3) Willcox JK, et al：Antioxidants and prevention of chronic disease. Crit Rev Food Sci Nutr 44（4）：275-295，2004.
4) Weisburger JH：Nutritional approach to cancer prevention with emphasis on vitamins, antioxidants, and carotenoids. Am J Clin Nutr 53（1 suppl）：226S-237S，1991.
5) van Poppel G：Epidemiological evidence for beta-carotene in prevention of cancer and cardiovascular disease. Eur J Clin Nutr 50（suppl. 3）：S57-S61，1996.
6) Cortés-Jofré M, et al：Drugs for preventing lung cancer in healthy people. Cochrane Database Syst Rev 10：CD002141. doi：10.1002/14651858．2012.
7) Bjelakovic G, et al：Antioxidant supplements for preventing gastrointestinal cancers. Cochrane Database Syst Rev（3）：CD004183. doi：10.1002/14651858．2008.
8) 高橋万有，他：ラット乳癌モデルに対する抗酸化物質含有栄養剤の効果．外科と代謝・栄養 43（6）：125-133，2009.
9) Watters JL, et al：Associations between alpha-tocopherol, beta-carotene, and retinol and prostate cancer survival. Cancer Res 69（9）：3833-3841，2009.
10) Gogos CA, et al：Dietary omega-3 polyunsaturated fatty acids plus vitamin E restore immunodeficiency and prolong survival for severely ill patients with generalized malignancy：a randomized control trial. Cancer 82（2）：395-402，1998.
11) Bougnoux P, et al：Improving outcome of chemotherapy of metastatic breast cancer by docosahexaenoic acid：a phase II trial. Br J Cancer 101（12）：1978-1985，2009.

小山　諭，若井俊文

実践臨床Q&A ● 第3章 癌患者と経口摂取

Q11. 癌患者とプロバイオティクスとは？

Answer

▶プロバイオティクスとは，腸内細菌叢を整える生きた微生物のことである。
▶プロバイオティクスは，癌患者の手術，化学療法，放射線療法などの治療に伴う侵襲の軽減に有用である。

1 プロバイオティクスとは

　ヒトの腸管内には数百種類，およそ100兆個の腸内細菌がバランスを保って共存しており，これを腸内細菌叢と呼ぶ。感染症や手術，外傷等の侵襲により，腸内細菌叢は乱れ（有用菌が減り有害菌が増える），有機酸濃度が低下し，腸内pHが上昇する。これらは，腸管粘膜防御能，腸内殺菌作用，抗炎症作用の低下につながり，下痢やバクテリアルトランスロケーション（BT）の原因となる。

バクテリアルトランスロケーション

　プロバイオティクスとは，1989年にFullerらにより「腸内細菌叢のバランスを改善することによりヒトに有益な作用をもたらす生きた微生物」と定義されている。代表的な菌種としては，*Lactobacillus*，*Bifidobacterium*などが挙げられる。
　また，プレバイオティクスは，1995年にGibsonらにより「消化管で吸収されずに大腸に到達し，大腸の有用菌の増殖を選択的に促進し，ヒトに有益な作用をもたらす食品成分」と定義されている。プロバイオティクスとプレバイオティクスを同時に投与することをシンバイオティクスという。

プロバイオティクス
プレバイオティクス
シンバイオティクス

2 作用機序

　プロバイオティクスの作用機序としては，以下などが考えられている[1]。
　①腸内細菌叢の大部分を占める偏性嫌気性菌を保つことにより有害菌の増殖を抑える。
　②酢酸や酪酸，プロピオン酸などの有機酸を産生し，腸管粘膜防御能や腸内殺菌作用を保つ。
　③IL-10の誘導，Th1細胞の産生の抑制，マクロファージの活性化などを介して細胞性免疫を高める。

有害菌の増殖抑制
腸管粘膜防御・腸内殺菌
細胞性免疫の増強

3 癌患者におけるプロバイオティクスの有用性

近年，癌患者におけるプロバイオティクス，またはシンバイオティクスが手術侵襲や化学療法・放射線療法の有害事象の軽減に有用であるという報告が多くみられる。

1 周術期

Tanakaらは，食道癌に対する食道切除術施行症例64例において周術期シンバイオティクス投与のランダム化比較試験を行った。シンバイオティクス投与群は非投与群に比べて，腸内細菌叢が維持され，全身性炎症反応症候群（systemic inflammatory response syndrome：SIRS）の期間が有意に短く（$p=0.0002$），感染性合併症が少ない傾向である（10% vs 29%，$p=0.068$）ことを示した[2]。

全身性炎症反応期間の短縮
感染性合併症の減少

またKanazawaらは，胆道癌に対する肝切除術施行症例を，術後シンバイオティクス投与群と非投与群にランダムに割り付け，感染性合併症の発生率を比較検討した。シンバイオティクス投与群は非投与群に比べて，腸内細菌叢が保たれ，感染性合併症が有意に少なかった（19% vs 52%，$p=0.031$）と報告している[3]。

2 化学療法，放射線療法

Osterlundらは，大腸癌術後に5-フルオロウラシル（5-FU）をベースとした補助化学療法を受ける患者150名をプロバイオティクス投与群と非投与群にランダムに割り付けて，有害事象を比較したところ，プロバイオティクス群でGrade 3以上の下痢（22% vs 37%，$p=0.027$）とGrade 2以上の腹部不快症状（21% vs 47%，$p=0.0008$）が有意に少なかったと報告している[4]。

下痢の減少

またChitapanaruxらは，子宮頸癌にて化学放射線療法施行予定の患者63名をランダムにプロバイオティクス投与群と非投与群に割り付けて有害事象を比較したところ，プロバイオティクス投与群ではGrade 2以上の下痢（9% vs 45%，$p=0.002$）と止痢薬の使用（9% vs 32%，$p=0.03$）が有意に少なかったと報告している[5]。

◎

以上のように，プロバイオティクスは癌患者の治療のサポートとして有用であることが明らかになってきた。今後，癌患者におけるプロバイオティクス療法の有用性に関する大規模な臨床試験と，そのメカニズムの解明がさらに進むことが望まれる。

■文 献

1) Hart AL, et al : Modulation of human dendritic cell phenotype and function by probiotic bacteria. Gut 53 (11) : 1602-1609, 2004.
2) Tanaka K, et al : Impact of perioperative administration of synbiotics in patients with esophageal cancer undergoing esophagectomy : a prospective randomized controlled trial. Surgery 152 (5) : 832-842, 2012.
3) Kanazawa H, et al : Synbiotics reduce postoperative infectious complications : a randomized controlled trial in biliary cancer patients undergoing hepatectomy. Langenbecks Arch Surg 390 (2) : 104-113, 2005.
4) Osterlund P, et al : Lactobacillus supplementation for diarrhoea related to chemotherapy of colorectal cancer : a randomised study. Br J Cancer 97 (8) : 1028-1034, 2007.
5) Chitapanarux I, et al : Randomized controlled trial of live lactobacillus acidophilus plus bifidobacterium bifidum in prophylaxis of diarrhea during radiotherapy in cervical cancer patients. Radiat Oncol 5 : 31, 2010.

本告正明

実践臨床Q&A ● 第4章 化学療法・放射線療法と栄養

Q12. 化学療法, 放射線療法時の口腔粘膜炎への対処は？

Answer

▶癌化学療法, そして頭頸部癌に対する放射線療法, ならびに化学放射線療法により, 口腔に重度の粘膜炎を発症する頻度は高い。

▶患者と医療者双方による口腔ケアと, 消炎鎮痛薬やオピオイドによる疼痛緩和ケアにて対応する。なお, 活性酸素除去作用を持つ薬剤などの各種含嗽薬の使用による予防・抑制効果が近年注目されつつある。療法中の栄養管理も重要である。

▶唾液分泌低下に伴う口腔カンジダ症への対策や, 療法中の栄養管理も重要である。また, 漢方薬による治療も多くの施設で行われている。

1 口腔粘膜炎とは

　口腔は咽頭, 食道へとつながる摂食器官の入り口であり, 最初の消化管である。その働きは摂食や嚥下機能の一部だけにとどまらず, 味覚という感覚受容器でもあり, 構音・発語機能をも司っている重要な臓器である。その口腔粘膜は化学療法や放射線療法時に, 時に重篤な粘膜炎を呈する。口腔粘膜炎による機能障害は生活の質 (QOL) の低下はもとより, 癌に対する療法継続をもおびやかす事象となりうる。(註：化学療法, 放射線療法時の粘膜の炎症は一般的なアフタ性口内炎と区別するために口腔粘膜炎と表記される)

1) 化学療法による口腔粘膜炎

発生機序により2段階に分類される[1]。

- primaryの粘膜炎：血行性に移行した抗癌剤が作用し, 口腔粘膜に発生した活性酸素による組織傷害*。
- secondaryの粘膜炎：抗癌剤投与による白血球数の低下で生じる局所感染に起因する炎症。

2) 放射線療法による口腔粘膜炎

照射された放射線の口腔粘膜曝露に伴い発生した活性酸素による組織傷害*。

KEYWORD
活性酸素

3) 化学・放射線療法による口腔粘膜炎

主に頭頸部癌に合併する。①と②の複合要因であり, 重篤な症状を呈する (図1)。

*活性酸素により転写因子が活性化され, 炎症性サイトカインの産生ならびに細胞傷害が起こる[2]。

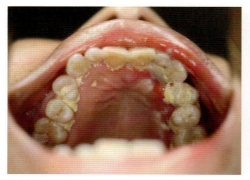
図1 化学放射線療法中の口腔粘膜炎（上顎歯肉癌）

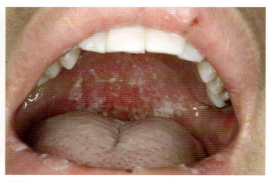
図2 化学放射線療法中に発生した口腔カンジダ症（中咽頭癌）

表1 口腔粘膜炎の評価スケール（Common Terminology Criteria for Adverse Events：CTCAE ver.3.0 NCI—August 9, 2006）

Grade	診察所見	臨床症状
0	正常粘膜，淡いピンク色，表面滑沢	違和感・痛みなし
1	粘膜の紅斑	わずかな違和感・痛み，摂食は通常通り
2	斑状潰瘍・偽膜	痛みあり，食品を加工の上で摂食嚥下可能
3	癒合した潰瘍・偽膜，わずかな外傷で出血	強い痛みあり，十分に経口摂取できない
4	組織壊死，顕著な自然出血，生命の危険	生命を脅かす症状

CTCAEの最新版はv4.0であるが，v4.0は臨床症状のみで，v3.0には診察所見と臨床症状が示されているためv3.0を示す．

4）口腔衛生状態の悪化に伴う局所感染による1）～3）の治癒の遷延および悪化

代表的なものは，口腔カンジダ症である（**図2**）。口腔衛生状態の悪化に伴う局所感染によって治癒の遷延および悪化が起こっているケースが多い。カンジダによる感染である。頭頸部癌の放射線療法時には大唾液腺，特に耳下腺への放射線照射の影響により，唾液の分泌が減少し自浄作用が低下することも原因である。

口腔粘膜炎の評価スケールは，主にNational Cancer Institute（NCI）のcommon terminology criteria（CTC）が用いられる（**表1**）[3]。

KEYWORD 局所感染

2 対　策

1 口腔ケア

局所感染による治癒遷延に対して口腔内の衛生状態の維持・改善は非常に重要であり，患者自身によるセルフケアはもとより，必要に応じて医療者側からの介入・管理も重要である。

KEYWORD 口腔ケア

1) セルフケア【Grade 0〜】

中等度の硬さのナイロン製の歯ブラシや歯間ブラシ，デンタルフロスにより1日3回以上のブラッシングを施行。目標をあらかじめ高く設定し，「1日5回を目標に」と説明することも工夫の1つと考える（図3・4）。

歯磨剤は保湿効果を有する対粘膜低刺激性のペーストを用いるのが好ましい。少量を使用する。歯面・歯肉にかかる圧力を少なめにして，長時間ゆっくりと歯面の清掃を行うようにする。粘膜炎により痛みが強い場合には歯磨剤非使用でもよい。患者の痛みの負担をできるだけ少なくした上で"汚れを除去"できるように指導することが重要である。

2) プロフェッショナルケア【Grade 0〜】

患者自身のセルフケアを補う目的で重要なのが，歯科医師の指導のもと歯科衛生士・看護師が行う外来もしくは入院下のベッドサイドでの口腔清掃である。療法開始前から口腔衛生状態の確認をした上で施行していく。代謝により生じた粘

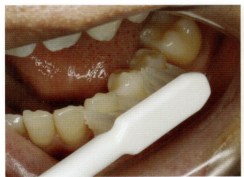
歯間に歯ブラシの先を入れて磨くように指導する．

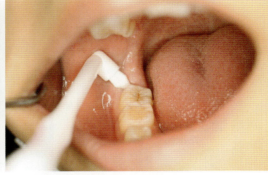
下顎大臼歯などは特に注意し，歯肉との境などはワンタフトブラシなどを用いて磨けるように指導する．
（写真提供：東京医科大学病院歯科衛生士・森光麗子）

図3 セルフケア：歯磨き

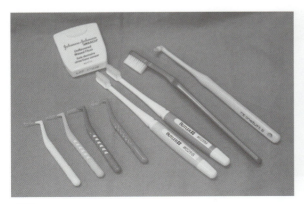

図4 歯ブラシ・歯間ブラシ・デンタルフロス

膜表層の脱落・剝離上皮は，細菌繁殖の母地となるため可及的に除去する．保湿効果を持つマウスウォッシュ製剤をスポンジブラシに浸し，粘膜を清掃する．歯面は歯ブラシにより清掃する．

　歯ブラシは通常のタイプから1歯用のコンパクトなものまで様々な種類を使用する[4]．

3）口腔内粘膜および口唇粘膜の保湿

　セルフケア，プロフェッショナルケア双方において清掃後に口腔保湿マウスウォッシュ・ジェルを用いて口腔内粘膜および口唇粘膜の保湿を行う．特に放射線療法中の唾液分泌の低下がみられる場合には重要である．

　現在，多種の製品が市販されており，保湿成分を基軸にして静菌成分が配合されているものもある[4]（図5〜8）．

KEY WORD：粘膜表層の脱落・剝離した上皮の除去

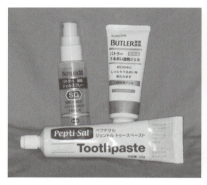

図5 低刺激性歯磨きペーストと口腔保湿ジェル

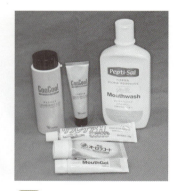

図6 口腔保湿マウスウォッシュ・ジェル

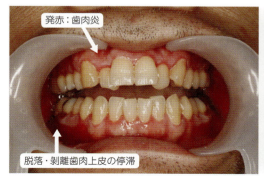

介入前の口腔内

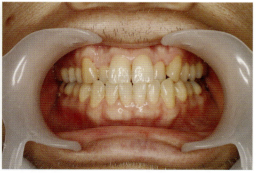

介入後の改善した口腔内

図7 化学療法中の口腔粘膜炎：プロフェッショナル口腔ケア介入

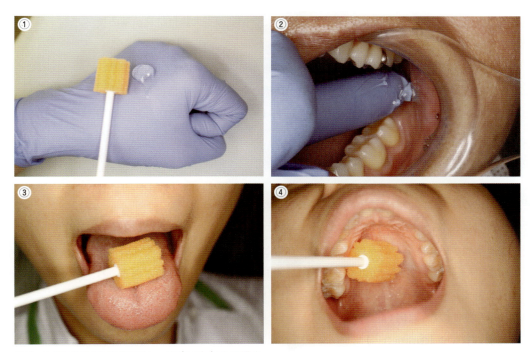

①ジェルを医療者の手の甲に出し、スポンジブラシに浸す。
②ジェルを少量指にとり、口腔内全体にのばす。
③④スポンジブラシを使用し、同様に舌、口蓋などにも塗布する。余分なジェルはスポンジブラシで拭き取る。

図8 口腔保湿ジェルの塗布

(写真提供：東京医科大学病院歯科衛生士・森光麗子)

2 消炎・疼痛緩和

主に含嗽による消炎を図り、鎮痛薬の内服による疼痛管理を行う。

1) 含嗽【Grade 0〜】

アズレンスルホン酸ナトリウムや生理食塩水による含嗽を行う。また近年、活性酸素除去効果を有する薬剤であるレバミピド（ムコスタ®）[5)6)]・アロプリノール（ザイロリック®）[7)]・ポラプレジンク（プロマック®）[8)]を含嗽液に調整して含嗽を行う方法も多くの施設で試験的に行われてきており、今後の研究成果が期待されている。

2) 鎮痛薬の内服【Grade 2〜】

粘膜上皮が欠損し、潰瘍面が形成されると接触刺激や温度刺激により著しい痛みが生じる。アセトアミノフェンなどの鎮痛薬の内服やオピオイドの使用を適宜行う。食事の前にゲル状の局所麻酔薬を塗布することもある。

3 口腔カンジダ症への対応

口腔粘膜の白色偽膜や発赤の所見を認める場合には口腔カンジダ症の併発を考

口腔カンジダ症

え，口腔清掃の励行でも改善がみられない場合には細菌検査の後に抗真菌薬の投与を開始する。

化学療法中の患者では腎機能を考慮して，腸管から吸収されないアムホテリシンB（ファンギゾン®シロップ）の投与が第一選択と考える。その他にもミコナゾールゲル（フロリード®ゲル）や，イトリゾール（イトリゾール®カプセル，内用液）[9)10)]などがある。

4 栄養管理

療法中の栄養管理は創傷治癒の観点からも重要である。

1) 食品の加工【Grade 2～】

とろみのついた食事，刻み食やミキサー食などにして咀嚼，嚥下しやすいようにする（例：卵かけご飯など）。なお，放射線照射により舌表面の味蕾が傷害され味覚異常を呈する場合でも鼻粘膜は傷害されていないため，「香り」の利いた食事は違和感が少ない（例：味噌汁など）。

2) 経鼻経管栄養【Grade 3～】

経口摂取が疼痛により困難な場合に行う。

3) 経静脈栄養【Grade 3～】

補液の目的も含め，末梢静脈確保の上で行う。

4) 胃瘻（PEG）【Grade 3～】

長期にわたって療法が継続する場合には胃瘻を造設する。

5 漢方薬による治療

漢方薬による治療

1) 口腔粘膜炎の対策

半夏瀉心湯の構成生薬の持つ「フリーラジカル消去作用」「抗菌作用」「抗炎症作用」「鎮痛作用」による，がん化学療法・放射線療法における口腔粘膜炎の発症抑制効果が報告されている[11)]。

2) 口腔粘膜炎発症時の栄養対策としての漢方

口腔粘膜炎の痛みや化学療法による食欲低下により低栄養状態をきたし，二次的に口腔粘膜炎の治癒遷延・悪化につながる。化学療法中の倦怠感や食欲不振は東洋医学的には「気虚」に相当し，補中益気湯や十全大補湯，人参養栄湯，四君子湯，大建中湯，六君子湯などが細かな病態「証」に応じて用いられる[12)]。

■ 文 献

1) 赤沢修吾，他：消化器の化学療法と支持療法 抗癌剤投与における口内炎の予防と治療．消化器癌 3(5)：403-406，1993．

2) Sonis ST, et al：Perspectives on cancer therapy-induced mucosal injury：pathogenesis, measurement, epidemiology, and consequences for patients. Cancer 100 (suppl. 9)：1995-2025, 2004.
3) 浅井昌大，他編：頭頸部がん化学放射線療法をサポートする―口腔ケアと嚥下リハビリテーション，オーラルケア，2009.
4) 古賀陽子，他：消化器外科ナースが行う口腔ケア＆リハビリテーション．消化器外科Nursing 19(11)：1117-1134，2014.
5) 安田卓史，他：口腔癌の化学・放射線療法による口腔粘膜炎に対するRebamipide含嗽液の使用経験．癌と化学療法 35(7)：1157-1161，2008.
6) Yasuda T, et al：Preventive effect of rebamipide gargle on chemoradiotherpy-induced oral mucositis in patients with oral cancer: a pilot study. J Oral Maxillofac Res 2(4)：e3, 2012.
7) Porta C, et al：Allopurinol mouthwashes in the treatment of 5-fluorouracil-induced stomatitis. Am J Clin Oncol 17(3)：246-247, 1994.
8) Watanabe T, et al：Polaprezinc prevents oral mucositis associated with radiochemotherapy in patients with head and neck cancer. Int J Cancer 127(8)：1984-1990, 2010.
9) 安田卓史：知っているようで知らない疾患のトリセツ(file_049) 口腔カンジダ症．Credentials 67：12-13，2014.
10) 上川善昭：口腔カンジダ症になりやすい患者急増中！ 歯科衛生士 37(4)：66-75，2013.
11) 細川亮一：Science of Kampo View がん治療による口腔粘膜炎に対する半夏瀉心湯の4つの作用メカニズム．漢方医学 39(4)：238-241，2015.
12) 今津嘉宏：栄養管理に有効な漢方薬．がん漢方（北島正樹，監．今津嘉宏，編），南山堂，2012，p124-131.

安田卓史

実践臨床Q&A ● 第4章 化学療法・放射線療法と栄養

Q13. 食欲不振，悪心・嘔吐への対応と食事は？

Answer

▶化学療法の悪心・嘔吐の機序，種類を理解し，適切な制吐薬を選択する。

▶癌悪液質以外の食欲不振の原因を抽出し，解決策を検討する。

▶栄養指導は制限・禁止は最小限にとどめ，食欲不振のアセスメントに基づいた提案を患者だけではなく，家族とともにする必要がある。

1 悪心・嘔吐の種類と対策

1 悪心・嘔吐の機序

　化学療法によって誘発される悪心・嘔吐には下記の3つの機序が考えられている。こうした悪心・嘔吐の背景を適切にアセスメントすることが対策の第一歩である。

- 中枢性経路：ドパミン，セロトニン，サブスタンスPなどの神経伝達物質が延髄第4脳室に存在するchemoreceptor trigger zone（CTZ）にある受容体に結合することで誘発される。
- 末梢性経路：消化管粘膜に多く存在する腸クロム親和性細胞から放出されたセロトニンが主に上部消化管に存在する5-HT$_3$受容体に結合し，迷走神経，内臓神経を介した求心性の刺激が嘔吐中枢に伝達されることで誘発される。
- 情動性経路：化学療法や放射線治療を受けた時に悪心・嘔吐を経験した患者では，その感情刺激が大脳皮質を介し，嘔吐中枢を刺激することで誘発される。

2 悪心・嘔吐の種類と対処方法

- 急性嘔吐：抗癌剤投与後，数時間以内に起こり24時間以内に消失する。中枢性経路，末梢性経路のいずれの経路も関与するとされ，治療はコルチコステロイド，5-HT$_3$受容体拮抗薬，NK-1受容体阻害薬などの併用療法が推奨されている。
- 遅発性嘔吐：24～48時間後より始まり数日間持続する。治療はコルチコステロイドが推奨されており，メトクロプラミドや5-HT$_3$受容体拮抗薬，NK-1受容体阻害薬などが推奨されている。

- 予期性嘔吐：情動性経路を介して誘発される。初回治療時に適切な制吐療法により急性および遅発性の悪心・嘔吐を生じさせないことが最大の予防対策である。発生した場合は，ロラゼパムやアルプラゾラムなどの投与が推奨されている。

2 食欲不振への対応

1 栄養カウンセリング

　化学療法による食欲不振は癌悪液質による食欲低下も加わり，解決は容易ではない。まずは口内炎や義歯不適合など口腔の問題や，他の薬物の副作用，食環境や睡眠状態の確認など，悪液質または化学療法の副作用以外の要因をアセスメントすることから始める。

　特に，氾濫する健康食の情報の誤解から，減塩食や様々な制限食により食欲不振をきたしている例は少なくなく，こうした食に対する誤解を解き，禁止や制限は最小限にとどめ，食欲不振のアセスメントに基づいた提案型のアドバイスを心がける。

 減塩食，制限食による食欲不振

2 食事の工夫

　味覚の低下や異味症などの味覚障害には，塩や香辛料などによる濃い目の味付けなどの工夫が奏功することがある。食事の臭いの問題には，冷ました食事などの臭いを抑える工夫だけではなく，香辛料などにより臭みを隠すような方法も検討する。口腔乾燥のある患者ではアイスクリームや麺類，ゼリータイプの食品など，のど越しの良い食事が好まれることが多く，食べてすぐに満腹感を自覚する方には1回の食事量を減らし，間食や眠前の軽食などを勧める。

　しかし，対応困難なことも多く，一定期間は水分補給を中心とした脱水症予防に努め，副作用から回復したのち，次回の治療までの期間で栄養価の高い食事を推奨することも有効である。

 濃い目の味付け

 のど越しの良い食事　間食や眠前の軽食

3 運動療法

　化学療法中の患者の活動量低下は抑うつ傾向を増悪させ，食欲不振をさらに悪化させる負のスパイラルが発生しやすい。そうした悪循環を予防するため散歩や買い物などの適度な運動療法を推奨するなど，心理面も配慮した介入は重要である。

 心理面への配慮

| 症 例 | **75歳男性。胃体部進行癌** |

主訴：味覚障害による食事摂取困難

局所の高度進行胃癌からテガフール・ギメラシル・オテラシル（S-1）＋シスプラチン（CDDP）による術前化学療法を実施。第1クール終了後より，味覚・嗅覚障害から著明に食事摂取が低下した。奥様の「身体によいものを」との願いから調理された塩分や油分，香辛料を控えた薄味の食事はまったく口にできなかった。

家族への食事指導：

奥様からの相談を受け，嗜好品や塩分の摂取は治療に支障はなく，制限の必要はないこと，塩味や香辛料を使用したほうが食べやすいこともあると伝えたところ，徐々に食欲は改善した。

治療ポイント：

上記改善により術前化学療法も継続可能となり，腫瘍も著明に縮小，根治手術が可能となった。食事指導はご家族も一緒に行うことの大切さを学んだ症例であった。

■ 文 献

1) 日本癌治療学会，編：制吐薬適正使用ガイドライン第2版．金原出版，2010．
2) 日本緩和医療学会 緩和医療ガイドライン作成委員会，編：がん患者の消化器症状の緩和に関するガイドライン．金原出版，2011．
3) 荒金英樹，他編著：悪液質とサルコペニア リハビリテーション栄養アプローチ．医歯薬出版，2014．
4) 荒金英樹：がん看護 どうしたら食べられる？ がん患者の食欲不振への対応．Expert Nurse 22(3)：16-18，2006．
5) Temel JS, et al：Early palliative care for patients with metastatic non-small-cell lung cancer. N Engl J Med 363(8)：733-742, 2010.

荒金英樹

実践臨床Q&A ● 第4章 化学療法・放射線療法と栄養

Q14. 下痢への対処法と管理は？

Answer

▶ 発症機序には，①コリン作動性による腸管の蠕動亢進（早期性），②腸粘膜の傷害（遅発性）がある。

▶ 原因となる薬剤にはメトトレキサート，フルオロウラシル，エトポシド，塩酸ドキソルビシン，塩酸イリノテカン，シタラビンなどがある。ゲフィチニブ，トラスツズマブ，リツキシマブなど近年広く利用されている分子標的治療薬でも生じる重要な有害事象である。

▶ 治療とケアには，①下痢のアセスメント，②心身の安静と保温，③食事療法，④輸液の管理，⑤薬物療法，⑥肛門周囲の清潔の保持などがある。

1 抗癌剤投与時の下痢

抗癌剤投与時に発生する下痢は，治療継続の妨げになるのみでなく，患者の生活の質（QOL）を低下させ，脱水・電解質異常・栄養状態悪化を招き，時に致死的となる注意すべき有害事象である。患者の状態を十分に観察し，早期に発見・対処することが重要である。そのためには下痢を起こしやすい抗癌剤およびその発現パターンを熟知することが必要となる[1)~3)]。

有害事象発現パターン

2 下痢の発生機序

1 早発性下痢（コリン作動性下痢）

化学療法薬投与で消化管の副交感神経が刺激され，蠕動運動が亢進することにより生じる。投与開始24時間以内に発現する。持続時間は比較的短時間で，抗コリン薬の投与で軽快する。

抗コリン薬

2 遅発性下痢（腸管粘膜傷害性下痢）

化学療法薬あるいはその代謝産物により腸粘膜が傷害されることによる。投与開始数日～14日ほど経過してから発症する。腸粘膜は腺窩の最下層に存在する幹細胞から分裂した粘膜細胞が，分化をしながら絨毛へと上方へ移動することで維持されており，絨毛では消化酵素を発現させ消化吸収に関与している。抗癌剤

表1 下痢を起こしやすい主な化学療法薬

塩酸イリノテカン	シタラビン	ゲフィチニブ
フルオロウラシル	塩酸ドキソルビシン	エルロチニブ
メトトレキサート	アクチノマイシンD	トラスツズマブ
エトポシド	シスプラチン	リツキシマブ

表2 下痢の重症度

Grade					
	1	2	3	4	5
	ベースラインと比べて＜4回／日の排便回数増加．ベースラインと比べて人工肛門からの排泄量が軽度に増加．	ベースラインと比べて4〜6回／日の排便回数増加．ベースラインと比べて人工肛門からの排泄量が中等度増加．	ベースラインと比べて7回／日以上の排便回数増加．便失禁．入院を要する．ベースラインと比べて人工肛門からの排泄量が高度に増加．身の回りの日常生活動作の制限．	生命を脅かす．緊急処置を要する．	死亡

（NCI-CTCAE ver.4.0日本語訳，JCOG/JSCO版より抜粋）

による細胞傷害では，この絨毛がほとんど脱落しており，消化吸収を担うことができなくなって，下痢をきたしやすい．そして，傷害された粘膜は防御機構が破綻し腸内細菌にさらされており，感染を起こしやすい状況にある．特に，骨髄抑制の時期と重なることが多く，敗血症など重篤な状態となりうるので注意を要する．

3 下痢を起こしやすい抗癌剤（表1）

① 塩酸イリノテカンによる下痢は，胆汁中に分泌される活性代謝産物SN-38が直接粘膜を傷害し，10〜20％に重篤な下痢を起こし，その用量規制因子にもなる．

② フルオロウラシルによる下痢は，投与量，投与回数に依存して増強するため，投与を繰り返すごとに注意を要する．

③ 近年広く利用されることとなったEGFRチロシンキナーゼ阻害薬ゲフィチニブ，エルロチニブ，抗HERヒト化モノクローナル抗体トラスツズマブ，さらに抗CD20モノクローナル抗体リツキシマブなどの分子標的治療薬でも，有害事象として重要である．

3 下痢のアセスメント

① 下痢の出現時期，期間，回数，性状（水様，血便など）：NCI-CTCAE（National Cancer Institute Common Terminology Criteria for Adverse

NCI-CTCAE

Events)（**表2**）での評価

　②自他覚症状：PS（performance status）の低下，悪心・嘔吐，発熱，めまい，激しい腹痛，脱水の程度など

　③薬剤投与歴

　④食事内容の確認

　⑤化学療法薬以外の原因の除外：経腸栄養，クロストリジウム・ディフィシル感染，腹部・骨盤照射など。特殊なものとして，好中球減少性小腸結腸炎，急性消化管GVHD

4 下痢の治療

1 食事療法

　消化の遅い脂質を多く含む牛乳・乳製品，刺激性の強い香辛料を含む食品，アルコール，カフェインを含む食品・飲料，高浸透圧の果汁飲料などを避けるほか，冷たいものを控える。

　栄養素が存在する腸管では，消化酵素の誘導が盛んで，反応性に分泌される消化液は増殖因子にもなっている。つまり，腸管を利用することは傷害粘膜の再生には有用であるので，できるだけ経口からの摂取が望ましい。しかし，敗血症や脱水補正に難渋するなどの重篤な場合は絶食とする。

傷害粘膜の再生

2 輸液管理

　十分な水分の補給と電解質の補正を行う。経口摂取で不足する分を静脈的に補充するため，輸液療法を実施する。特に高齢者は脱水になりやすく，脱水により腎血流量の低下はクレアチニンクリアランスに影響するため，十分な管理を要する。

3 薬物療法（表3）

　コリン作動性下痢には抗コリン薬が有効である。

　軽度の下痢に対しては収斂薬，吸着薬に整腸剤を併用する。中等度以上の下痢，長引く下痢には塩酸ロペラミドを使用する。ただし，本邦承認量は1日1～2mgである。これが無効な場合はアヘンアルカロイド，リン酸コデイン，塩酸モルヒネの使用を考える。ただし，過量投与による麻痺性イレウスに注意する。米国ガイドライン[4]では塩酸ロペラミドの投与法として開始量4mg，以後4時間ごとに2mg追加（24時間以上下痢が持続する場合は2時間ごとに2mg追加）

麻痺性イレウス

表3 下痢の治療薬

抗コリン薬	臭化ブチルスコポラミン（ブスコパン®），ロートエキスなど
収斂薬	タンニン酸アルブミン（タンナルビン®），ビスマス製剤（次硝酸ビスマス®）など
吸着薬	天然ケイ酸アルミニウム（アドソルビン®），水酸化アルミニウムゲル（アルミゲル®）など
アヘンアルカロイド関連薬剤	塩酸ロペラミド（ロペミン®），リン酸コデイン，塩酸モルヒネなど
整腸剤	ビフィズス菌（ラックビー®など），ラクトミン製剤（ビオフェルミン®），酪酸菌（ミヤBM®）など
漢方製剤	半夏瀉心湯

を推奨している．さらに，これでも軽快しない場合は酢酸オクトレオチドとして，100～150μgを1日3回皮下投与を推奨しているが，いずれも本邦未承認の使用法である．

長期の下痢，好中球減少時の下痢に対しては感染予防としてニューキノロン系抗菌薬を併用する．

塩酸イリノテカンによる下痢にはSN-38の腸管内での再活性化を防ぐ作用のある半夏瀉心湯が有効とされる．特に2～3日前からの予防投与が推奨される[5]．

遅発性下痢の場合は，抗癌剤の減量または中止，投与スケジュールの変更を考慮する．

■文 献

1) 深堀 理：24．消化器症状に対するアプローチ．がん診療レジデントマニュアル（国立がんセンター内科レジデント，編），医学書院，2013，第6版，p393-403．
2) 小林国彦：下痢対策．癌と化学療法 30(6)：765-771，2003．
3) 神田橋宏治，他：粘膜障害，下痢とその対策．癌と化学療法 33(1)：24-28，2006．
4) Benson AB 3rd, et al：Recommended guidelines for the treatment of cancer treatment-induced diarrhea. J Clin Oncol 22(4)：2918-2926, 2004．
5) 坂田 優，他：塩酸イリノテカン（CPT-11）の下痢に対する半夏瀉心湯（TJ-14）の臨床効果．癌と化学療法 21(8)：1241-1244，1994．

飯島正平

実践臨床Q&A ● 第4章 化学療法・放射線療法と栄養

Q15. 味覚障害への対処は？

Answer

▶味覚障害は患者の食欲を低下させ，栄養障害や生活の質（QOL）の低下をまねく。
▶味覚および栄養の評価を行い，リスクを軽減するために早期の介入が必要である。

1 味覚障害による不利益

　癌治療に伴う味覚障害は，味を感じられない，味が変わるなどの症状を呈することにより，美味しく味わって食べる楽しみと，誰かと一緒に食べる楽しみを減じてしまい，患者のQOLの低下をまねく。

　また，その症状が長期になると，摂取食事量不足により体重減少，栄養素不足などの栄養障害をまねく恐れがある。

　味覚障害を伴う治療は，化学療法と放射線療法が代表的であるが，本項ではその原因と対処について概説する。

2 味覚に関する基礎知識

　味覚の末梢受容器は味蕾であり，味蕾は舌乳頭に最も多いが，口蓋，咽頭後壁，喉頭蓋にもある。ヒトの舌にある味蕾は約5,000で，その70％は舌の後半にあると言われ，味覚の回復は味蕾の多い舌後方から始まる[1]。

　味覚の4基本味は，①甘味，②塩味，③酸味，④苦味であるが，そのほかに旨味，辛味，渋味も加わる。また，味覚は嗅覚との関連も強く，味覚障害がある場合は，嗅覚障害を伴うことが多い。

　味覚障害は，①味蕾への外的障害（炎症など），②味物質の到達障害（唾液減少など），③味蕾細胞の内的障害（亜鉛欠乏など），④味覚伝導路障害（手術など），⑤食物の味に関連する他の感覚の障害（嗅覚障害など），⑥心因性（うつなど），⑦老化などが原因となる[2]。

　味覚障害の主因子を探るために，味覚検査や栄養評価が必要である。

KEYWORD 味覚の4基本味

表1 味覚障害の評価

神経障害（nervous system disorders）
味覚異常（dysgeusia）
　Grade1：味覚の変化はあるが食生活は変わらない
　Grade2：食生活の変化を伴う味覚変化（例：経口サプリメント），不快な味，味の消失

注釈：食物の味に関する異常知覚。嗅覚の低下によることがある

(CTCAE v4.0-JCOG)

3 味覚障害の評価法

　味覚異常を評価し，他職種と情報を共有するために，有害事象共通用語規準が用いられている（**表1**）。

　患者の自覚症状は，以下に分類される[3]。

　①味覚減退（味が薄くなった，味を感じにくい）

　②味覚消失・無味症（まったく味がしない）

　③解離性味覚障害（甘味だけがわからない）

　④異味症・錯味症（醬油味が苦くなる）

　⑤悪味症（何を食べても嫌な味になる）

　⑥味覚過敏（味が濃くなる）

　⑦自発性異常味覚（口の中に何もないのに苦味や渋味を感じる）

　⑧片側性味覚障害（一側のみの味覚障害）

　味覚に関する検査法には，①電流の刺激による電気味覚検査法，②呈味物質を用いた濾紙ディスク法，③全口腔法があり，4基本味について5段階の濃度で味覚を検査する濾紙ディスク法が汎用されている。

　栄養評価には，摂食量，体重の変化が重要で，摂食量低下が1週間以上継続する場合，積極的な栄養介入が必要となる。特に，ビタミンB_1の摂取不足が懸念されるため，管理栄養士による栄養評価が重要である。また，血液検査では，微量元素（鉄，亜鉛，銅），ビタミンB_{12}などの検査も必要となる。

4 化学療法施行時の味覚障害

　抗癌剤による神経障害には，①四肢のしびれなどの末梢神経障害，②便秘などの自律神経障害，③味覚異常などの感覚器障害がある。添付文書に味覚障害や味覚異常の記載がある抗癌剤を**表2**に示す[4]。

　外来化学療法施行中の患者356例に実施したアンケート結果では，化学療法施行時の味覚異常の発生時期は，1週間以内が60.3％（94/156例）と最も多く，味覚異常の発生頻度は，旨味＞塩味＞甘味＞苦味＞酸味の順で多かった。また，味

表2 添付文書に味覚障害・味覚異常記載がある薬剤（腫瘍用薬のみ抜粋）

薬効分類	一般名
前立腺癌治療薬	エストラムスチンリン酸エステルナトリウム水和物
ナイトロジェンマスタード系抗腫瘍薬	シクロホスファミド水和物
抗悪性腫瘍薬	テモゾロミド，ベンダムスチン塩酸塩
アルキル化薬	ブスルファン
抗悪性腫瘍薬	カペシタビン，テガフール，テガフール・ウラシル，テガフール・ギメラシル・オテラシルカリウム，ネララビン，フルダラビンリン酸エステル
代謝拮抗性抗悪性腫瘍薬	ゲムシタビン塩酸塩
抗悪性腫瘍フルオロウラシルプロドラッグ	ドキシフルリジン
抗悪性腫瘍代謝拮抗薬	フルオロウラシル
代謝拮抗性抗悪性腫瘍薬	ペメトレキセドナトリウム水和物
葉酸代謝拮抗薬・抗リウマチ薬	メトトレキサート
抗腫瘍性抗菌薬	アムルビシン塩酸塩
抗腫瘍性抗菌薬結合抗CD33モノクローナル抗体	ゲムツズマブオゾガマイシン（遺伝子組み換え）
アントラサイクリン系抗悪性腫瘍薬	ドキソルビシン塩酸塩，塩酸ピラルビシン
抗悪性腫瘍薬	エトポシド，ビンクリスチン硫酸塩，ビンデシン硫酸塩
Ⅰ型DNAトポイソメラーゼ阻害型抗悪性腫瘍薬	イリノテカン塩酸塩水和物
タキソイド系抗悪性腫瘍薬	ドセタキセル水和物
抗悪性腫瘍薬	パクリタキセル
ビンカアルカロイド系抗悪性腫瘍薬	ビノレルビン酒石酸塩
抗悪性腫瘍ビンカアルカロイド	ビンブラスチン硫酸塩
抗悪性腫瘍薬	オキサリプラチン，ソブゾキサン，ボルテゾミブ
抗悪性腫瘍薬（チロシンキナーゼインヒビター）	イマチニブメシル酸塩
アロマターゼ阻害・閉経後乳癌治療薬	エキセメスタン，レトロゾール
免疫抑制薬・抗悪性腫瘍薬（mTOR阻害薬）	エベロリムス
抗悪性腫瘍・上皮増殖因子受容体（EGFR）チロシンキナーゼ阻害薬	エルロチニブ塩酸塩
抗悪性腫瘍白金錯化合物	カルボプラチン
抗多発性骨髄腫薬	サリドマイド
抗悪性腫瘍白金錯化合物	シスプラチン
抗悪性腫瘍・キナーゼ阻害薬	スニチニブリンゴ酸塩，ソラフェニブトシル酸塩
抗悪性腫瘍薬（チロシンキナーゼインヒビター）	ダサチニブ水和物
抗悪性腫瘍薬（mTOR）	テムシロリムス
抗HER2ヒト化モノクローナル抗体抗悪性腫瘍薬	トラスツズマブ（遺伝子組み換え）
抗悪性腫瘍白金化合物	ネダプラチン
抗悪性腫瘍薬・ヒト型抗EGFRモノクローナル抗体	パニツムマブ（遺伝子組み換え）

（次頁につづく）

(表2つづき)

薬効分類	一般名
非ステロイド性抗アンドロゲン薬	フルタミド
抗VEGFヒト化モノクローナル抗体	ベバシズマブ（遺伝子組み換え）
アントラキノン系抗悪性腫瘍薬	ミトキサントロン塩酸塩
抗悪性腫瘍薬チロシンキナーゼ阻害薬	ラパチニブトシル酸塩水和物
抗造血器悪性腫瘍薬	レナリドミド水和物
三酸化ヒ素製薬	三酸化ヒ素

覚異常により66.7％（104/156例）の患者で食欲が低下したとの報告がある[5]。

化学療法施行中で味覚異常のある患者75例の約27％に嗅覚異常があり，味覚異常のある患者は，ない患者に比べて有意に嗅覚異常を伴っている[6]。

5 放射線療法施行時の味覚障害

放射線による感受性の高い癌は，頭頸部，食道の癌であるが，放射線照射による粘膜障害が起こりやすく，唾液量の減少，味覚障害が発生しやすい。

放射線療法施行中の頭頸部癌患者117名を対象とした調査では，味覚障害・口腔内乾燥・口腔粘膜炎は累積照射線量が20/30/50Gyの時期で悪化しており，20Gyの時期は味覚感度，喫煙指数，年齢が食欲との間で負の相関を，30Gyの時期は年齢，味覚感度，口腔内乾燥，口腔粘膜炎が食欲との間で負の相関を，50Gyの時期では口腔内乾燥，味覚感度，口腔粘膜炎，義歯本数が食欲との間で負の相関を認めたとの報告がある[7]。

6 味覚障害への対応

1 口腔ケア

口腔内の環境が悪いと味覚にも影響が生じるため，以下のような口腔ケアも重要となる。

①口腔内乾燥：口腔内が乾いていると食品の味の拡散が少なくなり，味覚が低下するため，含嗽。を行う。通常は水道水でかまわないが，さっぱりとさせる目的でレモン水などを用いるのも効果的である。

②歯垢：柔らかい歯ブラシ（口腔内を傷つけないよう）で歯磨きを行い，歯垢を除去する。

③舌苔：舌苔があると味の感受性が低下するため，舌ブラシなどで除去を行う。

味覚変化のある患者8名を対象とした面接調査によると，化学療法に伴う味覚変化は約4割に生じ，食べる楽しみがなくなったなど幸福感の減少や，会食に参加しにくいなど社会的交流の減少が，それぞれ3割の患者にみられている[8]。

2 食事の工夫

味覚変化時の食事の工夫は，味付けにおいては酸味の利用や甘い食品の摂取，食品の選択ではイモ類の摂取や飲み物の変更，不快な刺激や苦味については，匂い・強い刺激・苦味を回避する対応が多い。また，こまめな含嗽，食事を中断せずにテンポよく食べるなどの工夫もみられる[8]。

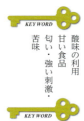

KEY WORD：酸味の利用　甘い食品　匂い・強い刺激・苦味

KEY WORD：亜鉛摂取

味覚に関連する栄養素は亜鉛であり，亜鉛が欠乏している場合は，過剰摂取に留意した上で積極的な亜鉛摂取が推奨される。

亜鉛による味覚障害の改善や消化性潰瘍の治癒促進も，基本的には亜鉛のDNA合成，組織修復の促進作用によるものである。

必要な栄養が摂れているか栄養評価を行い，栄養量を算定してその不足分を負担なく補えるような栄養計画が必要である。

代表的な味覚異常の症状と，その対応例を表3に示す。

表3　代表的な味覚異常とその対策

症　状	対応例
味覚減退（味を感じにくい）	味付けを濃くする ・醤油やソースなど直前につける ・酸味や香辛料を使用する ・ラーメン，カレー，漬物などが好まれる
味覚過敏（味を濃く感じる）	異常を感じる味を避ける ・薄味にするか味なしにする ・冷たくして食べる ・出汁のみで煮る ・茶碗蒸し，果物などが好まれる

症例　40代女性。骨髄肉腫

治療経過：
骨髄肉腫に対し，シタラビン，ダウノルビシン塩酸塩の寛解化学療法導入。骨髄抑制に伴う嘔気，嘔吐など懸念された。入院治療開始時は食欲あり，体重53kg，BMI 23，アルブミン4.5g/dLと栄養状態も問題なし。1コース目の2日目から嘔気あり，制吐薬使用し食事は10→5割ほどで

経過。口内炎はアズレンスルホン酸ナトリウムにより予防。2コース目開始時より舌のしびれあり，4日目から嘔気，食思不振により食事は1割程度となり口内炎も発生。8日目から，栄養士提案で医師の許可の下，本人希望によりグルタミンと亜鉛含有（5mg／日）の栄養補助食品摂取開始。32日目，味覚異常の発生と口内炎の増悪なく経過，地固め療法開始となる。

治療ポイント：
グルタミンと亜鉛含有の栄養補助食品により，味覚異常の発生と口内炎の悪化予防ができた可能性がある。なるべく早期からの栄養介入により，合併症の予防に努めることが重要である。

■文献

1) 冨田　寛：舌の形態と機能．味覚障害の全貌，診断と治療社，2011，p30．
2) 冨田　寛：味覚異常の起こり方．味覚障害の全貌，診断と治療社，2011，p204．
3) 厚生労働省：重篤副作用疾患別対応マニュアル 薬物性味覚障害．平成23年3月，p9．
4) 厚生労働省：重篤副作用疾患別対応マニュアル 薬物性味覚障害．平成23年3月，p18-26．
5) 石川　徹，他：アンケート調査による外来がん化学療法に伴う味覚異常の発生に関する検討．癌と化学療法 40(8)：1049-1054，2013．
6) 菅　幸生，他：がん化学療法による嗅覚異常の実態調査および味覚異常との関連．癌と化学療法 38(13)：2617-2621，2011．
7) 大釜徳政，他：頭頸部がん患者における放射線治療に伴う有害事象と食事摂取に関する検討．ヒューマンケア研究学会誌 2(1)：1-10，2011．
8) 狩野太郎，他：化学療法患者が体験する味覚変化症状と対処法の分類．Kitakanto Med J 61(3)：293-299，2011．

中濱孝志，伊沢由紀子

実践臨床Q&A ● 第4章 化学療法・放射線療法と栄養

Q16. 外来化学療法での栄養管理とは？

Answer

- 外来での癌化学療法患者への栄養介入は，①経口からの摂取エネルギーを確保する方法と，②強制的に栄養アクセスルートから栄養補助を行う方法とがある。
- 経口からの摂取エネルギーを確保する方法には，化学療法時の食べやすい食事指導や，悪心・嘔吐に対する薬物療法，食欲を増進させる薬物療法，経口的に栄養剤を摂取する経口補助栄養食品（oral nutritional supplement：ONS）の利用，癌治療ダイエットカウンセリングによる患者への栄養指導教育などが挙げられる。特にONSとダイエットカウンセリングは欧州臨床栄養代謝学会（ESPEN）ガイドラインにおいて推奨度が高い。
- 経口からの栄養補給が困難な低栄養リスク患者には，在宅での経管による経腸栄養や静脈栄養強制栄養を行い，栄養状態を維持することも考慮する。

1 外来化学療法患者における栄養状態の重要性

　これまで癌化学療法は入院して治療を行うことが一般的であった。しかし，新規薬剤の開発や副作用の軽減などの医療の進歩によって，今では外来でも安全に癌治療を受けることができるようになり，外来化学療法が推奨されている。そのため，化学療法の安全性と持続性を外来で確保するために，外来化学療法を行う癌患者の栄養状態の維持・改善が重要となっている。

　癌患者がいったん低栄養に陥ると，外来で行う化学療法の効果が低下し，有害事象が発生しやすくなる。化学療法の中止が余儀なくされれば，癌の増殖をまねくという悪性スパイラルに陥ってしまう。Dewysらは，3,047名の癌化学療法患者を扱った報告で，体重減少した症例は，化学療法の効果も低く，PSも低下し，予後も悪かったとしている[1]。Andreyevらも，1,555名の消化器癌患者の化学療法に関して，体重減少を示した群で口内炎や手足症候群などの有害事象が有意に多く，治療継続期間や予後も短いことを報告している[2]。また，体重減少が抑えられた症例では，予後も改善したことが同時に報告されている。悪性スパイラルをくいとめ，治療を続行するためには，在宅での栄養状態維持が重要である。

KEY WORD 化学療法の効果低下と有害事象の発生

表1 在宅癌治療患者の栄養介入方法

①経口からの摂取エネルギーを確保する方法
・化学療法時の食べやすい食事の指導
・悪心・嘔吐に対する薬物療法
・食欲を増進させる薬物療法
・ONS（oral nutritional supplement）の利用
・癌治療ダイエットカウンセリング

②強制的に栄養アクセスルートから栄養補助を行う方法
・在宅経腸栄養
・在宅静脈栄養

2 外来化学療法患者に対する栄養介入の手段

　外来での癌化学療法患者の栄養状態を在宅で維持・改善するための栄養介入の具体的な方法としては，①経口からの摂取エネルギーを確保する方法と，②強制的に栄養アクセスルートから栄養補助を行う方法とがある。経口からの摂取エネルギーを確保する方法には，化学療法時の食べやすい食事の指導や，悪心・嘔吐に対する薬物療法，食欲を増進させる薬物療法，経口的に栄養剤を摂取する経口補助栄養食品（oral nutritional supplement：ONS）の利用，癌治療ダイエットカウンセリングによる患者への栄養指導教育などが挙げられる（**表1**）。特にONSとダイエットカウンセリングはESPENガイドラインにおいて推奨度が高い[3]。しかし，このような方法でも対処しきれない低栄養リスクには，在宅での経管による経腸栄養や静脈栄養といった強制栄養を行い，栄養状態を維持することも考慮する。

3 外来化学療法室でのチーム医療による栄養介入

　最近は，癌治療を行う多くの施設で，外来化学療法室を設置している。外来化学療法室には，治療中の患者の苦痛を少しでも和らげリラックスできるように，従来のベッドのほか，リクライニングチェアやテレビなども完備し，安心して化学療法が受けられるようになっている。

　そこでは，医師，看護師，薬剤師を中心にしたチーム医療が行われているが，施設によっては管理栄養士も外来化学療法室のチームに参加している。外来での栄養介入を念頭に置いた外来化学療法室から発信されるチーム医療は，今後重要性を増すと考えられる。

4 外来化学療法患者へのONSの活用

患者の経口摂取が少ない場合，サプリメント的に栄養剤の付加的な経口的投与が行われる。これを上述のようにONSと呼び，臨床的には外来などで在宅患者に頻繁に利用されている。欧米の報告では，肺癌，乳癌，卵巣癌などの患者で体重減少を抑制できたとされ，本邦でも食道癌術後低栄養患者に在宅でのONSを用いて，QOLの改善に役立ったと報告されている[3)4)]。また，ダイエットカウンセリングにONSを加えることで，体重減少，栄養状態の悪化，QOLを改善することができる。

ONSによるQOLの改善

癌患者は十分な量の栄養剤が飲めないことも多く，低用量で高カロリーを投与できる高濃度タイプの栄養剤がONSとして推奨される。癌患者は体内の酸化ストレスが亢進しているため，抗酸化作用のあるビタミンや微量元素のバランスの良い栄養剤の投与が勧められる。また，癌患者では耐糖能が低下し，脂肪酸化が正常もしくは亢進しているため，理論上は，脂肪は癌患者の栄養素としてふさわしく，脂肪の割合の多い経腸栄養剤が好ましいと考えられるが，はっきりとした臨床データはない[5)]。

n-3系脂肪酸のEPAが癌悪液質の促進因子であるサイトカインへ抑制的に働くことから癌患者に応用されている。これまでEPAや魚油のサプリメント，EPAが強化された高蛋白・高エネルギー栄養剤のONSなどが臨床的に検討されてきた。癌患者の生存期間の延長や体重減少の抑制などの可能性が示されたが，支持しない臨床結果もある。

EPA

海外では，癌性悪液質が最も観察される切除不能膵癌患者や進行膵癌患者に対して，EPAが強化された癌患者用栄養剤の服用により体重減少が抑制されたとの報告や，6週間で5％以上の体重減少を示した膵癌と肺癌悪液質患者に，化学療法に加えて，ダイエットカウンセリングとEPAが強化された高カロリー栄養剤をONSとして用いるパイロットスタディーを行い，食事摂取量，栄養状態，QOLを8週間以上有意に改善したなどの報告がある[6)]。

5 外来化学療法時のダイエットカウンセリング

欧米では癌治療時のダイエットカウンセリングの効果が数多く報告されている。ESPENガイドラインでも，「化学療法・放射線療法時のダイエットカウンセリングは食事摂取量を増加させ，治療による体重低下と治療の中断を回避する効果がある」とされ，その推奨レベルも最も高いAの評価を得ている[5)]（詳しくは81頁「癌治療時のダイエットカウンセリング」を参照）。本邦では，癌治療時の

ダイエットカウンセリング

栄養指導は保険適用もないため，積極的に行われてこなかった。今後，本邦でも管理栄養士が積極的に癌患者，特に外来化学療法患者の栄養介入に取り組む体制づくりが必要であろう。

6 在宅経腸栄養法を併用した外来化学療法

癌化学療法患者に経口からのONSなどの栄養補助を勧めても，摂取できないケースが多い。そのため，筆者は以前より経口摂取の少ない上部消化器癌術後患者の外来化学療法を安全に継続するために，在宅経腸栄養を併用している[7]。

手術後に経口摂取量の極端な減少や低栄養状態が予想される場合には，術中に経腸栄養のアクセスルートを作成することによって，術後早期経腸栄養管理ばかりではなく，在宅での栄養補助の経腸栄養の投与が可能となる（111頁「癌患者の在宅経腸栄養」を参照）。特に化学療法を行う患者では，空腸瘻からの強制栄養により栄養状態を維持・向上させることで，化学療法を安全に継続できる。

空腸瘻はNCJ（needle catheter jejunostomy）キットを用いて作成している。筆者は現在までに，50人ほどの胃癌術後化学療法患者に，空腸瘻を用いた在宅経腸栄養を併用した。経腸栄養は夜間に注入ポンプを用いて行い，日中の活動性を確保した。1日注入量は400mL・400kcal～1,200mL・1,200kcalで，800mL・800kcalが最も多かった。在宅経腸栄養の期間は平均12カ月で，多くの例で体重や血清アルブミン値を維持しながら，外来化学療法を継続することができる。

上部消化管癌や膵臓癌患者で手術後に化学療法を行う可能性のある高齢者や合併症のある症例，Stage IV症例などは，術中に空腸瘻を造設し，経管栄養を用いて栄養状態を維持し，術後化学療法を安全に施行することを考慮すべきと考える。

症例　57歳男性。Type3進行胃癌

家族歴・既往歴：特記事項なし

現病歴：
他院にて広範なリンパ節転移を示す進行胃癌が発見され，根治不能と判断されたため，無治療で放置していた。その約1年半後に痩せと嘔吐があり，近医より，化学療法および栄養療法目的で，当院外科に紹介となる。

胃癌:
Type3の進行癌で,大動脈周囲リンパ節に多数の転移を示すStage Ⅳ

身体所見:
身長169cm,体重60kg(通常体重78kg,直近の6カ月での体重減少が5kg)
BMI 20.0 kg/m^2。腹水,黄疸なし。体表リンパ節触知せず。
血液生化学:Hb 8.1g/dL,Alb 3.4g/dL,TT 19.2mg/dL,CRP 3.6ng/dL,CEA 1,820ng/mL

経過:
入院希望せず,当初から外来化学療法(パクリタキセル100mg/m^{2}点滴静注 biweekly,ティーエスワン®100mg経口 2週投薬,2週休薬のプロトコール)を施行した。加えて,代謝コントロールを図る目的でEPA強化栄養剤1日2缶,プレドニゾロン(プレドニン®)10mg/dayを投与し,管理栄養士によるダイエットカウンセリングを2週ごとに行った。

2カ月後にはCRP正常化,4カ月後には体重は7kg増加し,Alb 3.8g/dL,TT 30.8mg/dLと上昇した。化学療法の効果はPR(partial response)であった。

■文献

1) Dewys WD, et al : Prognostic effect of weight loss prior to chemotherapy in cancer patients. Am J Med 69(4) : 491-497, 1980.
2) Andreyev HJ, et al : Why do patients with weight loss have a worse outcome when undergoing chemotherapy for gastrointestinal malignancies? European J Cancer 34(4) : 503-509, 1998.
3) Ovensen L, et al : Different quantities of two commercial liquid diets consumed by weight-losing cancer patients. J Parenter Enteral Nutr 16(3) : 275-278, 1992.
4) 池田健一郎,他:胸部食道癌治療後の長期栄養管理における付加的経口栄養剤投与の効果.静脈経腸栄養23(増):164,2008.
5) Andres J, et al : ESPEN Guidelines on enteral nutrition : non-surgical oncology. Clin Nutr 25(2) : 245-259, 2006.
6) Barbar MD, et al : The effect of an oral nutritional supplement enriched with fish oil on weight-loss in patients with pancreatic cancer. Br J Cancer 81(1) : 80-86, 1999.
7) 丸山道生:外来における栄養管理の現状―外科手術後患者の外来栄養管理.静脈経腸栄養20(1):13-19,2005.

丸山道生

実践臨床Q&A ● 第5章 各種の癌治療と栄養

Q17. 造血幹細胞移植の栄養管理とは？

Answer

▶ 造血幹細胞移植の特徴は，通常の化学療法と異なり大量化学療法を行うことである。そのため，胃腸管粘膜・口腔粘膜の障害が必発である。さらに化学療法により高度の白血球低下による易感染性状態であり，感染症の管理が栄養状態を左右する。

▶ 移植免疫による様々な合併症などが出現し，特に消化器症状が重要である。

▶ 口腔粘膜炎，胃・腸管粘膜障害が高頻度に出現する。口腔粘膜炎の痛みにより食事摂取量は低下する。経静脈栄養法のみでは腸管粘膜の萎縮を引き起こすため，少量でも経口摂取を心がける。

▶ 栄養管理は非常に困難で，肝臓，腎臓疾患の栄養管理に加え，大量化学療法，造血幹細胞移植時に特徴的な合併症もあり，複雑な栄養管理が必要になる[1]。現在，造血幹細胞移植時の栄養管理についてはエビデンスも少ないが，最近では，造血幹細胞移植が行われた患者に経腸栄養を行うことで生命予後の改善を認めた報告や，感染症の低下を認めたものなど，様々な臨床研究が行われている。また，日本造血移植学会から造血幹細胞移植時における食品，調理法などについてのガイドラインの作成が行われており，今後，栄養管理においてもガイドラインの作成がなされると思われる。

▶ アルブミンなどの従来の生化学検査では評価が困難で，体重評価が重要である。しかし，腎不全，肝不全や生着時の浮腫などが影響を与え，体重判定困難な場合が多いので注意する。

1 食欲低下への対策

　造血幹細胞移植時には口腔粘膜炎は必発である。口腔粘膜炎は大量化学療法による直接的粘膜障害に易感染性による感染症が加わって発生する。疼痛のため経口摂取が困難な例も多く，栄養管理上，口腔粘膜炎の管理は重要である。速やかに，麻薬などにて疼痛コントロールを行う必要がある。さらに化学療法により食欲低下も出現する。

　そこで当院では，化学療法時は，患者の嗜好に合わせた差し入れも許可している。ただし，造血幹細胞移植時には，日本造血移植学会のガイドライン[2]に沿って感染予防のため制限を設けている（表1）[3)4)]。また，可能な限り腸管栄養を続けるために，栄養補助食品も積極的に取り入れている。特に成分栄養剤のエレンタール®はいろいろな味のフレーバーが選べ，そのときの嗜好に合わせて活用できて便利である。さらに，口内炎などで口腔内疼痛もあり，アイスなどを好まれ

表1 同種造血幹細胞移植患者の食事制限

病院食	8～10日前から生着（28日目までに確認）まで，高温殺菌された「加熱食」
飲み物	・国内産のペットボトル（飲料水はすべて購入したものを使用） ・缶ジュース・コーヒー，無菌充填・低温殺菌された紙パックのジュースのみ ・ティーサーバーの湯，水，茶は禁止 （いずれも開封時に日付・時間を記載し，24時間以上経過したものは処分）
食べてもよいもの	・真空パックされているレトルト食品，缶詰（→看護師が温める） ・調味料は1回使い切りの個別パック ・プリン・ゼリー（個別にパックされていれば可．無菌充填・加熱殺菌されたもののみ） ・プロセスチーズ ・皮の厚い果物（表面をきれいに洗い，食べ残しは処分）．例：みかん，パイン，バナナなど缶詰で加熱処理されている果物はすべて可
食べてはいけないもの	・生もの（肉，半熟卵，生卵，刺身，寿司，生ハム）⎫ 移植後6カ月間は禁止． ・発酵食品（ナチュラルチーズ，納豆，ヨーグルト），蜂蜜⎭ 基本は医師の許可が出るまで ・牛乳，ヨーグルト ・売店やコンビニの弁当，サンドイッチ，惣菜 ・家庭で調理したもの ・生野菜，皮の薄い果物．例：いちご，ぶどう，桃など ・自宅で漬けた漬物，減塩の梅干 ・グレープフルーツやそれを含む食品は，免疫抑制薬を使用中は禁止

〔生着確認後〕食事は一般食（病院から提供される生野菜，果物は可）．飲み物はペットボトルを使用（免疫抑制薬内服中は継続）．差し入れは家庭で加熱調理されたものは可とするが，調理後2時間以内に食べてもらう．

〔外泊許可後〕市販の弁当，サンドイッチ，おにぎり，ファーストフードも可．外食も可能となるが，清潔なレストランを選び，サラダバーやセルフサービスの調味料は避けるように指導する．

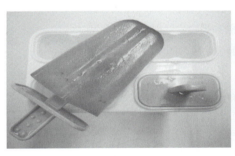
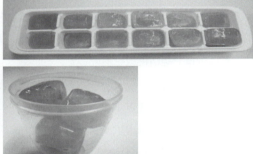

図1 エレンタール®の工夫

利点として，①好きな時に好きなだけ摂取できる，②おやつ風に楽しく摂取できる，③味の濃さや種類などが調節しやすい，④口内炎の痛みも多少緩和する，などが挙げられる．図はアイスとして摂取

る方が多いため，最近ではエレンタール®をアイスや氷にして提供しており，好評である（図1）．

2 bacterial translocation（BT）

BTは1979年に提唱された，細菌やエンドトキシンなどの微生物産物が消化管粘膜バリアを通過し，体内に移行する現象である．それゆえ，腸管由来敗血症

KEY WORD: 腸管由来敗血症

の発生に関与していると言われている[5]。BTを予防することが腸管由来敗血症発症の減少につながると考えられる。

BTの予防には，腸管粘膜の保護が大切とされる。グルタミンの経腸的投与，特にジー・エフ・オー（GFO®）（グルタミン，水溶性ファイバー，オリゴ糖）の使用が多く検討されている。

グルタミン

3 BTの予防と下痢の管理

造血幹細胞移植時には，高度の白血球減少が出現し，易感染性状態が長期間続く。さらに化学療法により腸管粘膜の傷害も認め，BTが発生しやすい状態である。また，下痢を主症状とする合併症として，移植片対宿主病（graft versus host disease：GVHD）等を多く引き起こす。

栄養管理においてはBTの予防と下痢の管理が重要となる。国立がん研究センターでは，下痢時の対策や食事についてガイドラインを作成し管理している[6]。下痢の程度により食事の変更や禁食の判断が必要になる。GVHDに伴い下痢の量が1,000mL／日を超える（GVHDのStageⅡ）場合，当院では水分コントロールの面からも禁食とし，中心静脈栄養（total parenteral nutrition：TPN）管理としている。1,000mL／日を超えなくても嘔気が強い場合や吐血，血便など重症消化管合併症を認めれば禁食とする。しかし，腸管粘膜の回復の点からも，可能であれば少量で経口摂取を継続している。

食事の再開については，禁食からであれば流動食から再開し，患者の状態に合わせて徐々に食事内容を変更する。

当院では，経腸栄養を大切に考え，食事量が低下した時点でエレンタール®1〜2包／日を積極的に取り入れている。エレンタール®に含まれるL-グルタミンにより腸管回復を早期に促し，BTを防ぐことにより腸管由来の感染症の低下を図るためである。

GVHD

TPN　食事の変更，禁食

4 栄養組成

当院では，必要投与カロリーはHarris-Benedict（BEE）×活動係数×侵襲度で算定している。欧米ではBEE×130〜150％を推奨している。なお，非蛋白カロリーの30〜40％は脂肪で投与したほうがよい[7]。

神谷らの造血幹細胞移植時の至適エネルギー投与量に関する報告では，BEE未満の症例では，明らかに体重減少，骨格筋減少と体脂肪の減少を認めた。造血幹細胞移植患者における体重は生存に影響するとの報告もあり，栄養管理は重要

至適エネルギー投与量

と考えられる[8]。

　さらに，感染症やGVHDの発症率について投与エネルギーによる差はみられなかったが，投与エネルギーが多い症例では在院日数の短縮や総費用の減少という結果が得られた。しかし，血液生化学データでは差を認めなかったため，アルブミンなどは栄養管理の指標にはなりにくいと考えられる[9]。

　Davidらの報告では，造血幹細胞移植を施行した患者に経鼻胃管による経腸栄養を使用する群と使用しない群を比較すると，驚くべきことに移植100日以内の死亡率低下（5% vs 30%）と，Grade3～4のGVHDの発症率低下（13% VS 35%）が示されている[10]。また，Romainの報告では，移植100日以内の死亡率では有意な差は認めなかったが，経腸栄養の有用性が報告されている。

　しかし，口内炎や易出血性など，経鼻胃管挿入には問題もある。腸管合併症により経腸栄養が困難な症例も多いため，TPNをうまく併用していく必要がある[11]。国立がん研究センターの報告では，低カロリー群と高カロリー群の比較において，感染症やGVHDなどで明らかな差は認めなかったが，低カロリー群では在院日数が多く，医療費も高額となったため，造血幹細胞移植時におけるカロリー管理は重要であると考えられる[9]。また，TPN時には，高血糖にならないようにインスリンを積極的に使用する必要がある。全国アンケート調査では，血糖値が200mg/dL以下になるようにコントロールする施設が多いようである[12]。血糖をコントロールする意味でも，脂肪乳剤の使用が必要と考える。造血幹細胞移植時は絶食が長期にわたることが多く，必須脂肪酸補充の意味でも使用すべきである。

高血糖

　また，腎障害を合併している症例も多く，水分管理，カリウム，アミノ酸投与量等にも注意する。栄養剤以外の薬剤の点滴も多いため，水分過剰にならないように注意が必要である。

腎障害

5 脂肪乳剤の使用

　栄養成分として，糖質・脂質・蛋白質をバランスよく投与することが大切である。しかし，糖質・蛋白質は投与されているが，実際に脂肪乳剤を使用している施設（血液内科）は全国アンケート調査によると20%程度である[12]。脂肪乳剤を用いない理由としては，①ルート管理の問題，②投与の必要なし，③肝障害，④感染問題，⑤投与時間，などが挙げられている。

　脂肪は，2002年に発表された米国静脈経腸栄養学会（ASPEN）のガイドラインでは，成人重症例では最大1g/kg/日の用量で投与することが推奨されている。わが国で市販されている脂肪乳剤は，大豆油トリグリセリドを主成分として

いるもののみである。代表的なものはダイズ油のイントラファット®やイントラリポス®である。これら脂肪乳剤の投与時の注意点は投与速度，投与時間である。投与速度は脂肪代謝の理由から，可能な限り緩徐に投与するのがよいとされている[13]。0.01g（0.1mL）/kg/時以下（10%イントラファット®200mLでは4時間程度で投与）とするのがよい。

症感染症における脂肪乳剤の使用については，一定の見解を得られていないのも事実である。脂肪乳剤の投与により網内系機能を低下させ，免疫力を低下させる可能性が報告されている[14]。一方，重症感染動物モデルを用いた実験では，重症感染に脂肪乳剤が有効であったとの報告もある[15]。血液癌の化学療法では，高度の白血球減少が頻発であり，感染症を合併している可能性が高い。その観点からも脂肪乳剤を避ける傾向にあると思われる。

しかし，脂肪乳剤は，9kcal/gという高エネルギー源であり，TPNに併用することにより高血糖を抑えられるというメリットもあり，さらにGVHDに対しても脂肪乳剤が有用との研究もある。血液癌においても積極的に脂肪乳剤を使用すべきと考えられる[15]。

高血糖の抑制

前述の通り，化学療法時，特に造血幹細胞移植時には長期にTPN管理が必要になることもあり，必須脂肪酸の補充という点でも脂肪乳剤の投与は大切である。必須脂肪酸の生理活性作用には，細胞膜構成成分，セカンドメッセンジャーの前駆体，遺伝子損傷の防御，免疫反応の修復，抗炎症作用などがある[16]。脂肪乳剤の投与は化学療法，特に造血幹細胞移植時に，経口摂取不可能な症例では必須と思われる。

必須脂肪酸の補充

6 移植合併症

1 肝静脈閉塞症（hepatic veno-occlusive disease：VOD）

VODは，黄疸，有痛性肝腫大，体液貯留を主な症状とする症候群で，化学療法や放射線療法に伴う合併症である。病態は明確には解明されていないが，移植前処置による肝内細静脈の障害などによって凝固系が活性化され，血栓性静脈閉塞をきたすと考えられている。重症例では肝不全へと進行するため，肝不全時の栄養管理が必要になる。さらに，体液貯留が著明であるため，水分管理も必要であり，少ない輸液量でカロリーを補給できるような工夫が必要である。

肝不全 体液貯留

2 血栓性微小血管症（thrombotic microangiopathy：TMA）

TMAは血管内皮障害に基づく細動脈の血小板血栓症である。原因として移植

前処置，免疫抑制薬，感染症，GVHD等，様々考えられる。溶血性貧血，血小板減少，高LDH，腎障害，中枢神経障害等を認めるのが特徴である。

栄養管理上，特に重要な症状は腸管TMAである。腸管TMAは虚血性腸炎の症状を呈し，血性下痢を引き起こす。腸管TMAでは，全身状態が悪化している場合も多く，絶食とし経静脈栄養法を選択することが多い。しかも，大半の症例で腎障害の合併を認め，カリウムの制限や水分コントロールも含めた厳重な栄養管理が必要になる。

腸管TMA

3 移植片対宿主病（GVHD）

GVHDはその名の通り，移植片の宿主に対する免疫反応によって引き起こされる病態である。GVHDは発症様式により，急性と慢性にわけられる。

1）急性GVHD

主な症状は，皮疹，黄疸，下痢などである。下痢は水溶性下痢が多く，嘔吐や嘔気を伴うことも多く，経口摂取が困難となる場合が多い。急性GVHDは皮膚症状，ビリルビン値，消化管症状にて重症分類されている（**表2**）[17]。

表2 急性GVHDの重症度分類[*7]

Stage	皮膚：皮疹 （%）[*1]	肝：総ビリルビン （mg/dL）[*4]	消化管：下痢 （mL/日）[*2]
1	<25	2～3	500～1,000 または持続する嘔気[*3]
2	25～50	3～6	1,000～1,500
3	>50	6～15	>1,500
4	全身紅皮症（水疱形成）	>15	高度の腹痛・腸閉塞
Grade	皮膚Stage	肝Stage	消化管Stage
Ⅰ	1～2	0	0
Ⅱ	3　　or[*5]	1　　or	1
Ⅲ	—[*6]	2～3　　or	2～4
Ⅳ	4　　or	4	—[*6]

[*1] 火傷における "rule of nines"（成人），"rule of fives"（乳幼児・小児）を適応．
[*2] 小児の場合はmL/m²とする．連続する3日間の平均値で判定する．
[*3] 胃・十二指腸の組織学的証明が必要．
[*4] ビリルビン上昇，下痢，皮疹を引き起こす他の疾患が合併する場合はStageを1つ落とし，疾患名を明記する．
[*5] "or"は，各臓器障害のStageのうち，1つでも満たしていればそのGradeとすることを意味する．
[*6] "—"は皮膚の場合，Stageが0，1，2，3の範囲で何であってもかまわないという意味．腸管の場合は障害の程度が何であれ，Grade Ⅳには関与せずという意味である．
[*7] 重症度分類の最終的判定は移植後100日以内の最高重症度とする．

（文献17より引用）

栄養管理は，消化管GVHDの重症度に沿って行う必要がある。当院では腸管GVHDの重症度に沿って食事内容を変更している[6]。しかし，院内ガイドラインを作成している病院は少なく，病院ごとに各医師によって様々な治療が行われている。一般に，腸管GVHDではGrade2以上では禁食としている場合が多いようである[12]。

消化管GVHDの重症度

2）慢性GVHD

皮膚・口腔・眼・胃腸管・肝臓・肺などの様々な臓器に免疫反応が起こり，臓器障害を引き起こす。特に栄養面に関しては，口腔，胃腸管障害が問題である。口腔では口腔粘膜と唾液腺が障害されて，唾液の減少により口腔内乾燥をきたし，口腔粘膜炎や嚥下障害を引き起こす。さらに味覚障害も認め，摂取低下をきたす。

急性GVHDに比べると消化管症状は少ないが，下痢，嘔気，食欲不振の原因になる。唾液減少に対しては人工唾液の噴霧や含嗽などの対症療法を行うが，効果は不十分である。唾液減少を主な症状とするシェーグレン症候群に使用されるピロカルピン塩酸塩（サラジェン®）の投与もある程度効果を認めている[18]。味覚の変化に関しては調味料で調節するなど，家庭での工夫が必要と考えられる。

口腔内乾燥

7 シンバイオティクス

近年，救急領域や外科領域で様々なRCTが行われているシンバイオティクス（プロバイオティクスとプレバイオティクスを組み合わせたもの）が注目されている。シンバイオティクスは1995年にGibsonらに提唱された概念である[19]が，血液疾患では有用な報告はあまりみられない状態である。

小児血液疾患において鶴川らは，有用菌を用いたプロバイオティクスを行い，化学療法中の発熱日数など有意なデータを示している。また，便中のpHの維持や短鎖脂肪酸濃度の維持も示されており，血液疾患でもプロバイオティクスは有用と考えられる[20]。しかし，Besselinkらによる急性膵炎での報告では，シンバイオティクス群で死亡率が高く，有用性が証明されなかった[21]。

シンバイオティクスは効果／副作用などいまだ解明されていないので，今後さらなる検討の余地がある。特に重症の腸炎を合併する状態では有害の可能性もあり，十分注意が必要である。しかし，疾患の状態を選べば血液疾患でも十分活用できる。

最近では腸管幹細胞の研究が盛んになり，腸管幹細胞の解明や増殖因子なども今後進歩すると考えられる。腸管幹細胞の解明により化学療法時における腸管粘膜の予防ができる可能性がある[22]。また，血液内科領域ではニューキノロン系

シンバイオティクスの効果／副作用
腸管幹細胞

抗菌薬や抗真菌薬の投与が腸内細菌等の異常増殖を抑える目的で行われることが多い。

8 感染症

下痢を引き起こす原因として，種々の感染症を鑑別する必要がある。ウイルス，細菌など原因は様々である。

特に造血幹細胞移植においてはサイトメガロウイルス（CMV）が重要である。造血幹細胞移植時には，血中サイトメガロウイルス抗原（C7-HRP）のスクリーニングを行う。しかし，CMV腸炎では，サイトメガロウイルス抗原血症の先行例は少なく，PCR法にても検出率は50％程度で診断に苦渋する場合も少なくない。移植時合併症で同様に下痢を呈する病態は様々あり，他の細菌感染症も含め鑑別が重要である。

KEY WORD サイトメガロウイルス

症例　61歳女性。急性白血病第2寛解期（2CR）

入院時経過：

急性白血病の2CRのため，骨髄バンクから造血幹細胞移植を目的で入院となる。化学療法はフルダラビン（FLU）とブスルファン（BU）にて，FLU／BU2で前処置を行った。前処置の化学療法後，食事量の低下を認めた。腸管細胞の回復促進およびBT予防のため，エレンタール®の併用を行った。下痢の増悪もなく，食事摂取量も回復傾向を示したが，Day 5で口内炎を合併した。口内炎のため経口摂取が困難となり，TPNへと変更した。口内炎に対しては，麻薬を使用しコントロールした。TPNの必要期間は1週間以内と短期であり，経口摂取へと早期に切り替えができた。白血球低値時にも高熱を認めず，高齢にもかかわらず安全に造血幹細胞移植を行うことができた（**図2**）。

治療ポイント：

造血幹細胞移植時においては，安易にTPNへ移行せずに食事摂取量低下時に経腸栄養剤を使用し，経口摂取を継続することが大切と考えられる。経口栄養を継続するためには，患者に経口栄養の必要性を投薬と同様に理解してもらうことが重要である。

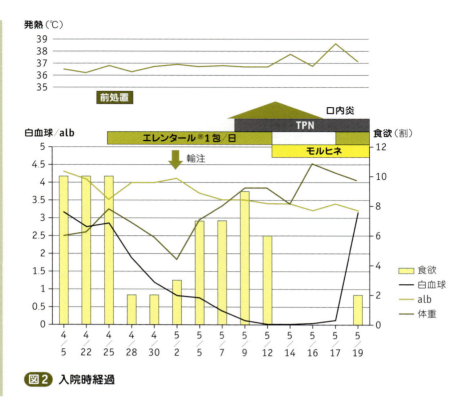

図2 入院時経過

■ 文 献

1) 谷口修一：各種疾患，病態における静脈・経腸栄養の実際　造血幹細胞移植．日本臨牀 68 (増3)：469-473，2010.
2) 岡本真一郎，他：移植後早期の感染管理．造血細胞移植学会ガイドライン　第1巻（日本造血細胞移植学会ガイドライン委員会，編），2014，p27-28.
3) 澤田康文：カルシウム拮抗薬とグレープフルーツの相互作用への疑問にすべて答える．日経ドラッグインフォメーション 3月10日号：26-32，2001.
4) 澤田康文：グレープフルーツの近縁種にも相互作用　薬物血中濃度の上昇に同等の注意を．日経ドラッグインフォメーション 2月10日号：32-33，2002.
5) 清水智治，他：Bacterial Translocationの今日的意義とその対策．侵襲と免疫 16(2)：76-83，2007.
6) 守屋佳美：臍帯血移植におけるGVHDとその看護．看護技術 51(6)：529-533，2005.
7) Muscaritoli M, et al：Nutritional and metabolic support in patients undergoing bone marrow transplantation. Am J Clin Nutr 75(2)：183-190, 2002.
8) Deeg HJ, et al：Impact of patient weight on non-relapse mortality after marrow transplantation. Bone Marrow Transplant 15(3)：461-468, 1995.
9) 神谷しげみ，他：同種造血幹細胞移植後早期の至適エネルギー投与量に関する研究．静脈経腸栄養 26(2)：737-745，2011.
10) Seguy D, et al：Enteral feeding and early outcomes of patients undergoing allogeneic stem cell transplantation following myeloablative conditioning. Transplantation 82(6)：835-839, 2006.

11) Guieze R, et al : Enteral versus parenteral nutritional support in allogeneic haematopoietic stem-cell transplantation. Clinical Nutrition 33(3) : 533-538, 2014.
12) 藤　重夫, 他：同種造血幹細胞移植後の栄養管理に関する全国アンケート調査. 静脈経腸栄養 23(3) : 307-314, 2008.
13) Iriyama K, et al : Capacity of high-density lipoprotein for donating apolipoproteins to fat particles in hypertriglyceridemia induced by fat infusion. Nutrition 7(5) : 355-357, 1991.
14) 谷村　弘, 他：感染症と脂肪乳剤. JJPEN 20(5) : 411-416, 1998.
15) Muscaritoli M, et al : Clinical and metabolic effects of different parenteral nutrition regimens in patients undergoing allogeneic bone marrow transplantation. Transplantation 66(5) : 610-616, 1998.
16) 平松義文, 他：脂肪乳剤. 日本臨牀 59(増5) : 164-170, 2001.
17) 岡本真一郎：造血幹細胞移植療法. 三輪　血液病学（浅野茂隆, 他監）, 文光堂, 2006, p773.
18) 明見能成, 他：造血幹細胞移植後に慢性移植片対宿主病を生じた血液疾患患者のドライマウスに対するピロカルピン塩酸塩の効果. 新薬と臨床 58(12) : 2167-2173, 2009.
19) Gibson GR, et al : Dietary modulation of the human colonic microbiota : introducing the concept of prebiotics. J Nutr 125(6) : 1401-1412, 1995.
20) 鶴川百合, 他：がん治療と緩和ケア 医療現場で期待されるプロバイオティクスの役割 化学療法中の小児に対する臨床応用例を中心に. 日本医科大学医学部雑誌 8(2) : 174-178, 2012.
21) Besselink MG, et al : Probiotics prophylaxis in patients with predicted severe acute pancreatitis : a randomized,double-blind, placebo controlled trial. Ned Tijdschr Geneeskd 152(12) : 685-696, 2008.
22) Takeda N, et al : Interconversion between intestinal stem cell populations in distinct niches. Scienene 334(6061) : 1420-1424, 2011.

花本　仁

実践臨床Q&A ● 第5章 各種の癌治療と栄養

Q18. 肝癌治療時の栄養管理とは？

【Answer】

▶肝癌治療時の栄養管理は，肝癌治療前・治療直後・治療後の3段階にわけて考えるべきである。
▶肝癌は多くの場合，肝硬変を合併しているため，肝硬変に対する栄養治療がまず基本である。
▶肝癌治療時には，肝機能の悪化を防止するための栄養治療を行う。
▶肝癌治療後は肝癌の再発防止をめざした栄養治療を行う。

1 肝硬変の栄養治療

　肝癌に対する治療は『科学的根拠に基づく肝癌診療ガイドライン2013年版（第3版）』（日本肝臓学会，編）に準じて，基礎肝疾患の重症度，腫瘍数，腫瘍径などをもとに治療法が選択される。

　また，肝癌の合併の有無にかかわらず，肝硬変においては欧州臨床栄養代謝学会（ESPEN）のガイドライン[1]等に準じて肝硬変に対する栄養治療を積極的に行う。肝予備能を維持することで肝癌に対する治療法の選択肢が増え，根治的治療が可能となり，さらには肝癌合併患者の予後を改善することが可能である（**表1**）。

1 食事療法

　肝硬変に対する食事療法は，ESPENのガイドライン[1]に準じて非窒素エネルギーとして標準体重1kg当たり25〜35kcal/日，蛋白質として1.0〜1.2g/日，

表1 肝硬変の栄養摂取基準

		非窒素エネルギー (kcal/kg/日)	蛋白質・アミノ酸 (g/kg/日)
	代償性肝硬変	25〜35	1.0〜1.2
合併症	栄養障害あり 経口摂取不十分	35〜40	1.5
	肝性脳症（Ⅰ〜Ⅱ）	25〜35	一時的に0.5，その後1.0〜1.5 蛋白不耐症があれば，植物性蛋白や分岐鎖アミノ酸補給
	肝性脳症（Ⅲ〜Ⅳ）	25〜35	0.5〜1.2 分岐鎖アミノ酸輸液

注：標準体重で算出する．

脂質は脂質エネルギー比として総エネルギーの20〜25％を基本とする。

また，肝硬変患者は早朝飢餓状態にあり，予後を悪化させることが指摘されており，これは頻回の食事摂取により改善される[2]。したがって，米国静脈経腸栄養学会（ASPEN）のガイドライン[3]にあるように，「肝硬変の患者は，夜遅くの軽食を含め，1日4〜6回にわけてカロリーを摂取する」に準じて栄養治療を行い，早朝飢餓状態の改善に努める。

就寝前補食（late evening snack：LES）は非蛋白呼吸商（non protein respiratory quotient：npRQ）が0.85未満とされていたが，npRQに代わり％上腕周囲径が95％未満[4]または血中遊離脂肪酸値が660μEg/L以上[5]の場合に行うことが勧められる。

早朝飢餓状態
就寝前補食（LES）

2 分岐鎖アミノ酸を併用した栄養治療

慢性肝性脳症を合併した肝硬変では，分岐鎖アミノ酸をすぐには投与せず，合成二糖類などの薬物療法で脳症の改善がみられない場合にのみ，蛋白制限を行った上で投与することが重要である。分岐鎖アミノ酸製剤，特に経口用肝不全用栄養剤の選択に関しては，食事から摂取される窒素量と分岐鎖アミノ酸製剤に含まれるアミノ酸量が標準体重1kg当たり1.0〜1.2g/日になるようにするのが基本である。

また，通常の食事から十分な栄養を摂取できない場合にも，不足エネルギーや不足蛋白の補充目的で経口用肝不全用栄養剤を投与して栄養状態の改善を図る[6]。

経口用肝不全用栄養剤

2 肝癌治療時の栄養管理

1 肝切除

肝癌手術直後は5％糖液で管理し，血糖値が150〜200mg/dLとなるように管理する。ESPENのガイドライン[6]に準じて手術後12〜24時間以内に速やかに経口から経腸栄養を開始する（**表2**）。

肝癌外科手術例において，通常の食事療法と比較して分岐鎖アミノ酸併用栄養治療を用いた場合，肝切除後の生存率には影響がみられないが，肝性脳症などの合併症の発生を抑制できる[7][8]ことから，合併症防止や蛋白合成促進をめざして分岐鎖アミノ酸を用いた栄養療法を行うべきである。

表2　術後栄養治療に関するESPENのガイドライン

適応	術前：肝硬変の栄養治療に準ずる
	術後：通常の食事または経腸栄養を術後12～24時間以内に開始
処方	術前：肝硬変の治療に準ずる
	術後：エネルギー量35～40kcal/kg/日，蛋白質量1.2～1.5g/kg/日
経路	術後：経鼻チューブまたはカテーテル空腸瘻
組成	完全な蛋白の組成 腹水貯留患者では水バランスを考慮して高エネルギーの組成 通常の食事で肝性脳症を合併する場合，BCAAを多く含有した組成

2　動注化学療法

動注化学療法に際し，分岐鎖アミノ酸製剤を併用した栄養治療は，合併症の発生率や生活の質（QOL）の維持に有用[9]であることから，基本的には治療後の肝予備能の維持などを目的として行うべきである。また，無意味な絶食はエネルギー代謝の観点からできるだけ避けるべきである。

分岐鎖アミノ酸

3　ラジオ波焼灼療法

ラジオ波焼灼療法時は，基本的には肝硬変に対する栄養療法に準じる。

3　肝癌治療後の再発防止をめざした栄養療法

1　肝癌治療が不十分な場合

肝癌に対する治療が不十分な場合，すなわち肝癌が残存しているような場合には，残存肝癌の腫瘍増殖速度を遅延させることが重要である。

高インスリン血症が肝癌の増殖速度を促進することから，肝癌残存例においては高インスリン血症を防止するような栄養治療を行う。ソマトスタチン合成類似物質のオクトレオチドの投与によりインスリン分泌を抑制することで，腫瘍の増殖速度を遅延させることが可能である[10]。

また，分岐鎖アミノ酸投与により，投与前の「境界型糖尿病群」，「糖尿病群」においてインスリン，C-ペプチド，HOMA-IR指数が有意に低下する[11]ことから，インスリン抵抗性が改善され，インスリン分泌が抑制されることにより腫瘍の増殖速度を抑制する可能性が推測される。

高インスリン血症

2 肝癌再発防止をめざした栄養療法

C型慢性肝炎では糖尿病と肝癌の発症との関連性が指摘されている[12]。したがって，糖尿病を合併したC型慢性肝炎においては血糖をコントロールすることが肝癌の再発防止だけでなく肝発癌防止につながる可能性がある。また，糖尿病合併肝癌では糖尿病に対するインスリン治療が術後の再発率を高める[13]可能性があることから，可能な限りインスリン治療以外の手段で血糖をコントロールする必要がある。

肝硬変では経口投与された糖の利用が遅延しながらも，その利用は亢進している[14]ことから，徐々に糖を投与することにより血糖値の改善がみられることが推測され，LESの有用性も指摘されている[15]。さらに分岐鎖アミノ酸を併用することによりインスリン分泌が抑制され，インスリン抵抗性が改善されることから，LESを併用した分岐鎖アミノ酸製剤の投与が肝癌の再発防止になる可能性がある。また，分岐鎖アミノ酸製剤は肝癌の発生を抑制する[16]ことからも，肝癌治療後の再発防止には積極的に併用すべきであると考えられる。

以上まとめると，肝癌治療時の栄養管理としては，治療前は肝硬変に準じた栄養治療が中心であり，肝癌治療後は速やかに静脈栄養から経口摂取に変更する。治療後は肝癌の再発や肝癌の増殖抑制をめざして，可能な限りインスリン過分泌がみられる場合にはLESを含めた分割食と分岐鎖アミノ酸を併用した栄養治療を行い，肝癌の再発防止に努める。

■文 献

1) Plauth M, et al：ESPEN guidelines for nutrition in liver disease and transplantation. Clin Nutr 16(2)：43-55，1997.
2) Swart GR, et al：Effect of a late evening meal on nitrogen balance in patients with cirrhosis of the liver. Br Med J 299(6709)：1202-1203，1989.
3) ASPEN Board of Directors and The Clinical Guidelines Task Force：Guidelines for the use of parenteral and enteral nutrition in adult and pediatric patients. J Parenter Enteral Nutr 26(suppl.1)：1SA-138SA，2002.
4) Terakura Y, et al：Indirect calorimetry and anthropometry to estimate energy metabolism in patients with liver cirrhosis. J Nutr Sci Vitaminal (Tokyo) 56(6)：372-379，2010.
5) Hanai T, et al：Free fatty acid as a marker of energy malnutrition in liver cirrhosis. Hepatol Res 44(2)：218-228，2014.
6) Plauth M, et al：ESPEN guidelines on enteral nutrition：liver disease. Clin Nutr 25(2)：285-294，2006.
7) San-in Group of liver surgery：Long-term oral administration of branched chain amino acids after curative resection of hepatocellular carcinoma：a prospective randomized trial. The San-in Group of Liver Surgery. Br J Surg 84(11)：1525-1531，1997.

8) Meng WC, et al：Prospective randomized control study on the effect of branched chain amino acids in patients with liver resection for hepatocellular carcinoma. Aust NZ J Surg 69(11)：811-815, 1999.
9) Poon RT, et al：Long-term oral branched chain amino acids in patents undergoing chemoembolization for hepatocellular carcinoma：a randomized trial. Aliment Pharmacol Ther 19(7)：779-788, 2004.
10) Saito K, et al：Augmentation effect of postprandial hyper-insulinemia on growth of human hepatocellular carcinoma. Gut 51(1)：100-104, 2002.
11) 瀬古修二, 他：耐糖能からみた肝硬変患者における分岐鎖アミノ酸製剤の有用性の検討. 診断と治療 94(6)：1083-1091, 2006.
12) Tazawa J, et al：Diabetes mellitus may be associated with hepatocarcinogenesis in patients with chronic hepatitis C. Dig Dis Sci 47(4)：710-715, 2002.
13) Komura T, et al：Impact of diabetes on reccurrence of hepatocellular carcinoma after surgical treatment in patients with viral hepatitis. Am J Gastroenetrol 102(9)：1939-1946, 2007.
14) 山下智省, 他：肝硬変患者における糖負荷後のグルコース利用能の評価. 肝臓 40(12)：636-644, 1999.
15) Suzuki K, et al：Effects of late evening snack on diurnal plasma glucose profile in patients with chronic viral liver disease. Hepatol Res 40(9)：887-893, 2010.
16) Muto Y, et al：Effects of oral branched-chain amino acid granules on event-free survival in patients with liver cirrhosis. Clin Gastroenterol Hepatol 3(7)：705-713, 2005.

鈴木壱知

実践臨床Q&A ● 第5章 各種の癌治療と栄養

Q19. 口腔外科領域の癌の栄養療法は？

Answer

- ▶口腔癌の発症部位や治療法により，障害を受ける機能と重症度が異なる。
- ▶腫瘍による口や顎の違和感や痛み，運動障害などにより，治療を行う前から食事摂取量の低下が起こり，低栄養になりやすい。
- ▶嚥下機能の低下の度合いは，年齢や口腔内の状態（歯の有無など），腫瘍の発症部位，治療方法などにより異なるため，適切な嚥下機能の評価が必要となる。
- ▶咀嚼・嚥下機能の改善に顎・口腔再建手術，義歯や舌接触補助床（PAP）等の補助装置は有用である。

1 口腔癌の種類と特徴[1]

口腔癌の好発部位は舌が最も多く，ついで上下歯肉，口底，頬粘膜，硬口蓋である。また，上顎洞癌も経過の進行に伴い，口腔に症状を現し，上顎歯肉癌との鑑別が困難な場合もある。

1 舌 癌

舌は複雑に可動する筋組織で，その舌に癌による腫れや痛みが生じることにより，食べ物を唾液と撹拌し，食塊を歯のほうへ誘導することが困難となる。さらに，食塊は舌背と口蓋を密着させ，咽頭へ送り込まれるが，舌の動きが制限されると，食塊は口腔内に停滞し，円滑な嚥下ができなくなる。また咽頭の前壁が舌で構成されていることからわかるように，舌の機能不全は嚥下に著しい影響を及ぼす。さらに，舌の痛みは食欲を著しく減退させることは言うまでもない。

KEYWORD
円滑な嚥下の困難

2 口底癌

口底癌は，口底を初発とする癌である。解剖学的に口底は狭く，舌や歯肉に接しているために，すぐに舌や歯肉粘膜，口底下方の唾液腺など隣接する組織に波及する。

3 上下歯肉癌・硬口蓋癌

歯肉癌の初期は歯肉に無疼痛性の腫瘤や白斑としてみられる。腫瘍の進行に伴

い，歯頸歯肉に潰瘍形成や出血を認め，さらに，歯の動揺，脱落などが現れる。また，比較的早期でも，抜歯等が行われた症例では，抜歯創は治癒不全となり，深い潰瘍を形成し激しい痛みを伴う。

4 頬粘膜癌

頬粘膜癌は上下臼歯の咬合面に相当する頬粘膜に，無疼痛性の白斑や紅色斑，浸潤硬結を伴うやや隆起した肉芽としてみられる。潰瘍が形成されると酸・甘・塩味で強い刺激痛を訴えるようになる。

刺激痛

2 口腔癌発症時の問題点

食事栄養摂取の観点からみると，口腔は食物摂取の入り口であり，食物を咀嚼するとともに，消化液である唾液や唾液中の消化酵素を物理的・化学的に作用させ，食物消化の第一段階を担っている。また，味覚を感じる（食欲増進に大きく関与するのみでなく，有害物質を体内に入れない役目も果たす）重要な器官で，他の部位ではみられない大きな役割を有している。

口腔癌の主な自覚症状は，発生部位により多少の違いはあるが，初期には無症状に経過することが多く，普通に食事や飲水が可能なため，発見が遅れることが多々ある。

しかし，舌や口唇などの可動部に生じたものは比較的早期でも違和感や運動障害を訴えることがあり，潰瘍を形成した症例では刺激痛を訴えるものが多い。発症部位によっては，開口障害を起こすこともある[1)]。

栄養という観点からは，外来受診した際に，既に体重の減少といった栄養状態の低下がみられる症例も多い。また，術後は咀嚼・嚥下機能が著しく低下し，癌の治療のほかに栄養サポートが必要となる。

開口障害，運動障害

3 治療法による影響と対応

1 外科的治療

口腔癌における治療は，発症部位や腫瘍の進展状況により違いはあるが，外科的治療，放射線治療，化学療法，さらにこれらを組み合わせた治療が行われる。しかし，癌の根治性という点からは，依然として外科的治療法が最も信頼性の高い方法であることに変わりはない。ただし，同じ手術でも個々の差が大きく，術後の嚥下機能も人によって大きく異なる場合が多々ある。

術後の嚥下機能

近年，外科的治療でも，腫瘍切除後は微小血管吻合を用いた遊離組織移植を行うことにより，術創の再被覆が保証されるようになった。しかし，口腔癌切除により，舌，口底，頰，上下顎などの組織が失われた患者は，たとえ再建手術を受けても咀嚼，嚥下，構音などの生活上不可欠な機能や形態が健常者と同様になることはない。また，頸部郭清も嚥下機能にとって重大な影響を及ぼす。嚥下機能の保持のために，再建皮弁の容積の調節や輪状咽頭筋切除術，喉頭挙上術を行うことも有用である[2]。

再建皮弁の容積調節
輪状咽頭筋切除術
喉頭挙上術

術後の食事の内容は，流動食，ミキサー食，軟らかな食べ物が中心であるが，たとえ，流動食やミキサー食であっても，硬さの違いで飲み込みやすさが変わってしまう場合があり，食物により刻みの大きさを変える必要性も出てくる。主食であるお粥も炊き加減で食べられるかどうかが左右されることも多い。

お粥が食べられるようになると，食塊の形成の手助けとなり，ほかの食物を混ぜ込みながら食べられるようになることをしばしば経験する。食事の影響を受けない錠剤やカプセルならば，最後の一口のおかゆと一緒に服用することが可能になる場合もある。

食塊形成の手助け

たとえ嚥下機能が低下しても経口投与が可能な場合，患者の飲み込みやすさの点からは粉や液体が適切な剤形とは限らない。工夫次第では錠剤のままでも服用可能なことがあり，食事と同様，適切に対応する。ただし，簡易懸濁法は経管投与を前提としていることに留意すべきである。

簡易懸濁法

2　化学療法・放射線治療

手術だけでなく，化学療法や放射線治療も食事に影響する。

化学療法[3]では必要量の経口摂取を妨げる食思不振，悪心，嘔吐，下痢などを高頻度に認める。薬で対応することはもちろんのこと，食思不振には，患者の嗜好に合わせた献立や，好みの味の濃厚流動食などの補助食品を活用することで対応できる場合もある。

補助食品の活用

放射線治療では治療中および，治療後しばらくの間，舌，口腔内全体および咽頭部に腫れや痛み，乾燥が起こり，その結果，後述する間欠的口腔食道経管栄養法（intermittent oro-esophageal tube feeding：OE法）や嚥下が困難になる。

このような状況下では，口で食べ物や飲み物を摂取できるようになるまでしばらく経管栄養に頼らざるをえない。通常，胃瘻（PEG）の造設を検討する。ただし，食事ができるようになっても，放射線治療により唾液分泌不全や味覚障害が起こり，照射部位や照射量によっては回復不能なこともある。これらの症状は食事を困難にさせたり，食欲の低下をまねく。

経管栄養

4 リハビリテーションにおける工夫

1 義歯や舌接触補助床(PAP)等の補助装置

まず,嚥下評価を行い,口腔内の状態を適切に評価することが大切である。患者の年齢も様々なため,今までどのように口を使っていたか,歯が残っているかどうかも重要な要素となる。その上で,歯科医師による義歯の作製や調整,口蓋を低くするためのPAP等の作製が,嚥下機能や構音の改善を助けることも多々ある。

KEYWORD 口腔内の評価 義歯 PAP

2 摂食嚥下リハビリテーション的アプローチ

口腔ケアや,適切なリハビリテーションも必要不可欠であり,術後すぐには経口摂取が難しい症例でも,根気よくリハビリテーションを行うことで,数年後に経口摂取が可能になる場合もある。

また,このようなリハビリテーションには適切な食形態や食具を選択することが大切である。手術後に舌根部しか残らなかった患者に,アクアジュレ®パウチ(フードケア社)専用の詰め替えボトルを代用したり,市販のドレッシングボトルにノズルをつけるなどの改良をして[4],高カロリーのゼリーやとろみの付いた水分を摂取する試みや,口腔内の状態に合わせたスプーン等を選択することで経口摂取が可能になる場合もある。

KEYWORD 適切な食形態,食具

3 間欠的口腔食道経管栄養法(OE法)

口腔癌の患者の多くは認知機能,上肢機能に問題のない者が多い。このため,OE法[5)6)]を併用することも選択肢の1つとなる。

OE法は食事のたびに口または鼻孔から食道までチューブを挿入して注入する方法である。食道に注入することで,食道に蠕動運動を起こし,その蠕動により食物が胃に運ばれ,より生理的な食塊の流れに近づく。これにより消化管の働きが活発になり,下痢や胃食道逆流の減少が期待でき,注入時間も短くてすむ。また,胃瘻のように造設や交換の手間も要らない。間欠的であるため,投与時間以外は栄養チューブから解放され,この間に嚥下機能訓練も可能である。また,チューブを挿入することが嚥下機能の訓練となる場合もある。問題点としては,水分補給のためだけにもチューブの挿入が必要であること,気管へ誤挿入する可能性があること等である。

口腔癌の術後の患者が直面する問題の1つは食事である。楽しいはずの食事時間は,そのたびごとに過酷な嚥下訓練の時間ともなるのである。経管から経口に

KEYWORD 経口摂取とOE法の併用

移行しても，口から食べることに疲労してしまい，訓練を拒絶するケースも出てくる。また，経口になることで食事摂取量が低下してしまい，かえって栄養状態を悪化させる一因になることさえある。

　この解決策として，経口摂取とOE法の併用がある。具体的には下記などである。

　①食事はOE法で行い，訓練の延長としておやつ等を経口で摂る。

　②食事を時間制限にして前半は経口で摂り，摂取量に応じて残りをOE法で行う。

　③退院に向けて，朝・夕食にOE法で必要なカロリーを摂り，昼食は食べられる量を経口で摂取する。OE法はきちんと訓練し習得できれば在宅でも行える。③の方法ならば，必要な量はOE法で摂取できているという安心感があり，経口摂取による負担が少なくなる。退院後，外出先や人前でOE法を行わなくてもよく，また，自分でつくる食事は1食ですむなど，社会復帰に向け，患者の負担が軽減できる。

　事実，退院後に食べられる食事を自分または家族がつくることもかなりの労力が必要となる。よって，このような方法で，退院後も言語聴覚士などと連携し，経口摂取量が増えていくように支援し，必要となればそのつど食事内容を見直していくことが大切である。

◎

　人は普段，無意識に食事をしている。口腔癌でその機能が突然失われた時，食べるという練習を一から始めなくてはならない。長く苦しいリハビリテーションの末，食事をすべて経口摂取できるようになっても，食べられる物の制限がなくなるわけではない。経口摂取が可能になっても，加齢や，再発などによる腫瘍の増大で口から食べることが不可能になってしまうこともある。そのつど変化していく嚥下機能を適切に評価し，食事摂取量の低下を見過ごさないよう，患者自身の生活環境に合わせたサポートを退院後も継続していくことが大切である。

　また，これらの栄養管理は，多種職で連携することが重要である。

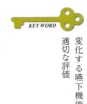

KEYWORD 変化する嚥下機能の適切な評価

症例　56歳女性。舌癌

主訴：舌の痛み

入院時経過：
舌癌（T3N0M0），舌亜全摘，腹直筋皮弁による口腔再建，血管吻合2本を行った。術後は経鼻管より栄養管理を行う。創部安定後，OE法を開始した。OE法は問題なく手技を取得でき，必要なカロリーを摂取で

きた．経口摂取のための訓練が始まり，カロリーメイト®ゼリー（大塚製薬）の摂取を試みたがそのままでは難しく，アクアジュレ®パウチ専用詰め替えボトルを使用することにした．これにより，残存舌に上手くゼリーを置くことができ，摂取可能となった．その後，残存舌にのせる感覚を患者自身がつかむことで，柄の長いスプーンによる摂取も可能になり，徐々に食形態の異なるものも摂取できるようになった．OE法で必要なカロリーを確保できることで，体重を大きく減らすことなく経口訓練ができた．

退院後経過：
退院時にはOE法を主体に一部経口摂取という状態であったが，徐々に経口摂取量が増え，3カ月後には全量経口より摂取することが可能となった．

治療ポイント：
口腔癌は経口摂取が難しい症例が多い．必要なカロリーを摂取するためには胃瘻という選択肢もある．しかし，本症例のように食具や栄養剤を適切に選択することで経口摂取が可能になる場合もある．嚥下評価と併せて，口腔内の状態を評価し，適切な栄養管理を行うことが大切である．

■ 文 献

1) 鈴木宗一：口腔癌の臨床症状と当院における治療状況．歯学 87 (2)：165-170, 1999.
2) 藤本保志，長谷川泰久：手術的介入—舌がん・咽頭がん手術治療における嚥下機能改善手術・誤嚥防止手術．口腔・中咽頭がんのリハビリテーション—構音障害，摂食・嚥下障害（溝尻源太郎，他編），医歯薬出版，2004, p210-221.
3) 大村健二：癌化学療法時における栄養療法．コメディカルのための静脈経腸栄養ハンドブック（日本静脈経腸栄養学会，編），南江堂，2013, p336-340.
4) 聖隷嚥下チーム：訓練法 摂食・嚥下訓練の実際．嚥下障害ポケットマニュアル第3版，医歯薬出版，2012, p128.
5) 聖隷嚥下チーム：訓練法 経管栄養．嚥下障害ポケットマニュアル第3版，医歯薬出版，2012, p207-213.
6) 鎌倉やよい，編：口腔ネラトン法（間欠的口腔食道経管栄養法（OE法）．嚥下障害ナーシング—フィジカルアセスメントから嚥下訓練へ，医学書院，2000, p110-111.

森谷順子，田中秀弥

実践臨床Q&A ● 第5章 各種の癌治療と栄養

Q20. PEGで管理する癌患者とは？

Answer

▶ PEGは経口摂取不能な患者の栄養経路の確保や，減圧目的に用いられる。
▶ 頭頸部癌や食道癌に対する化学放射線療法の施行前に後方支援として用いられることもある。

1 経皮内視鏡的胃瘻造設術（percutaneous endoscopic gastrostomy：PEG）

　PEGは，上部消化管内視鏡を用いて皮膚と胃に瘻孔を作成し，経皮的にチューブを留置する処置である（図1）。開腹手術と比較して低侵襲で手技も簡便であることから，1980年に米国で最初に報告され，現在では胃瘻造設の第一選択として確立した[1)2)]。近年，経腸栄養の有用性の高まりから急速に普及している。

2 PEGの適応

　『消化器内視鏡ガイドライン』[3)]では，PEGの適応は，①嚥下・摂食障害，②繰り返す誤嚥性肺炎，③炎症性腸疾患，④減圧治療などとされている。また，生命予後が1カ月以内の場合は適応外であり，極度の低栄養（血清アルブミン値≦2.5g/dL）や高度貧血（Hb≦8.0g/dL），重篤な感染症を併発するなど全身状態が極端に不良な場合は，それらの治療を優先するべきとされている。実際の臨床現場ではPEGの必要性が危険性を上回ると判断されれば積極的に行われており，癌患者においても生活の質（QOL）改善などに有用と報告されている[4)]。

　癌患者の各病態におけるPEGの適応を表1に示す。大別すると，①栄養投与，②通過障害をきたした消化管の減圧治療，の2つの目的に使用される。

KEY WORD: 嚥下・摂食障害／誤嚥性肺炎／炎症性腸疾患／減圧治療

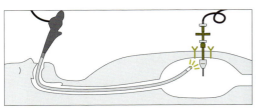
上部消化管内視鏡を用いて皮膚と胃に瘻孔を作成し，経皮的にチューブを留置する．

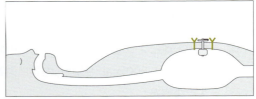
ボタン型の横からの図

図1 PEG模式図

表1 PEGの適応となる癌患者の病態

栄養投与	消化管の減圧治療
・頭頸部・食道通過障害 　頭頸部腫瘍，食道癌，噴門部癌など ・嚥下障害 　脳腫瘍など ・摂食量低下 　化学療法，放射線治療に伴う嚥下困難， 　食思不振，粘膜障害など	・幽門狭窄 　胃癌，腫瘍浸潤など ・上部小腸閉塞 　膵癌，腫瘍浸潤など ・腹膜播種に伴う腸閉塞 　胃癌，大腸癌，卵巣癌など

近年，特に頭頸部腫瘍に対する化学放射線療法（chemoradiotherapy：CRT）の施行前にPEGを行うことの有用性が報告され[5)6)]，注目を集めている。CRTを行った症例は高率に粘膜炎や嚥下障害を発症して経口摂取が困難となり，全身状態の悪化をまねき，結局は治療の継続さえ不可能となる場合がある。

CRT前にPEGを予防的に施行することで治療期間中のエネルギー摂取の維持が可能となる。当院でも頭頸部腫瘍のCRT前の患者にPEGを導入しており，導入以前は30％を超えていた脱落症例が，導入後は全例が治療を完遂できるという良好な成績をおさめている。

化学放射線療法（CRT）前のPEG

また，通過障害を伴う食道癌の術前化学療法（neoadjuvant chemotherapy：NAC）または術前放射線化学療法（neoadjuvant chemoradiotherapy：NACRT）に対しても積極的にPEGを行っており，良好な栄養状態を保ちつつ，手術へのスムースな移行が可能となっている。

NAC，NACRTに対するPEG

症例　56歳男性。左主気管支浸潤を伴う切除不能進行食道癌

主訴：嚥下困難

現病歴：

嚥下困難を自覚し，内視鏡検査で食道癌と診断。左主気管支浸潤を伴う進行食道癌（T4N1M0 StageⅣ）に対して根治放射線化学療法（CRT）を開始。通過障害を伴っており，CRT開始前にPEGを造設した。放射線60Gy，FP療法（シスプラチン＋フルオロウラシル）2コース終了後より食道狭窄を認めた。さらにFP2コース終了後，狭窄症状が強くなり経口摂取困難となったため，バイパス手術の方針となった。入院1週間前より胃瘻から800kcal/800mLを補助栄養剤として開始。

入院後経過：

入院後より胃瘻から1,600kcal/1,600mLの経腸栄養剤へと増量し，食道バイパス術を施行した。PEGは手術時に抜去し，胃管瘻を造設。術後

経過は良好で第15病日に退院となった．退院後，速やかに化学療法が再開された．

治療ポイント：

通過障害を伴う食道癌は，治療を開始しても病状の進行により経口摂取が困難となりバイパス術が必要となる症例をしばしば経験する．CRT開始前にPEGを造設し，ポンプの使用や管理を指導していたことで，バイパス手術前に在宅での栄養管理が可能となり，術前の栄養状態を維持することができた．また，退院後も速やかに化学療法を再開することが可能であった．通過障害を伴う場合は，内視鏡が通過可能であれば，治療開始前にPEGを造設し，栄養ルートを確保しておくことは今後の治療継続にも有用である．

■文 献

1) Gauderer MW, et al：Gastrostomy without laparotomy：a percutaneous endscopie technique． J Pediatr Surg 15(6)：872-875, 1980.
2) Ueno F, et al：Perctaneous endoscopic gastrostomy：A simplified new technique for feeding gastrostomy． Prog Dig Endosc 23：60-62, 1983.
3) 上野文昭，他：経皮内視鏡的胃瘻造設術ガイドライン．消化器内視鏡ガイドライン第3版（日本消化器内視鏡学会卒後教育委員会，編），医学書院，2006, p310-323.
4) 今津浩喜，他：悪性腫瘍症例に対する経皮内視鏡的胃瘻造設術の経験．日本外科系連合学会誌 28(6)：1005-1007, 2003.
5) 手島直則，他：中咽頭癌同時併用化学放射線療法における経皮内視鏡的胃瘻造設術の有用性．頭頸部癌 35(3)：287-292, 2009.
6) Wiggenraad RG, et al：Prophylatic gastrostomy placement and early tube feeding may limit loss of weight during chemoradiotherapy for advanced head and neck cancer, a preliminary study． Clin Otolaryngol 32(5)：384-390, 2007.

〈古川陽菜，比企直樹〉

実践臨床Q&A ● 第5章 各種の癌治療と栄養

Q21. PTEGで管理する癌患者とは？

【Answer】

▶ PTEGは主に経管経腸栄養法もしくは腸管減圧法に用いられる。

▶ PTEGはPEGの造設が不能もしくは困難な患者にも造設可能である。

▶ 癌患者の特徴として，病状の進行によって栄養投与経路を変更する必要がある。

1 経皮経食道胃管挿入術（percutaneous transesophageal gastro-tubing：PTEG／ピーテグ）とは

　PTEGは，非破裂型穿刺用バルーン（rupture-free balloon：RFB）を用いて超音波下に頸部食道瘻を造設し，同部より留置チューブを挿入し，X線透視下にその先端を胃や十二指腸もしくは小腸まで誘導留置する消化管のIVR手技（non vascular interventional radiological technique）である（**図1**）[1)〜4)]。

　経皮内視鏡的胃瘻造設術（percutaneous endoscopic gastrostomy：PEG／ペグ）[5)6)]の造設が不能もしくは困難な症例にも，簡便かつ安全で低侵襲に造設が可能であることを特徴とし，主に経管経腸栄養法もしくは腸管減圧法に用いられる。

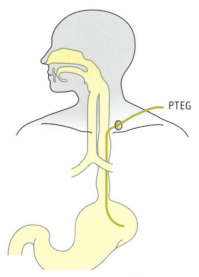

図1 経皮経食道胃管挿入術（PTEG）

2 癌患者への経管経腸栄養法としてのPTEGの適応

　癌に対する手術や癌の進行などで嚥下機能が著しく障害もしくは廃絶し，経口摂取が困難もしくは不能となった場合や，抗癌剤等の治療の副作用などで著しい摂食障害が長期間続く場合に，経管経腸栄養法が選択されることがある。しかし，消化管に通過障害がなく，消化吸収機能が保たれ消化管の使用が可能であることが前提になる。その際に，PEGが選択できない状況にある症例では，PTEGによる経管経腸栄養法がよい適応となる。具体的には，咽頭癌や喉頭癌，食道癌術後の胃管再建症例などである。

　また，各種の癌患者が脳梗塞などを併発し，二次性に嚥下障害をきたした場合などで，全身状態が安定していて，ある程度の生命予後が期待でき，消化吸収機能が温存されている場合は，通常の適応と同様に経管経腸栄養法が選択される。その際にPEGの造設が不能もしくは困難な場合はPTEGの適応となる。

　もともとPTEGはPEG造設不能もしくは困難な症例に対し考案開発されたものであり，PTEGの適応はPEGの禁忌症例であることが多い。日本消化器内視鏡学会卒後教育委員会の責任編集による『消化器内視鏡ガイドライン』に掲載されている「経皮内視鏡的胃瘻造設術ガイドライン」には，PEGの絶対的禁忌と相対的禁忌が列挙されている（**表1**）⁷⁾。経管経腸栄養法上，これらの禁忌がPTEGのよい適応になることが多い。たとえば胃癌などで既に胃切除術を受けている患者が脳梗塞等の併発により，二次性に嚥下障害をきたした場合などではPTEGがよい適応となる。

KEY WORD：PEGの絶対的・相対的禁忌

表1　PEGの禁忌

絶対的禁忌	相対的禁忌
・通常の内視鏡検査の絶対的禁忌 ・内視鏡が通過不可能な咽頭・食道狭窄 ・胃前壁を腹壁に近接できない状況 ・補正できない出血傾向 ・消化管閉塞 　（減圧ドレナージ目的以外の場合）	・腹水貯留 ・極度の肥満 ・著明な肝腫大 ・胃の腫瘍性病変や急性粘膜病変 ・胃手術，その他の上腹部手術の既往 ・横隔膜ヘルニア ・出血傾向 ・妊娠 ・門脈圧亢進 ・腹膜透析 ・癌性腹膜炎 ・全身状態不良例 ・生命予後不良例 ・非協力的な患者と家族

（文献7より引用）

3 病状の進行による栄養投与経路の変更の必要性

　癌患者の摂食障害に対し，経管経腸栄養法目的でPTEGを造設・使用した場合に，病状の進行によっては癌性腹膜炎などで，消化管の通過障害が出現することがある。その際は経管経腸栄養を中止し，腸管減圧目的のドレナージチューブとしてPTEGを継続して使用することができる。PTEGはもともと癌性腸閉塞患者に対する腸管減圧を目的として開発された緩和外科治療である。この場合，栄養管理は中心静脈栄養（total parenteral nutrition：TPN）となる。

KEY WORD：腸管減圧目的のPTEG使用，緩和外科治療

| 症例 | 64歳男性。切除不能高度進行胃癌，癌性腹膜炎，腹水貯留 |

主訴：経口摂取不良

入院時所見：

胃前庭部の切除不能高度進行胃癌（Stage Ⅳ）による腹水貯留を伴う癌性腹膜炎の状態。消化管造影検査では胃内に造影剤を注入すると，胃幽門部の全周性腫瘍によって胃壁が硬化し十二指腸への排出が非常に悪く，胃食道逆流を生じ嘔吐してしまう状態であるが（**図2**），胃カメラは幽門輪通過することができ，十二指腸内に造影剤を注入すると（**図3a**），投与3時間後には大腸にまで先進し排便を認めた（**図3b**）。検査時点では十二指腸以降の消化管に明らかな通過障害を認めず，明らかな拡張腸管も認めない状態であり，まだ消化吸収能は残存していることが示唆され，小腸内への経管経腸栄養法は可能と判断された。

治療方針：

高度進行胃癌に加え腹水貯留を伴う癌性腹膜炎の状態であり，PEGの造設は禁忌であるため，PTEGによる小腸内への経管経腸栄養法のよい適応と判断した。また病状の進行によって将来的には消化管の通過障害が出現し，経管経腸栄養法の継続が困難となることが推測されるが，その際には腸管減圧法に使用目的を変更してPTEGの留置チューブを継続して用いる方針とした。なお，左鎖骨下リンパ節の腫脹が著しく右側頸部よりPTEGを造設した（**図4**）。

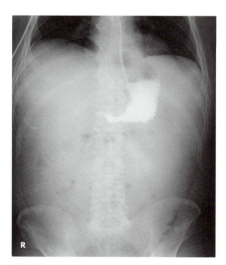

図2 経鼻胃管を介した上部消化管造影

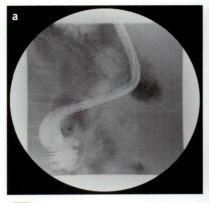 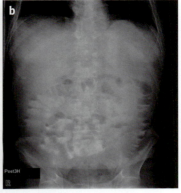

図3 胃カメラを用いた十二指腸内への造影剤注入
a. 注入直後，b. 注入3時間後

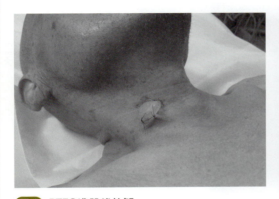 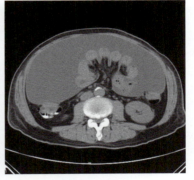

図4 PTEG造設後外観
経管経腸栄養法用のボタン式留置カテーテル

図5 病状進行時の腹部CT
大量の腹水貯留と小腸の中央化

治療経過：
経時的に病状が進行し腹水多量となり（**図5**），消化管からの消化吸収は困難と判断され，PTEGからの経管経腸栄養法は中止し，リザーバーポートを挿入留置し，TPNに変更した。また悪心・嘔吐が出現し，PTEGの留置チューブは腸管減圧法目的に継続して使用し，症状の改善とQOLの維持を得た。

治療ポイント：
- 消化吸収能が機能していれば，積極的に経腸栄養法を選択する。
- PEGの造設が不能もしくは困難な症例ではPTEGを選択する。
- 病状の進行によっては，経腸栄養法を中止し腸管減圧法に留置チューブの使用目的を変更する。

■文 献

1) 大石英人,他:経皮経食道胃管挿入術(PTEG:ピーテグ)その開発と実際. IVR会誌 16(2):149-155, 2001.
2) Oishi H, et al:A non-surgical technique to create an esophagostomy for difficult cases of percutaneous endoscopic gastrostomy. Surgical Endoscopy 17(8):1224-1227, 2003.
3) 大石英人,他:連載カラーグラフ PTEG―QOL向上のための経管栄養法3. PTEGの手技の実際. 日本医事新報 No.4244:33-36, 2005.
4) 大石英人:第Ⅲ章PTEGの造設法1. PTEGの造設手技1. 定型的造設法. 経皮経食道胃管挿入術―適応から手技・管理の実際まで(亀岡信悟,監・大石英人,編), 永井書店, 2008, p45-68.
5) Gauderer MW, et al:Gastrostomy without laparotomy:a percutaneous endoscopic technique. J Pediatr Surg 15(6):872-875, 1980.
6) Ponsky JL, et al:Percutaneous endoscopic gastrostomy:a nonoperative technique for feeding gastrostomy. Gastrointest Endosc 27(1):9-11, 1981.
7) 上野文昭,他:経皮内視鏡的胃瘻造設術ガイドライン. 消化器内視鏡ガイドライン第3版(日本消化器内視鏡学会卒後教育委員会,編), 医学書院, 2006, p310-323.

大石英人

実践臨床Q&A ● 第6章 終末期・悪液質

Q22. 終末期癌患者へのNSTの役割とは？

Answer

▶ 終末期の癌患者の多くが，何らかの栄養障害をきたしており，しかもその病態は複雑である。この栄養管理を，医師，看護師，薬剤師および管理栄養士などの多職種で行い，患者にとって良好なQOLを提供することがNSTの役割である。

▶ 緩和ケアNSTとは，緩和ケア対象者（終末期癌患者）を対象としたNSTであり，緩和ケアとしての疼痛・症状マネジメントに加え，NSTとして個々の患者に適切な栄養管理を提供する。

1 終末期患者の栄養管理

　癌患者の栄養状態はその病期により複雑であり，中でも終末期の癌患者の栄養管理は，代謝・栄養状態を把握することにより，癌進展に伴う病態や病状の増悪を抑制して，患者にとって良好な生活の質（QOL）の提供を可能とする。それゆえ，この栄養管理を適切に行うためにチーム医療の実践としてのNSTの役割は大きい。また，感染や褥瘡対策も重要であり，それぞれ感染対策チーム（ICT）や褥瘡対策チームとの密な連携も必要である。

チーム医療

1 終末期癌患者の栄養状態の把握

　癌終末期は「現代医療において可能な集学的治療の効果が期待できず，積極的治療が不適切と考えられる状態で，生命予後が6カ月以内と考えられる状態」と定義されている[1]。

　この時期においては多くの患者が癌そのものによる栄養障害や癌に関連する代謝障害により，蛋白質・エネルギー低栄養状態（protein-energy malnutrition：PEM）をきたしており，その病態を理解しつつNSTとして栄養管理を行うべきである[2]。

　このため，経口摂取が低下している病態を探索し，治療可能な要因に対し治療を行うことが重要であり，日本緩和医療学会より『終末期癌患者に対する輸液治療のガイドライン』として刊行されている（表1）[3]。また，患者の病態が，栄養・代謝状態が栄養サポートや治療により可逆的な状態（前悪液質または悪液質）なのか，不可逆的な状態（不可逆的悪液質）なのかを判断することもNSTとして重要である。

表1 終末期癌患者の経口摂取低下に対して検討するべき主な緩和治療

状況要因	におい，味，量の不都合	環境整備，栄養士による食事の工夫
	緩和されていない苦痛（疼痛など）	苦痛緩和
医学的要因	口内炎	口腔衛生，抗真菌剤（口腔カンジダ症），歯科衛生士・歯科医による治療
	感染症	抗生物質
	高カルシウム血症	ビスホスフォネート，輸液
	高血糖	血糖補整
	便秘	下剤
	消化管閉塞	外科治療，ステント治療，オクトレオチド，ステロイド
	胃・十二指腸潰瘍，胃炎	抗潰瘍薬
	癌性悪液質	メドロキシプロゲステロンアセテート，ステロイド
	薬物	薬剤の変更，制吐剤
	胃拡張不全症候群	メトクロプラミド
	頭蓋内圧亢進	放射線治療，浸透圧系利尿薬，ステロイド
精神的要因	抑うつ・不安	精神的ケア，向精神薬

（文献3より引用）

2 不可逆的悪液質を伴わない患者へのNST介入

基本的には一般の患者と同様な栄養管理と考えてよい。すなわちHarris-Benedictの式から導き出された基礎エネルギー量（BEE）に活動係数（AF）とストレス係数（SF）を掛けることにより，必要エネルギー量（REE）を求め，次に蛋白質，脂質，炭水化物の順に投与熱量を決めていく（**表2**）。水分量は若干少なめで25〜35mL/kg体重/日が推奨される[4]。しかし，消化器癌患者は，消化管の通過障害による腸閉塞を伴うことが多く，個々の患者にあった栄養アクセスルートの選択がNSTとして重要である。

患者の抽出は，通常通り医師や看護師によりサポートの必要な患者を拾い上

表2 終末期癌患者に対する輸液栄養管理（悪液質を伴わない場合）

1. 水分投与量＝25〜35mL/kg体重/日
2. 必要エネルギー量（REE）（kcal/日）
　＝基礎エネルギー量（BEE）×活動係数（AF）×ストレス係数（SF）
3. 蛋白投与量（g/日）＝体重×SF（必須アミノ酸を含む）
4. 脂肪投与量（g/日）＝REEの20〜50%
5. 糖質投与量（g/日）＝REE－蛋白投与量－脂肪投与量
6. NPC/N（非蛋白カロリー/窒素量）＝150〜200kcal/日
7. ビタミン・微量元素投与量＝1日必要量
8. 経口投与が原則（必要時，経腸栄養や経静脈栄養を併施）

（文献4より引用）

表3 終末期癌患者に対する輸液栄養管理（悪液質を伴う症例）

A. 経口摂取が可能な場合
自由な摂食：好きな時に，好きなものを（緩和ケア食）
B. 経口摂取が不可能な場合
1. まずは本人や家族の希望を尊重する 2. 水分投与量：15〜25mL/kg体重/日（500〜1,000mL/日） 3. 必要エネルギー量：5〜15kcal/kg体重/日（200〜600kcal/日） 4. 投与栄養素：糖質が中心 5. ビタミン・微量元素：必要に応じて投与

（文献4より引用）

げ，NSTとして栄養評価を行い，栄養計画を立てていく。期間は限られてはいるが，定期的に栄養状態の再評価を行い，フィードバックを繰り返していく。

3 不可逆的悪液質を伴う患者へのNST介入

この時期では過剰な輸液は身体にとって有害になることが多く[5]，原則として，患者・家族の意向を大切にした経口摂取を中心に考えていく。経口摂取が困難な場合には，水分量は15〜25mL/kg体重/日，必要エネルギー量は5〜15kcal/kg体重/日で，糖質を中心とした組成の栄養が推奨される（**表3**）[4]。

NSTとしては，栄養療法におけるギアチェンジのタイミングを見きわめることが重要である。その後は投与エネルギー量や水分量を調節し，身体機能に対する負荷を制御する。これによりQOLの延長や，尊厳ある延命が可能となる。

2 癌終末期の緩和ケアNST

人が最後までその人らしく生きることを支援するために癌緩和医療は必要不可欠な医療である。緩和ケア対象者には，癌の進行に伴う様々な症状が押し寄せ，それに対して医師1人で立ち向かうのではなく，チームとして，すなわち緩和ケアNSTとして，癌性疼痛の緩和，症状マネジメント，さらには個々の患者に適切な栄養管理を提供することが重要である[6]。

一方，2006年に政策として「がん対策基本法」が制定され，その中で「癌患者の状況に応じて疼痛等の緩和を目的とする医療が早期から適切に行われるようにすること」と明記され，緩和医療の早期導入が示されている。その意味で緩和ケアNSTは癌の初期治療段階から開始されるものであるが（**図1**），ここではあえて終末期における緩和ケアNSTに絞って述べる（**表4**）。

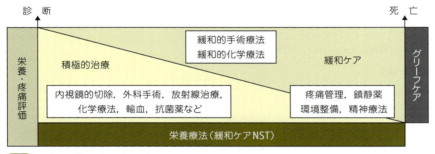

図1 理想の癌診療の考え方

表4 緩和ケアNSTの役割

A．緩和ケア的関与
・疼痛の評価→マネジメント
・消化器，泌尿器，呼吸器などの症状コントロール
・精神的ケア
・グリーフケア

B．NST的関与
・栄養・代謝状態のスクリーニング→評価
・経口摂取可能→食の楽しみを感じさせる
・経口摂取不能→適切な栄養アクセスの選択

C．チーム連携
院内（感染，褥瘡対策チーム），院外（病─診，病─病連携）

1 緩和ケア的関与

　患者の持つ痛みを全人的な痛み（トータルペイン）としてとらえ，多角的に評価する．医療用麻薬の使用に際しては，WHO方式3段階徐痛ラダーに準じて投与を行い，できるだけ経口投与から始める．癌の進行に伴う消化管閉塞に対しては，**表1**に示すようにオクトレオチド（サンドスタチン®）などの薬物療法のみならず，バイパス術や人工肛門などの外科治療，消化管および胆道ステント・チューブ留置，放射線治療などが行われる．個々の症状に応じた治療の選択がNSTとして重要である．

　また，癌患者の約3割は何らかの精神疾患を併発しており，その見きわめと早期の精神科医師への紹介，カウンセリングなどが必要である．

2 NST的関与

　前述したように癌患者の栄養管理は，癌の進行により，また，治療の状態により，多様である．終末期以外では癌治療の一環または癌治療の補助療法の一環としての栄養管理が要求されるが，終末期においては癌患者のQOLの改善を目指

KEY WORD
トータルペイン

した栄養管理が大切である．NSTとしての栄養管理のポイントは，患者の栄養状態を的確に把握し，可能な限り経口栄養を推奨し，悪液質併発時のギアチェンジによるスムースな移行である．

経口摂取は単にエネルギーの補給だけではなく，見た目を楽しみ，口で噛み，匂いや味を感じることにより，脳の賦活や精神的な癒しにつながるものであり，その意義は大きい[7]．ギアチェンジ前後における具体的なエネルギーや水分投与量は前項で述べたのでここでは省略するが，特に終末期後期においては，栄養管理というより，食の大切さの提供，すなわち1杯のスープだけでもそれが患者にとっては最善の栄養となることを忘れてはならない．

◎

以上，癌終末期患者におけるNST（緩和ケアNST）の役割について述べた．癌終末期患者は，栄養障害だけでなく，様々な障害を持っており，しかも最後には死が訪れる．この時期におけるNSTの役割はきわめて重大であるが，逆に多職種の集まりで，その専門性を活かしたチーム医療が本領を発揮できる場であると期待する．

■文献

1) 恒藤　暁：ターミナルステージ．最新緩和医療学，最新医学社，1999，p24.
2) 鷲澤尚宏，他：はじめよう！　消化器がん患者へのNSTによるサポート．看護技術 53(9)：38-41，2007.
3) 日本緩和医療学会「終末期における輸液治療に関するガイドライン作成委員会」厚生労働科学研究「第3次がん総合戦略研究事業　QOL向上のための各種患者支援プログラムの開発研究」班：適用の注意．終末期癌患者に対する輸液治療のガイドライン第1版，日本緩和医療学会，2007，p6.
4) 東口髙志：末期癌．NST完全ガイド　栄養療法の基礎と実践（東口髙志，編），照林社，2005，p276-277.
5) 山口由美，他：消化器癌終末期患者における輸液と身体症状への影響．鳥取医学会誌 36(1)：14-18，2008.
6) 伊藤彰博，他：緩和ケアNSTの取り組みとその成果．緩和医療学 8(4)：371-378，2006.
7) 児玉佳之，他：緩和ケアにおける胃瘻造設と経腸栄養の実際．臨床栄養 113(5)：628-633，2008.

豊田暢彦

実践臨床Q&A ● 第6章 終末期・悪液質

Q23. 癌悪液質への薬物療法は？

Answer

▶癌悪液質に対する薬物療法はエビデンスに乏しく，対症療法としての役割が中心となる。
▶特殊栄養素を含有した栄養剤投与による栄養療法なども行われている。
▶EPA含有栄養剤投与により，体重減少を抑制することによりQOLの改善が得られている。

1 癌悪液質の病態

　癌悪液質とは進行性の体重減少をきたす，癌悪液質症候群（cancer cachexia syndrome：CCS）と呼ばれるものであり，消耗，食欲不振，骨格筋量（lean body mass：LBM）の減少，疲労感，貧血，低アルブミン血症などの臨床症状を示す。

　出現する体重減少などの臨床症状により，①前悪液質（pre-cachexia），②悪液質（cachexia），③不応性悪液質（refractory cachexia）と定義されている[1]（図1）。これら悪液質進行の程度は，癌患者の予後や生活の質（QOL）悪化と直接関連する[2]。

KEYWORD
前悪液質
悪液質
不応性悪液質

2 癌悪液質発生のメカニズム

　癌悪液質は，食欲不振による栄養摂取量の減少と，担癌状態による神経内分泌反応，炎症性サイトカインの増加による代謝亢進と蛋白異化亢進によりLBMの

KEYWORD
LBMの減少

図1 癌悪液質のステージ

・体重減少≦5%
・食欲不振
・代謝性変化

・体重減少＞5%
　または
　BMI＜20と体重減少＞2%
　または
　サルコペニアと体重減少＞2%
・摂食量低下／全身炎症反応

・多様な悪液質の程度
・異化亢進と抗癌治療不応
・PSの低下
・生存期間＜3カ月

（文献1より引用）

著明な減少が起こり，それと相関して予後が悪化する[3]。具体的には神経内分泌反応としてストレスホルモン（グルカゴン，カテコラミン，コルチゾール）の増加，悪液質に関わるサイトカインとしてTNF-α，IL-6，IL-1β，interferon-γ，腫瘍特異的因子のlipid mobilizing factor（LMF），レプチンの増加などがある。

3 薬物療法

癌悪液質に対して，体重減少や食欲不振などの症状改善に有用な薬物療法はきわめて限定されており，癌悪液質を有意に改善する薬剤は現時点では存在しない。すなわち，癌悪液質に対する薬物療法は現時点ではエビデンスに乏しく，対症療法としての役割が中心となる。

栄養投与は，前悪液質から行うことが望ましく，特殊栄養素を含有した栄養剤投与による栄養療法，経口摂取量低下を補うための静脈栄養・経腸栄養療法が主体となる。癌悪液質に有用と考えられ，実際に用いられている薬物，特殊栄養素について以下に述べる。

1 消化管運動亢進薬

メトクロプラミド（プリンペラン®）は消化管運動を刺激することにより食欲不振や消化管蠕動不全などに対する緩和ケア治療に用いられている[4]。
しかし，癌悪液質に対する有効性に関しては明らかなエビデンスはない。

2 食欲増進薬

癌悪液質は食欲増進を図ることのみで改善するわけではないが，現在COX（cyclooxygenase）阻害薬，カンナビノイド，グレリン，酢酸メゲストロール（megestrol acetate：MA）などが試みられている。

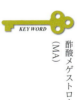

酢酸メゲストロール（MA）

MAは合成プロゲステロン製剤で，米国では悪液質の治療薬として承認されており，ホルモン依存性以外の癌患者で栄養状態を改善することが報告されている[5]。しかし，MAは糖質コルチコイド様作用も認めるため，耐糖能異常，骨粗鬆症や副腎不全などの副作用も強く，投与には注意を要する[6]。

3 非ステロイド性抗炎症薬（NSAIDs）

担癌状態では各種炎症性サイトカインなどによりCOX-2経路などの活性化による炎症をきたしていることから，NSAIDsの有用性が検討されている。メタ分析の結果では，NSAIDsは体重減少の抑制，PSやQOLの改善，炎症性指標の改善などが報告されている[7]。

しかし，同時に各種副作用も報告されており，特に長期的投与には注意を要する。

4 エイコサペンタエン酸（EPA）

Fearon らは，2g/日のEPAを含有した経腸栄養剤を4～8週間投与することにより，生存期間の延長は認めなかったが，体重減少を抑制することでQOLの有意な改善が得られたことを報告している[8]。

KEYWORD: 体重減少の抑制

5 分岐鎖アミノ酸（branched chain amino acids：BCAA）

BCAAは骨格筋蛋白異化抑制と蛋白合成促進効果を持ち，BCAAが強化された中心静脈栄養（total parenteral nutrition：TPN）投与により蛋白代謝が改善されたことが既に報告されている[9]。しかし，大規模な無作為化比較試験（RCT）の結果はない[10]。

ロイシンの代謝産物であるβ-ヒドロキシβ-メチル酪酸（HMB）投与が骨格筋蛋白バランスを改善することが示されているが，腫瘍増殖も促進する可能性があり，エビデンスはない。

6 複数薬物の併用投与

上述のMA，EPA，その他L-カルニチン，サリドマイドなどの単剤投与に比較し，これらの4剤併用投与はLBM維持に有用であったとのRCTによる報告がある[11]。

■ 文献

1) Fearon K, et al：Definition and classification of cancer cachexia：an international consensus. Lancet Oncol 12(5)：489-495, 2011.
2) Fearon KC, et al：Definition of cancer cachexia：effect of weight loss, reduced food intake, and systemic inflammation on functional status and prognosis. Am J Clin Nutr 83(6)：1345-1350, 2006.
3) Kinney JM：Metabolic responses to injuries. Winters RW, et al, eds. Nutritional support of the seriously ill patients, Academic Press, 1983, p5-12.
4) Nauck F, et al：Drugs in palliative care：results from a representative survey in Germany. Palliat Med 18(2)：100-107, 2004.
5) Nelson KA：The cancer anorexia-cachexia syndrome. Semin Oncol 27(1)：64-68, 2000.
6) Feliui J, et al：Treatment of cancer cachexia with megestrol acetate：which is the optimal dose？ J Natl Cancer Inst 83(6)：449-450, 1991.
7) Soleim TS, et al：Non-steroidal anti-inflammatory treatment in cancer cachexia：a systematic literature review. Acta Oncol 52(1)：6-17, 2013.

8) Fearon KC, et al：Double-blind, placebo-controlled, randomized study of eicosapantaic acid diester in patients with cancer cachexia. J Clin Oncol 24(21)：3401-3407, 2006.
9) Tayek JA, et al：Improved protein kinetics and albumin synthesis by branched chain amino acid-enriched total parenteral nutrition in cancer cachexia. A prospective randomized crossover trial. Cancer 58(1)：147-157, 1986.
10) Aversa Z, et al：β-hydroxy-β-methylbutyrate (HMB) attenuates muscle and body weight loss in experimental cancer cachexia. Int J Oncol 38(3)：713-720, 2011.
11) Mantovani G, et al：Randomized phase Ⅲ clinical trial of five different arms of treatment in 332 patients with cancer cachexia. Oncologist 15(2)：200-211, 2010.

櫻井洋一，長谷川由美

実践臨床Q&A ● 第6章 終末期・悪液質

Q24. サルコペニア肥満とは？

Answer

▶ サルコペニア肥満は，筋肉量の減少と脂肪量の増加がみられるサルコペニアで，臨床経過は不良であり，癌患者では機能障害が高頻度にみられ，抗癌剤の毒性が増強する。

▶ 体重，BMI，体表面積などの指標は，筋肉量を反映しないため，サルコペニア肥満を念頭に置いて肥満の癌患者の抗癌治療や栄養サポートを行う。

1 骨格筋量の減少とサルコペニア肥満

骨格筋は，組織や臓器の蛋白合成を維持するアミノ酸の主たる貯蔵庫で，アミノ酸の摂取が減少した場合の供給源となり，蛋白代謝の中心的な役割を果たしている。体蛋白の減少は筋肉量の減少に直結するが，これが高度になると免疫能の障害や臓器不全を生じ，生命が脅かされる。

また，骨格筋は，その機能の障害・異常が生活の質（QOL）の低下と密に関連するため，加齢や慢性疾患における骨格筋量の減少および機能低下が，悪液質やサルコペニアといった病態として世界的に注目を集めるようになった[1)2)]。さらに，過体重の症例のうち，筋肉量の低下した患者では臨床経過が不良であることから，sarcopenic obesity（サルコペニア肥満）として問題視されるようになっている[3)4)]。

 骨格筋

 sarcopenic obesity（サルコペニア肥満）

2 サルコペニア肥満とobesity paradox

近年，断層画像や生体電気インピーダンス法による体組成評価が行われるようになり[2)5)]，肥満症例の中にも筋肉量の多いものから，極端に減少したものまで，様々な筋肉量の状態があることが明らかとなった[5)6)]。サルコペニア肥満は，筋肉量の減少と脂肪量の増加がみられる状態で，高齢者や慢性消耗性疾患において，非肥満のサルコペニア患者より臨床経過が不良であることが報告されている[4)6)]。肥満はbody mass index（BMI）を基準に診断され，心疾患や糖尿病などのリスクファクターであるが，一方で慢性消耗性疾患や重症急性疾患に罹患した肥満患者は，BMIが正常以下の患者に比し，予後がよいことが報告され，obesity paradoxと呼ばれてきた[4)7)]。

 筋肉量減少 脂肪量増加

Obesity paradoxの理由として，一般的に健康な状態にある肥満者は，非肥満者に比し筋肉量が多く，疾患に罹患した際には体蛋白の十分な蓄積があるため，よりよい予後に結びつくと考えられている[4)7)]。しかし，慢性疾患による長期にわたる蛋白異化や，非活動的な生活スタイルにより筋肉量が減少する一方で経口摂取が保たれ，十分なエネルギー摂取量が確保されると，脂肪量は減少せずサルコペニア肥満の状態となり，筋肉量の減少と，肥満によるリスクファクターがオーバーラップするため，サルコペニア肥満の臨床経過は不良となると考えられている[4)]。

3 サルコペニア肥満の定義と診断基準

サルコペニアは，骨格筋量の減少，機能低下の原因が加齢による場合のみを指す狭義のサルコペニアと，加齢や慢性消耗性疾患など様々な病因を含める広義のものの解釈があり[1)]，若干の混乱がみられる。同様に，サルコペニア肥満も，加齢によるもののみを指す場合[3)]と，癌を含めた種々の病因により生ずる広義の意味で使用される場合[4)6)]がある。

サルコペニア肥満の定義や診断基準としては，現時点で世界的にコンセンサスが得られているものはない。身長で筋肉量を補正した指標が報告され，年齢，性，各種病態におけるデータが蓄積されつつあり，今後，筋力や機能を折り込んだ定義や診断基準が生まれることが期待されている[3)4)8)]。

4 癌におけるサルコペニア肥満

癌をはじめとする慢性消耗性疾患では，病状の進行とともに，複合的な代謝異常により筋肉量の減少を主徴とした悪液質と呼ばれる低栄養状態に陥る[1)]。癌悪液質は「通常の栄養療法で改善することは困難な，著しい筋肉量の減少がみられ（脂肪量の減少の有無にかかわらず），進行性に機能障害をもたらす複合的な栄養不良の症候群で，病態生理学的には，栄養摂取量の減少と代謝異常によってもたらされる蛋白およびエネルギーの喪失状態である。」と定義が提唱され[2)]，世界的なコンセンサスが得られつつある。この中で，脂肪量の減少の有無を問わないとしており，乳癌や大腸癌では脂肪量の減少がみられない悪液質患者も少なくなく，サルコペニア肥満の存在を考慮したものとなっている。

従来，悪液質の診断には体重減少が多く用いられてきたが，癌患者では診断や抗癌治療などのフォローアップのためCTが撮影される機会が多く，筋肉量の評価により，サルコペニア肥満に関する問題がクローズアップされるようになっ

た[6)8)9]。肺癌，消化器癌，膵癌症例における検討[6)9]から，サルコペニア肥満症例は予後不良で，機能障害が高頻度にみられ，抗癌剤による毒性が高度に生ずることが報告されている。筋肉量を反映しない体重，BMI，体表面積などの指標を用いて抗癌治療を行う際には，サルコペニア肥満を十分に念頭に置く必要がある。

5 サルコペニア肥満に対する栄養サポート

　高齢者のサルコペニア肥満に対しては，筋力と機能の維持・増進を図り，筋肉量を維持しつつ，脂肪量を減らすことが栄養サポートの基本的な方針と言えるが，かなりの難問である。健康な状態のサルコペニア肥満者には中等度のカロリー制限，高蛋白食の摂取と持久運動および負荷運動が推奨されている[3)]。

　癌患者に対する栄養サポートでは，十分な栄養量の摂取が可能で，身体機能が障害されていないサルコペニア肥満患者に対しては，分岐鎖アミノ酸（BCAA）を多く含んだ高蛋白食の摂取や運動療法を考慮する。しかし，必要栄養量を摂取することが困難な進行癌患者に対し，カロリー制限や負荷運動を行うことは，消耗を助長し，状態を悪化させるため，患者個々の栄養摂取と癌の進行状況に応じて，適切な栄養量の摂取と運動療法を選択することが必要である。

KEY WORD
分岐鎖アミノ酸（BCAA）
高蛋白食
運動療法

■文献

1) Muscaritoli M, et al：Consensus definition of sarcopenia, cachexia and pre-cachexia：joint document elaborated by Special Interest Groups (SIG) "cachexia-anorexia in chronic wasting diseases" and "nutrition in geriatrics". Clin Nutr 29(2)：154-159, 2010.
2) Fearon K, et al：Definition and classification of cancer cachexia：an international consensus. Lancet Oncol 12(5)：489-495, 2011.
3) Deutz NE, et al：Protein intake and exercise for optimal muscle function with aging：recommendations from the ESPEN Expert Group. Clin Nutr 33(6)：929-936, 2014.
4) Biolo G, et al：Muscle contractile and metabolic dysfunction is a common feature of sarcopenia of aging and chronic diseases：from sarcopenic obesity to cachexia. Clin Nutr 33(5)：737-748, 2014.
5) Heber D, et al：Clinical detection of sarcopenic obesity by bioelectrical impedance analysis. Am J Clin Nutr 64(3 Suppl)：472S-477S, 1996.
6) Prado CM, et al：Prevalence and clinical implications of sarcopenic obesity in patients with solid tumours of the respiratory and gastrointestinal tracts：a population-based study. Lancet Oncol 9(7)：629-635, 2008.
7) Gonzalez MC, et al：Obesity paradox in cancer：new insights provided by body composition. Am J Clin Nutr 99(5)：999-1005, 2014.

8) Martin L, et al : Cancer cachexia in the age of obesity : skeletal muscle depletion is a powerful prognostic factor, independent of body mass index. J Clin Oncol 31 (12) : 1539-1547, 2013.
9) Tan BH, et al : Sarcopenia in an overweight or obese patient is an adverse prognostic factor in pancreatic cancer. Clin Cancer Res 15 (22) : 6973-6979, 2009.

〔森　直治，東口髙志，伊藤彰博〕

実践臨床Q&A ● 第6章 終末期・悪液質

Q25. 疼痛管理している患者の栄養管理の注意点は？

Answer

▶ 疼痛緩和目的で使用する薬剤は，摂食機能や消化機能へ影響を及ぼし，栄養状態を維持することが困難なことがある．癌による影響か抗癌剤による副作用等と思い込み，患者自身では気が付かず，適切な対処ができていないこともある．

▶ 疼痛管理している患者の栄養上注意すべき点として，①薬剤による影響，②食事とその環境，③精神的な配慮，が挙げられる．

1 薬剤による影響

1 非ステロイド性抗炎症薬での問題点：胃部不快，胃腸障害

たとえば，「WHO方式がん疼痛治療法」の初期段階から使用する非ステロイド性抗炎症薬（NSAIDs）は，連用により胃部不快等の胃腸症状が現れることが多い．これら内服薬の多くは食後服用と指示されていることがほとんどで，痛みを緩和したい気持ちから，食事として摂りたくないが多めの水で内服しようとするため，さらに胃部不快を助長する．

WHO方式がん疼痛治療法

近年頻用されているプロドラッグやCOX選択性薬剤は，前者の場合は薬剤が吸収され肝臓などで活性型薬剤へ代謝されるため胃粘膜への障害が少なく，後者は胃粘膜や血小板などに多く存在するCOX-1は阻害せずに炎症関連細胞への刺激作用を示すCOX-2のみに阻害作用を示す薬剤などが現れ，比較的胃腸障害が少なくできている．

プロドラッグ COX選択性薬剤

初期の痛みの緩和では，これら製剤学的に胃腸障害を予防する薬剤を積極的に選択したり，アセトアミノフェンのように消化管障害等の副作用が比較的少ない肝代謝の薬剤を使用する．さらに，患者の生活時間に合わせて服用方法を，夜寝る前にミルクを飲んだ後にする等，工夫することも大切である．

しかし，痛みの原因はNSAIDsで抑えられる物質ばかりではなく，ブラジキニンなどの発痛物質による場合や，癌の進行による場合，神経因性疼痛などでは，通常使用量で痛みを抑えることは難しい．このような時には，「WHO方式がん疼痛治療法」に従い，NSAIDsのほかオピオイド薬剤を積極的に併用し，時には向精神薬などを併用する必要がある．

オピオイド 向精神薬

2 オピオイドによる問題点：吐気，便秘

①吐気・嘔吐

オピオイド製剤使用時の吐気・嘔吐は，様々な要因が重なり合って出現することがあるが，必ずしも"モルヒネを内服しているから"オピオイドの嘔吐が出ているとは限らない。吐気・嘔吐の原因を探ることも大切である。

その原因がオピオイドによると想定されるときには，第一選択としてドパミン受容体拮抗薬のハロペリドール（セレネース®）や消化管蠕動亢進薬のメトクロプラミド（プリンペラン®）などをオピオイドと併用する。それでも無効な場合はこれらを2剤使用するか，第二選択として非定型抗精神病薬のオランザピン（ジプレキサ®）やフェノチアジン系抗精神病薬のプロクロルペラジン（ノバミン®），セロトニン5-HT$_3$受容体拮抗薬のオンダンセトロン（ゾフラン®など）を使用する[1]。

たとえば，オピオイドを開始して1週間経つが，吐気止め目的のプロクロルペラジンの効果がみられない，しかし，患者の様子をよく聞くと「トイレに行く時や，食事を摂ろうと起き上がる時，特に吐き気がひどく出る」ということであれば，オキシコドン（オキシコンチン®）が前庭器官を刺激し嘔吐中枢を興奮させ，吐気・嘔吐が出現しているとも考えられる。そのような場合は，ジフェンヒドラミン・ジプロフィリン（トラベルミン®）などの内服で軽快することもある。

基本的にはオピオイドの吐気・嘔吐は使用開始から2週間程度で耐性化すると言われ，それ以上続く場合は，制吐薬をアセスメントし変更することも考慮しなければならない。

制吐薬のアセスメント

②便秘

オピオイドを使用している患者に便秘がよくみられる。これは腸にある$μ_2$受容体にオピオイドが結合し，腸管神経叢においてアセチルコリンの遊離を抑制し，また，腸管からのセロトニン（5-HT$_3$）の遊離を抑制することで腸管平滑筋の緊張を亢進させ胃の蠕動運動低下と肛門括約筋の収縮を起こすためである。患者によっては，「お尻の近くまできている気がするけど，出ない」と訴える場合がある。

これらを予防するため，モルヒネよりも便秘等の副作用発現が比較的少ないオピオイドパッチ製剤であるフェンタニル貼付薬を使用することがある。しかし，オピオイドパッチ製剤を使用したとしても，使用量によっては便秘が出現しないわけではない。オピオイドパッチ製剤は，疼痛緩和効果発現に個人差があり，また貼っている状態によっては理想的な薬剤の出現ができず，レスキューを併用することがしばしばある。特に，レスキューで使用するオピオイドがモルヒネ製剤

フェンタニル

であれば便秘が現れやすくなる。

このような場合は，ベースになるフェンタニルの量を調節する。必要ならばフェンタニルの注射薬を使用してフェンタニルの適正量をコントロールしてから，パッチ製剤へローテーションすることも考慮しなければならない。

3 抗癌剤による問題点：吐気，食欲不振，倦怠感，神経性の痛み

近年，緩和的化学療法を実施することも増えた。これは疼痛などの症状を緩和し，余命期間の生活の質（QOL）を高める目的で抗癌剤投与を行うことである。国内では臨床試験を行うことができないため，確実な評価は難しい。しかし，緩和に配慮した化学療法は実臨床では行われており，抗癌剤による副作用発現率の高い吐気，食欲低下，嚥下困難，腸閉塞などは，しばしば発現する。

緩和的化学療法

終末期における緩和化学療法実施時の栄養管理については，米国で検証した結果報告[2]によると，緩和化学療法を実施していない群と比較して「経管栄養の処置を受ける可能性が高くなる」とされている。

経管栄養の可能性の上昇 緩和化学療法による副作用

緩和化学療法に使用される薬剤には，経口のテガフール・ギメラシル・オテラシル（S-1）やゲムシタビン単独投与などがあり，吐気，食欲不振，倦怠感が副作用としてある。また，ビンクリスチン，パクリタキセル，シスプラチン，オキサリプラチンなどの抗癌剤投与時には，高頻度で末梢神経障害による副作用が発現し，しびれや感覚障害や痛みによって日常生活も十分に送ることができず，栄養摂取不足や脱水傾向に陥ることもしばしばある。

4 疼痛評価と栄養評価

オピオイド等鎮痛薬を長期服用している患者の中で，「自分でなんとか我慢できる」「まだ，大丈夫」と言う一方，体重が減少してきている場合は，実は慢性的な痛みで食事も十分に食べられない，食べたくない状態に陥っていることもある。特に化学療法を実施している最中は食欲がない，食事が摂れないのは，抗癌剤のせいと思い込み，我慢していることがよくみられる。

このような，患者の食事を摂る楽しみが，義務感に陥っていないか早期に発見するためにも，ペインスケール等あらゆる情報から，痛みの評価とQOLの評価をしなくてはならない。食事の量や嗜好の変化，いつ突出痛が出やすいのか，どの動きをした時にどのような痛みが出て，どれくらい続くのかなどを聞き出すことが大切である。これらの情報をもとに鎮痛薬の的確な選択ができているか，適当な量であるか評価しなければならない。

痛みとQOLの評価

さらに，抗癌剤を併用している場合は，いつ頃吐き気が出現しやすいのか，使用している抗癌剤の制吐薬とオピオイドによる副作用予防の制吐薬との併用も，

服用時間や剤形を選択を工夫することも必要である。また，あらかじめ経管栄養開始にも備えておく必要がある。

経管栄養への備え

　また，最近では1人暮らしの高齢の在宅治療患者も増えてきている。このような患者の中には薬剤の使用についても，内服回数が多くて面倒，水で飲むのが面倒，使用忘れなどが出現し，残薬が多いこともよく聞く。自己管理できる薬剤として，1日1枚貼付で効果が持続する麻薬外用製剤（フェンタニル添付薬等）の選択や，水なしでもすぐに服用できる麻薬製剤，携帯型持続点滴麻薬（自己調節機能付き）等の積極使用を検討することも必要である。このように，患者が自己管理できる薬剤，使用しやすい用法を選択し，可能な限り在宅薬剤管理指導を導入することが望ましい。

在宅薬剤管理指導

2 食事とその環境

　疼痛を抱えている患者の中には，「食べないと薬が飲めない」「食べないと抗癌剤の治療ができない」「食べないといけないんだ」と思いつつ，健康によいとされている食事を口に運び，十分量摂れずに終わらせることがある。また，食事がのどを通る時に，「痛みがひどい」「食事を摂る時の姿勢を保つ時に痛みがつらい。でも強い痛み止めを飲んでいるから，もうこれ以上薬を増やしたくない」というような患者には，速効型鎮痛薬を食前に使用することで，食事に対する不安，つらさを少しでも緩和することができる。

速効型鎮痛薬
患者の好きな食事の摂取

　さらに，食事内容，温度，匂い，回数も患者の希望を可能な限り尊重して，少量でも好きな食事を摂るよう勧める。健康によいとされる食事でも，患者は十分量摂れないことがあり，病気の影響ではないかなどと罪悪感を抱くこともある。

　食事が摂れず，体重減少が著しい場合，経口食を続けることが本人の希望でない限り，補液点滴の併用も，場合によっては必要なことである。

　癌性疼痛緩和療法も末期となると，ベッド上での生活となる。患者は自分の排泄をベッド上で行うようになる。そのような環境で，患者は何らかの食事を口にするのであり，本当に食事したい気持ちになる環境か，注意すべきである。

　たとえば，使用している鎮痛薬が床頭台の上に，いかにも「この食事が終わったら使用します」「この薬はこの食事が摂れたら飲みます」と訴えるかのように，十分量摂ることのできない食事の横に置いてあることがある。中には，このような環境が安心という患者もいるが，「追いかけられている」「食事を摂らないと，と訴えられている」と感じているという患者の声も何度か聞いている。

3 精神的な配慮

筆者が服薬管理指導をしていたある患者の話を紹介する。

Aさんは孫が書いたカメの絵を横になった時に一番よくみえる場所に貼っていた。「食事よりも孫の絵を見ていたほうが長生きする」と寝ながら話しかけてきた。数日間疼痛がひどく薬剤の使用量調節に苦渋し，食事もベッド上のテーブルに置きっぱなしで手をつけていない状態が続いた。その後，持続の点滴で疼痛は落ちついてきたが，食事を摂ろうとせず，寝た状態であった。ならば，孫の絵を見ながら食事ができるようにと，娘さんと話し，病室のテーブル脇にも新しい孫の絵を貼った。さらに，好きな助六寿司を調子が良ければ摂るよう勧めたところ，4日間ほどまったく食事を口にすることができなかったAさんは，寿司をすべて平らげ，レスキューの内服薬も普通に服用できたのである。

服薬管理指導

また，ある多発性骨髄腫のBさんは，抗癌剤治療を行いながらも，自営業の飲食店を1人で切り盛りしていた。仕事をしないと金銭的にも治療継続が厳しい状況であり，1日12錠というオキシコドンの内服でなんとか痛みを調節しながら仕事をしていた。あるとき，立ち仕事をしているBさんのQOLを考え，フェンタニル貼付薬への切り替えを勧めてみた。しかし，Bさんは頑なに内服薬を希望した。ある日，手持ちのオキシコドンがなくなり，痛みに耐えられず会話もできない状態で当院へ運び込まれた。実は，毎日手持ちのオキシコドン内服薬を自分なりに調節して，痛みをだましつつ仕事を続けていたことがわかった。Bさんは，仮に同じ鎮痛効果に相当する貼付薬へ切り替えると，一時的でも自己負担額が増えることを調べており，剤形からも自己調節することができないので困るというのが内服薬を希望する理由だった。少なくとも内服時の飲水ができていることは嚥下の評価もでき，食事も摂れているとの評価にもつながると，Bさんには内服薬が最善だと医師と話し合ったことがある。

金銭的な問題

◎

栄養管理は，食事を経口摂取しないと維持できないと感じている患者が多い。しかし，スピリチュアルペインによって，食べることが苦痛な場合もある。

栄養状態を向上することが困難なこと，少しでも痛みが緩和できるよう補液で栄養維持管理できる方法を多職種チームで評価検討し，患者およびその家族へ説明し，環境に配慮することで，患者は抱えている精神的苦痛から解放される。

スピリチュアルペインからの解放

疼痛管理している患者の栄養管理は，疼痛緩和目的で使用する薬剤によって，栄養状態の維持が困難な状態を誘発することがあるが，患者と患者の家族が同意できる範囲で補給形態を選び，これら薬剤による副作用を可能な限り抑える努力をしつつ，患者の生活する環境へも十分考慮することが大切である。

■文 献

1) 日本緩和医療学会緩和医療ガイドライン作成委員会,編:がん疼痛の薬物療法に関するガイドライン2014年版. 金原出版, 2014.
2) Wright AA, et al：Associations between palliative chemotherapy and adult cancer patients' end of life care and place of death：prospective cohort study. BMJ 348：g1219, 2014.

〔廣井順子〕

INDEX

数字・欧文

数字
5-FU 74, 131, 133, 189
5-HT$_{2B/2C}$ 145
5-HT$_3$受容体拮抗薬 198, 259
5-HT$_4$ 145

A
antioxidant 186
APPs（acute phase proteins） 156

B
β-カロテン 39, 176
β-グルカン 176
BCAA（branched chain amino acids） 29, 227, 252, 256
Broviac®カテーテル 123
BT（bacterial translocation） 111, 217

C
cachexia 23, 102
cancer chemoprevention 32
CART（cell-free and concentrated ascites reinfusion therapy） 99
CAWL（cancer associated weight loss） 77
CDDP 79, 200, 202, 207, 238, 260
CIWL（cancer-induced weight loss） 77
c-myc 7
COX阻害薬 251
CRT（chemoradiotherapy） 238
CTZ（chemoreceptor trigger zone） 198
CVポート 123

D
de novo 脂質合成 17
DHA（docosahexaenoic acid） 187

E
EPA（eicosapentaenoic acid） 28, 57, 173, 180, 182, 252
ERAS®（enhanced recovery after surgery） 107
──protocol elements 108
ESSENSEプロジェクト 109
European Nutritional Risk Screening（NRS）2002 70

F
fatty acid synthase 17
FOLFIRI 127
FOLFOX6 127

G
GPS（Glasgow prognostic score） 153, 155
glucose eater 3
GLUT1（glucose transporter 1） 8
glutaminolysis 12
GVHD（graft versus host disease） 73, 218

H
HEN（home enteral nutrition） 111, 214
hepatic veno-occlusive disease 220
HIF（hypoxia-inducible factor） 6
HPN（home parenteral nutrition） 67, 121
Hunter舌炎 165

I
IED（immune-enhancing enteral diet） 57
immunonutrition 57, 160
intensive nutritional counseling 59

K
Karnofsky performance scale 93
KM-CART 100

L
LES（late evening snack） 227
lonidamine 8

M
MA（megestrol acetate） 29, 251
MPA（medroxyprogesterone acetate） 29

N
n-3系多価不飽和脂肪酸 73, 173, 180, 187
n-6系多価不飽和脂肪酸 180
NAC（neoadjuvant chemotherapy） 238
NACRT（neoadjuvant chemoradiotherapy） 238
NCJ（needle catheter jejunostomy） 112
NK-1受容体阻害薬 198
NPC/N 170
NSAIDs 28, 251, 258
NST（nutrition support team） 158

O
obesity paradox 254
OE法 234

ONS（oral nutritional supplements) 54, 82, 172, 213
oxidative stress 185

P

p53 7
palliative performance scale 94
palliative prognostic index 94
palliative prognostic score 93
PAP（palatal augmentation prosthesis) 234
PDK1 7
PEG（percutaneous endoscopic gastrostomy) 56, 96, 237
　　——の禁忌 241
　　——の適応 238
PEG-J 98
PEJ（percutaneous endoscopic jejunostomy) 56
PEM（protein-energy malnutrition) 52
PIF（proteolysis inducing factor) 183
PNI（prognostic nutrition index) 52
prognostic nutritional index 152
PTEG（percutaneous trans-esophageal gastro-tubing) 116, 240, 241

R

ras 7
REE（resting energy expenditure) 48, 62
refeeding syndrome 52
refractory cachexia 102, 122, 246
　　——のエネルギー消費量 27
resolvin 187
ROS（reactive oxygen species) 185
RTP（rapid turnover protein) 152

S

S-1 133, 153, 260
sarcopenic obesity 71
SN-38 202
SREBP（sterol regulatory element-binding protein) 17
St. John's Wort 140

T

TCA回路の逆回転 13
TMA（thrombotic microangiopathy) 220
TNL-232 9
TPN（total parenteral nutrition) 65, 91, 129, 218
　　——による高血糖 220

U

UFT 146

W

Warburg effects 3

和文

あ

アブラキサン 147
アミノ酸インバランス療法 129
アムホテリシンB 196
アルプラゾラム 199
アロプリノール 195
亜鉛 210
悪液質 2, 23, 62, 85, 102, 122, 156
　　——のEPCRCの定義 24
　　——のステージ 25, 250
安静時エネルギー消費量 62
　　癌患者の—— 48

い

イソフラボン 140
イトリゾール 196
イマチニブ 140
イリノテカン 140, 202
インスリン抵抗性 228
イントラファット® 220
イントラリポス® 220

胃癌術後 167
移植片対宿主病 218, 221
医薬品とサプリメントの違い 136

え

エイコサペンタエン酸 28, 57, 173, 180, 182, 187, 252
エリスロマイシン誘導体 28
エルロチニブ 202
エレンタール® 217
栄養機能食品 135
栄養サポートチーム 158
栄養指標 152
栄養補助食品 135
嚥下機能の保持 233
炎症性サイトカインの活性化 25

お

オキサリプラチン 147
オキシコドン 259
オクトレオチド 98, 204, 228, 248
オピオイド 259
　　——チェンジ 98
オランザピン 259
オンダンセトロン 259
悪心・嘔吐 98, 198

か

「がんを防ぐための新12か条」 37
カルシウム 164
カンナビノイド 251
化学発癌 32
　　——のイニシエーション過程 33
　　——のプロモーション過程 33
化学放射線療法 238
化学療法における主な有害事象 72
活性酸素 185
外来化学療法 211
間欠的口腔食道経管栄養法（OE法) 234
肝硬変 226
肝静脈閉塞症 220

漢方薬の禁忌 *147*
緩和ケアNST *247*
　　──の役割 *248*
緩和的化学療法 *260*
癌化学予防 *32, 39*
癌の発生・増殖 *21*
癌誘発性体重減少 *77*
癌予防性食成分 *36*
癌予防性食素材 *34*

き
キャンサーボード *95*
ギアチェンジ *92, 249*
機能性食品 *135*
機能性表示食品 *135*
義歯 *234*
急性嘔吐 *79*
急性相蛋白 *156*
巨赤芽球性貧血 *164*
強化栄養指導 *59*
頬粘膜癌 *232*

く
クロストリジウム・ディフィシル *99, 203*
グラスゴー予後スコア *153, 155*
グルココルチコイド *28*
グルタチオン-S-トランスフェラーゼ *33*
グルタミノリシス *12*
グルタミン *68, 72, 210, 218*
　　──イメージング *15*
グレリン *28, 251*
空腸瘻 *112, 214*

け
ゲフィチニブ *202*
ゲムシタビン *260*
下痢 *99, 189*
　　──の重症度 *202*
　　──の治療薬 *204*
　　──を起こしやすい主な化学療法薬 *202*
経口補充栄養 *54, 82, 172, 213*
経腸栄養剤 *116*
　　癌患者用── *57*
経腸栄養のアクセスルート *56*
経皮経食道胃管挿入術 *240*

経皮内視鏡的胃瘻造設術 *237*
血栓性微小血管症 *220*
嫌気性解糖 *8*
健康食品 *176*
　　──の素材情報データベース *178*
健康補助食品 *135*

こ
コリン作動性下痢 *201*
呼吸困難 *100*
牛車腎気丸 *147*
高カルシウム血症 *98*
好気的解糖 *5*
口腔カンジダ症 *192*
口腔ケア *192, 208*
口腔粘膜炎 *191, 192*
口腔保湿ジェル *195*
口底癌 *231*
口内炎 *174*
硬口蓋癌 *231*
抗酸化物質 *186*
骨代謝障害 *164*

さ
サイトカイン *21*
サイトメガロウイルス *223*
サプリメント *135, 176*
　　──データベース *178*
サルコペニア肥満 *254*
細胞内レドックス環境 *14*
在宅経腸栄養 *111, 214*
在宅静脈栄養 *67, 121*
在宅での（経腸栄養）器具の洗浄 *118*
酢酸メゲストロール *29, 251*
（癌患者の）三大栄養素 *65*
酸化ストレス *185*
酸化的リン酸化 *5*

し
シェーキングボトル *118*
シスプラチン *79, 200, 202, 207, 238, 260*
シタラビン *209*
ジー・エフ・オー *218*
ジフェンヒドラミン・ジプロフィリン *259*
シプロヘプタジン *29*

シンバイオティクス *188, 222*
四君子湯 *144, 196*
嗜好の変化 *167*
脂質ラフト *18*
脂肪酸合成酵素 *17*
脂肪乳剤 *219*
歯肉癌 *231*
就寝前補食 *227*
終末期 *246*
　　──の栄養療法 *91*
『終末期がん患者の輸液療法に関するガイドライン』 *24, 122, 127*
十全大補湯 *145, 196*
術後体重減少 *71*
術前栄養管理計画の策定 *89*
術前化学療法 *238*
術前絶飲食時間 *108*
術前放射線化学療法 *238*
小胃症状 *162*
小柴胡湯 *147*
消化管出血 *99*
消化管閉塞 *97*
食事環境 *261*
食に対する患者の意見 *102*
食欲不振 *199*

す
ステロール調節配列結合蛋白 *17*
スピリチュアルペイン *262*
水毒 *146*

せ
セント・ジョーンズ・ワート（セイヨウオトギリソウ） *140, 177*
摂食嚥下リハビリテーション *234*
舌癌 *231*
舌接触補助床 *234*
前悪液質 *122*

そ
早期経腸栄養 *58*
早発性下痢 *201*
造血幹細胞移植 *68*
　　──時の至適エネルギー投与量 *218*

た
タモキシフェン　42, 140
ダイエットカウンセリング　59, 81, 213
　　──時のエネルギー必要量, 蛋白必要量　82
ダウノルビシン　209
ダンピング症候群　162
（癌に伴う）体重減少　77
大建中湯　144, 196
大豆イソフラボン　177
蛋白質・エネルギー低栄養状態　52
蛋白質分解誘導因子　183

ち
遅延性嘔吐　79
遅発性下痢　201
窒素バランスの概念　169
（経腸栄養用の）注入ポンプ　117
（経腸栄養用の）注入用バッグ　118
腸管減圧　242
腸管粘膜傷害性下痢　201

つ
「詰まり」症状　167

て
ティーエスワン®　215
デザイナーフーズ計画　32
低栄養　99
低酸素誘導因子　6
低用量アスピリン　44
鉄欠乏性貧血　164
電子伝達系　5

と
トラスツズマブ　202
トレチノイン　140
ドコサヘキサエン酸　187
糖輸送蛋白　8
特定保健用食品　135
特別用途食品　135
同種造血幹細胞移植　217

に
乳癌化学予防試験　42
人参養栄湯　146, 196

ね
粘膜障害　208

は
ハロペリドール　259
バイブル商法　138
バクテリアルトランスロケーション　188
パクリタキセル　140, 215
半夏瀉心湯　196

ひ
ビタミンA　140
ビタミンD　164
ビタミンE　40
ピルビン酸脱水素酵素キナーゼ　7
皮下埋め込み型ポート　123
皮下輸液法　124
非ステロイド性抗炎症薬　28, 251, 258
非蛋白カロリー／窒素比　170
（癌の）微小環境　6

ふ
フードファディズム　37
フェンタニル　259
フルオロウラシル　202, 238
フルダラビン　223
ブスルファン　223
プレバイオティクス　188
プロクロルペラジン　259
プロバイオティクス　188
不可逆的悪液質　102, 122, 246
腹水　97, 99
　　──濾過濃縮再静注法　99
服薬管理指導　262
分岐鎖アミノ酸　29, 227, 252, 256

へ
ヘキソキナーゼ阻害薬　8
便秘　98, 259

ほ
ポラプレジンク　195
補完代替医療　142
補中益気湯　145, 196

ま
麻痺性イレウス　203
末梢静脈挿入型中心静脈カテーテル　123

み
ミコナゾールゲル　196
味覚異常（味覚障害）　205, 209
　　──の評価　206

む
無承認無許可医薬品　135

め
メコバラミン　166
メチオニン　130, 132
　　──制限食　132
メトクロプラミド　28, 198, 251, 259
免疫栄養法　57

ゆ
輸液注入ルート　122
輸液量の制限　86

よ
予後栄養指数　52
予測性嘔吐　77
葉酸代謝　133

ら
ラロキシフェン　43

り
リツキシマブ　202
六君子湯　28, 145, 196

れ
レゾルビン　187
レドックスバランス　18
レバミピド　195

ろ
ロペラミド　203
ロラゼパム　199

わ
ワールブルグ効果　3

■ 編者紹介

丸山 道生（まるやま みちお）
医療法人財団緑秀会 田無病院院長

1980年	東京医科歯科大学医学部卒，同第1外科入局
1983年	東京都立駒込病院にて病理，外科医員として勤務
1990年	カリフォルニア大学サンディエゴ校外科勤務
1993年	東京都立大久保病院外科医長
2005年	東京都職員共済青山病院外科部長
2006年	東京都保健医療公社大久保病院外科部長

2014年より現職

日本外科学会指導医／専門医，日本消化器外科学会指導医／専門医，日本静脈経腸栄養学会理事／首都圏支部会会長／指導医，日本外科代謝栄養学会評議員。日本在宅医療学会理事，日本栄養材形状機能研究会幹事，日本サルコペニア・悪液質・消耗性疾患研究会世話人，日本在宅静脈経腸栄養研究会世話人，MeT^3（メットキューブ）NST研究会代表世話人。
専門は消化器外科学，消化器腫瘍学，臨床栄養学。消化器癌手術に加え，癌局所療法や経腸栄養療法に力を入れている。PEGや在宅医療に関しても造詣が深く，NPO法人PEGドクターズネットワーク副理事長も務めている。

癌と臨床栄養

定価（本体4,800円＋税）

2010年11月11日　第1版
2016年 9月28日　第2版

編　者	丸山道生
発行者	梅澤俊彦
発行所	日本医事新報社　www.jmedj.co.jp
	〒101-8718　東京都千代田区神田駿河台2-9
	電話（販売）03-3292-1555　（編集）03-3292-1557
	振替口座　00100-3-25171
カバーデザイン	大矢高子
印　刷	ラン印刷社

© 丸山道生　2016　Printed in Japan
ISBN978-4-7849-4276-3　C3047　￥4800E

本書の複製権・翻訳権・上映権・譲渡権・公衆送信権（送信可能化権を含む）は（株）日本医事新報社が保有します。

JCOPY　＜（社）出版者著作権管理機構　委託出版物＞

本書の無断複写は著作権法上での例外を除き禁じられています。複写される場合は、そのつど事前に、（社）出版者著作権管理機構（電話 03-3513-6969、FAX 03-3513-6979、e-mail:info@jcopy.or.jp）の許諾を得てください。